KB130519

여성 정신건강

성 호르몬과 우울증

Sex Hormones & Reproductive Depression

| 조숙행 · 함병주 · 한창수 · 고영훈 · 이문수 · 정현강 공저 |

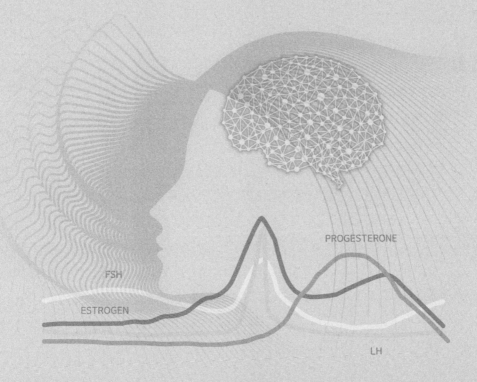

학지사

머리말

여성 정신건강(women mental health)과 성 차이에 대한 많은 연구와 관심에 초점이 증가한 것은 비교적 최근이라고 할 수 있다. 1980년대에 여성건강이 생물의학 연구의 중심 영역에서 다루어지기 시작했으며, 1990년 미국 국립보건원에 여성건강 연구소가 만들어졌고, 1993년에는 미국 의회에서 임상연구, 시험적 치료 연구에 여성을 포함해야 한다는 법안이 통과되었다. 이러한 노력에 힘입어 성별의 중요성과 여성 정신건강 분야의 연구에 더욱 관심이 증가하였고, 성 스테로이드 호르몬이 여성의 정신 및 신체 건강에 미치는 영향에 대한 연구가 급격히 발전해 왔으며, 여성의 생식주기와 관련된 정신과적 문제에 대한 지식이 확장되었다. 하지만 지금까지 새로운 자료가 많이 축적되었음에도 불구하고 국내에서는 생식주기와 관련된 정신건강에 대한 지식 및 기술 관련 교육이 부족한 실정이다.

여성들은 일생 동안 호르몬의 변동을 경험한다. 성 스테로이드 호르몬은 콜레스테롤로부터 합성되며 생식샘, 부신, 뇌에서 생성된다. 에스트로겐, 프로게스테론, 테스토스테론, 디하이드로에피안드로스테론과 같은 성 스테로이드 호르몬은 다양한 신경전달체계와 상호작용을 통해 기분, 인지 및 행동 등의 뇌기능에 영향을 미친다. 또한 성 스테로이드 호르몬은 뇌의 성 차이를 만드는 데 결정적인 역할을 한다. 뇌의 구조 및 기능에서의 이러한 성 차이는 정신 질환의 성별에 따른 차이를 만들게 되며 다양한 정신 질환의 소인적 요소 또는 보호적 요인으로 작용하게 된다.

역학 연구에 따르면 우울증의 평생 유병률은 여성이 남성에 비해 2배가량 높다. 더욱이 이러한 높은 비율은 가임기 여성이 보다 뚜렷하다. 많은 여성이 호르몬이 급격히 변동하는 시기(월경전기, 산후기, 폐경주위기)에 기분증상을 경험한다. 대부분의 여성은 경한 우울증상을 나타내지만 소수의 경우는 매우 심한 우울증상을 경험한다. 이는 여성에 있어서 성 스테로이드 호르몬의 변동이 우울증의 발생에 중요한 역할을 한다는 것을 암시한다. 월경전기, 산후기, 폐경주위기와 관련된 우울증 삽화의 기왕력이 있는 여성은 호르몬 변화가 있는 시기에 우울증의 재발이 높다. 또한 성 스테로이드 호르몬의 변동이 심한 시기에 특히 정신과 질환의 빈도가 높고 기존 정신과 질환의 악화와도 관련이 있다.

또한 월경전불쾌장애(premenstrual dysphoric disorder), 산후우울증(postpartum depression), 갱년기 우울증(perimenopausal depression)과 같은 소위 생식 관련 우울증(reproductive related depression)은 성 스테로이드 호르몬의 변화에 대한 뇌의 생물학적 취약성으로 설명할 수 있는데, 이러한 생물학적 취약성은 호르몬과 세로토닌 및 다른 신경전달체계와 신경스테로이드를 포함한 다양한 호르몬과의 상호작용으로 생기는 것으로 보인다.

많은 연구에서 생식 관련 우울증을 경험하는 환자들에 대한 호르몬 치료가 우울증상을 경감 또는 완화할 수 있다고 보고하고 있다. 특히 폐경주위기와 폐경후 여성에게서 호르몬 단독 치료 및 항우울제와의 병합 치료로 우울증이 호전되었다는 여러 연구 보고가 제시되었다. 항우울제, 기분조절제, 정신치료 등이 기분장애 치료에 도움이 되지만, 특히 우울증을 보이는 폐경기 여성의 일부에게는 항우울제 치료, 또 다른 어떤 여성들에게는 호르몬 치료가 효과적이며, 그 밖에 어떤 여성들에게는 이들의 병합 치료가 필요할 수도 있다.

이 책에서는 성별에 따른 뇌의 구조 및 기능의 차이, 성 스테로이드 호르몬이 뇌에 미치는 생물학적 작용과 기분, 인지, 행동에 미치는 영향, 호르몬 치료 그리고 생식주기와 관련된 우울증의 역학, 원인, 진단, 치료에 대한 최신 지견을 수록하였

다. 이를 통해 생식 관련 우울증의 진단과 치료에 대한 접근에 많은 도움이 되기를
바라며, 정신건강의학과 의사들이 'Reproductive psychiatry'의 교육 및 수련 프로
그램을 통해 호르몬 치료에 대한 접근에 좀 더 익숙해지기를 기대하고, 앞으로 생
식 관련 우울증의 병태생리에 대한 더 많은 연구와 더불어 보다 효과적인 예방 및
치료 전략의 개발이 이루어지길 희망한다.

2017년 8월
대표 저자 조숙행

차례

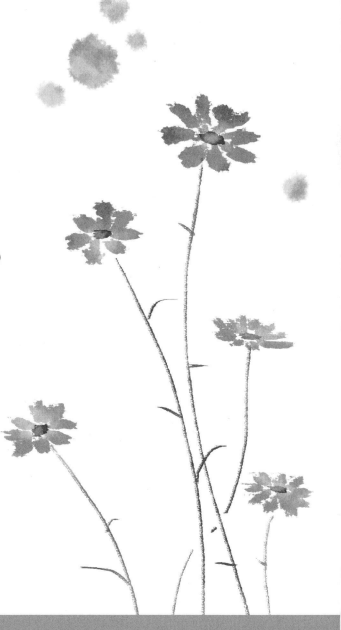

제1부

성 호르몬과 뇌
(Sex Hormone and Brain)

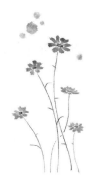

제1장

뇌의 성 차이
(Sex Differences in the Brain)

태아기부터 뇌는 테스토스테론, 에스트로겐, 그리고 프로게스테론 등의 여러 성 호르몬의 영향을 받고, 이들 호르몬과 뇌세포 사이의 상호 작용에 의해 분화된 뇌 구조가 성 분화의 기반이 되며, 인간의 성 정체성, 성 역할, 성적 지향, 그리고 성 차이를 보이는 인지기능과 공격적인 행동 등에 영향을 미친다. 특히 뇌 회백질, 백질과 피질화 구조물의 용적 및 백질 신경로 연결성에서 남녀 간의 정량적인 차이가 존재한다. 여성의 경우 기억과 학습에 관여하는 해마와 미상핵이 더 큰 용적을 보이는 반면, 남성은 정서 처리 및 성 행동에 관여하는 편도와 시상하부가 더 큰 용적을 보인다. 뇌의 기능적 측면에서 남성이 여성에 비해 시공간능력이 뛰어난 반면, 언어능력에서는 대체로 여성이 남성에 비해서 뛰어나다. 또한 여성은 남성에 비해서 편재 기능이 약한 것으로 보이는데, 이는 여성이 남성에 비해서 양측 대뇌 반구를 비교적 고르게 사용함을 의미한다. 정서 처리의 다양한 측면에 있어서도 남녀 간의 성 차이에 성 호르몬이 기여하는 것으로 보인다. 한편, 성 차이를 규명하기 위한 여러 심리사회적 이론들이 제시된 바 있는데, 정신역동, 사회 학습, 스트레스성 생활 사건, 인지 취약성 이론 등이 제시되고 있다. 정신질환의 경우, 사춘기 시작 시기에 우울증과 불안장애는 남성보다 여성이 약 2~3배 더 많이 발생한다. 여성이 우울증 발생이 더 높은 이유로는 유전적 요인, 성 호르몬의 역할, 시상하부-뇌하수체-부신-축의 스트레스에 대한 반응성 차이, 모노아민 결핍에 대한 취약성의 차이, 남성에 비해서 스트레스성 생활 사건에 더 많이 노출된다는 점 등이 복합적으로 작용하는 것으로 보인다.

1. 뇌와 행동의 성 분화

1) 성 호르몬과 뇌, 행동 발달

남성의 뇌는 자궁 내 기간에 테스토스테론(testosterone)의 영향을 받아 남성화 방향으로 분화되며, 여성의 뇌는 테스토스테론의 부재로 여성화 방향으로 분화된다. 임신 기간의 첫 두 달 동안 생식기의 성 분화가 진행되며 뇌의 성 분화는 임신 후반기에 일어난다. 생식기관의 분화가 뇌의 성 분화보다 이른 시기에 일어나므로 이 두 과정이 독립적으로 발생될 가능성이 높다. 따라서 생식기관과 뇌에서 인지하는 성이 다른 경우가 생길 수 있다. 뇌의 성 분화는 새롭게 생성되는 신경세포와 환경의 상호작용을 통해서 뇌의 구조와 기능에 항구적인 변화를 초래한다. 특히, 신경세포는 주변의 다른 신경세포와 호르몬의 영향을 받으며, 그 외에도 산모를 통해서 흡수되는 영양소, 약물 및 화학 성분의 영향을 받는다.

임신 6주에 성을 결정해 주는 Y 염색체 등의 유전자의 영향을 받아 고환과 난소가 생성되기 시작한다. 남성의 고환으로부터 생성되는 테스토스테론과 디하이드로테스토스테론(dihydrotestosterone)은 임신 6주에서 12주 사이에 일어나는 생식기관의 성 분화에 필수적이다. 특히, 테스토스테론이 디하이드로테스토스테론으로 전환되는 과정은 남성의 성기, 전립선, 고환 및 음낭 형성에 결정적인 역할을 한다. 반면, 자궁 내 여성의 생식 기관의 형성은 안드로겐의 부재와 관련 있다. Y 염색체의 영향을 받아 생식기관이 분화된 후 다음 단계에서 뇌의 분화가 시작되며, 이때 뇌세포는 성 호르몬의 영향을 받는다.

태아기 동안의 뇌는 테스토스테론, 에스트로겐(estrogen), 그리고 프로게스테론(progesterone) 등 여러 성 호르몬의 영향을 받는다. 태아의 뇌는 아주 이른 발달 시기부터 이러한 호르몬들에 대한 수용체가 발현된다. 남아는 두 번의 시기에 걸쳐 테스토스테론의 수치가 상승한다. 첫 번째 시기는 임신 기간 중에 일어난다. 임신 12~18주 시기에 테스토스테론 수치가 최고조에 다다른다[1]. 임신 34~41주 사이에는 남아의 테스토스테론 수치가 여아보다 10배 이상 높다[2]. 두 번째 시기는 출산 후 3개월이다. 임신 후반기에 태반에서 분비된 에스트로겐과 결합하여, 에스트로겐 작용을 억제하는 알파-페토프로테인(α-fetoprotein)이 감소하면서 태아는 에스트로겐에 더욱 노출이 많이 되고, 이는 시상하부-하수체-생식선 축 (Hypothalamic-Pituitary-Adrenal Axis, HPA axis)을 억제시킨다. 출산 후에는 이러한 억제가 해제되고 남아는 테스토스테론, 여아는 에스트로겐의 농도가 최고조에 이른다[3]. 이 시기에 남아의 테스토스테론 농도는 성인기만큼 높은 반면, 여아는 이 두 시기 모두에서 테스토스테론의 상승은 나타나지 않는다. 이 두 시기에 테스토스테론 농도의 상승은 뇌의 여러 구조와 기능을 고정시키는 것으로 여겨진다.

호르몬과 뇌세포 사이의 상호작용에서 분화된 뇌 구조들은 성 분화의 기반이 되며, 이는 결국 성 정체성, 성 역할, 성적 지향, 그리고 성간 차이를 보이는 인지기능과 공격성 등에 영향을 미친다. 자궁 내에서 일어나는 호르몬과 뇌 사이의 상호작용에 영향을 미치는 요소들은 향후의 행동에 영구적인 영향을 끼치는 것이라 예측된다.

2) 성 호르몬의 편재 효과와 활성화 효과

1959년 Phoenix 등은 이른 시기의 테스토스테론에 대한 노출이 신경행동학적 발달에 어떠한 영향을 미치는지 보고하였다[4]. 임신 중인 쥐에게 테스토스테론을 주입하면 암컷 새끼들이 성인기에 남성적인 성 행동에 대한 수용력이 늘어나는 반면, 여성적인 성 행동에 대한 수용력은 감소하였음이 관찰하였다. Phoenix 등은 이와 같이 호르몬이 발달상 이른 시기에 초래하는 영구적인 변화를 '편재 효과 (organizational effect)'라고 명명하였으며, 이는 뇌에서 일어나는 조직적인 변화를 반영하기 위해서였다. 또한, Phoenix 등은 사춘기 시기에 일어나는 호르몬의 영향을 '활성화 효과(activational effects)'라고 명명하였다. 이는 사춘기 시기에 분비되는 호르몬이 기존에 이미 형성된 뇌 구조를 일시적으로 활성화시킨다고 생각했기 때문이다. 사춘기 시기에 상승되는 호르몬 농도로 인해서 이전에 발달되었던 뇌 영역들이 활성화되며, 이 시기는 발달 초기에 이미 형성된 행동상 문제/장애가 발현되기 시작한다. 편재 효과와 활성화 효과에 관하여 이후 50년 이상 수많은 연구가 이루어졌으며[5], 테스토스테론이 향후 행동과 성에 어떠한 영향을 끼치는지 보고되었다[6]. 예를 들어, 임신기에 테스토스테론에 노출된 원숭이에게 태어난 새끼들은 성인기에 성적으로 남성적인 행동이 증가하고 여성적인 행동이 감소하며, 유아 시절에도 남성적인 놀이에 몰두함이 관찰되었다.

초기 연구에서는 테스토스테론이 행동 발달에 미치는 편재 효과는 경미한 뇌의 변화를 반영하는 것으로 여겨졌다[4]. 그러나 후속 연구에서는 이른 시기의 호르몬 변화는 호르몬 수용체와 관련성이 높은 뇌 영역의 구조에 상당한 변화를 초래하는 것으로 나타났다. 한 동물 연구에서는 시삭전영역(preoptic area)의 성적 이형핵(sexually dimorphic nucleus, SDN-POA) 부위를 강조하였다. SDN-POA는 성인 암컷 쥐보다 수컷 쥐에서 몇 배나 크며, 이른 시기에 테스토스테론에 노출된 정도에 따라 부피의 차이를 보인다[7]. 성장하는 암컷 동물에게 테스토스테론을 주입하면 SDN-POA 용적이 증가하고, 수컷 동물에게서 테스토스테론을 결핍시키면 SDN-POA 용적이 감소한다[8]. 전복측 실방핵(anteroventral paraventricular nucleus) 영역 또한 수컷 쥐보다 암컷 쥐에서 크기가 크고 더욱 많은 신경 세포를 포함하고 있는데, 테스토스테론 치료로 인하여 이러한 특성들이 감소한다[9].

3) 인지행동의 성 차이

놀이에서 남아와 여아의 행동 차이는 양육 환경의 영향을 받는 것으로 본다. 남자아이들은 더 활동적이며 대담하고 자동차 등의 장난감을 갖고 노는 것을 좋아하며, 여자아이들은 인형 등을 좋아한다. 그러나 Alexander와 Hines는 양육 환경에 의해서 남자아이와 여자아이가 이러한 선택을 하는 것이 아니라 뇌의 발달 과정에서 일어나는 성 분화에 의해서 선택을 하는 것임을 제시하였다[10]. 선천성 부신 과형성(congenital adrenal hyperplasia) 여성은 자궁 내에서 테스토스테론의 영향을 과다하게 받는데, 주로 남자아이들과 어울리는 것을 선호하며 다른 여자아이들보다 더욱 대담하여 '톰보이(tomboy)'라는 얘기를 자주 듣는다[11]. 따라서 이른 시기에 놀이에서 관찰되는 남성과 여성의 차이는 자궁 내 성 호르몬의 영향을 받아 발생하는 것으로 볼 수 있다. 성별에 따른 자발적인 그림 그리기 차이를 통해서도 비슷한 결론을 내릴 수 있다. 자궁 내의 호르몬이 뇌에 미치는 영향이 남녀가 선택하는 그림의 내용이나 색감에 영향을 주는 것으로 보고된 바 있다. 여자아이들은 주로 소녀나 여성, 꽃 그리고 나비를 그렸으며 빨간색, 주황색, 노란색 등의 밝은 색감을 사용하였다. 반면에 남자아이들은 무기, 자동차, 기차 그리고 비행기 등의 기계적인 물체들을 푸른색 등의 어둡고 차가운 색감으로 주로 그렸다. 선천성 부신 과형성으로 인하여 테스토스테론에 과잉 노출된 소녀들은 출산 직후 치료에도 불구하고 5~6년 후에 남성의 특성을 보이기 시작했다. 그리고 선천성 부신 과형성 소녀들은 향후 레즈비언이나 성전환자가 될 가능성이 더 높았다. 이는 고용량의 테스토스테론에 노출되는 것이 행동에 영구적인 영향을 끼칠 수 있음을 의미한다. 한 예로, 18개월 된 남자아이가 성기를 다쳐서 고환을 제거하는 수술을 받았으며 이후 여자아이로 양육되었고 사춘기 당시 에스트로겐을 투여받았다. 그러나 결국 그는 성인이 되어 본인의 성이 남성임을 인식하고, 결혼 후 아이들을 입양하였다[12]. 이는 자궁 내 프로그래밍이 성별에 얼마나 큰 영향을 미치는지 시사한다.

4) 성적 지남력 및 성전환과 뇌

성적 지남력(sexual orientation) 또한 이른 시기 발달에 영향을 받으며, 유전적 요인 및 성 호르몬과 뇌의 발달의 상호작용에 영향을 주는 요소들과 연관성이 깊다. 선천성 부신 과형성 여성들에서 양성애(bisexuality) 및 동성애(homosexuality) 비율이 높은 것을 통해서 알 수 있듯이, 자궁 내에서의 비정상적인 호르몬의 노출 또한 성적 지남력에 영향을 줄 수 있다[13, 14]. 또한, 유산을 예방하기 위해 에스트로겐의 수치를 높이는 디에틸스틸베스트롤(diethylstilbestrol)을 복용한 산모들의 아기들은 양성애 및 동성애적 성향을 더욱 보이는 것으로 보고된 바 있다[15, 16]. 남자아이가 동성애적 성향을 보일 가능성이 자신의 위에 있는 형제들의 수와 비례함이 보고된 바 있으며, 이는 모친 면역반응의 변화로 인한 것이라는 가설이 세워지기도 하였다[17, 18]. 임신 기간 동안에 니코틴(nicotine), 암페타민(amphetamine) 그리고 갑상선 호르몬에 노출될 경우 아이가 레즈비언이 될 확률이 증가한다고 보고되기도 하였으며[19], 산모가 임신 기간 내 스트레스에 노출될 경우에도 동성애 자녀를 출산할 확률이 증가할 수 있다고 보고된 바 있다[20]. 성장 환경이 성적 지남력에 영향을 준다는 주장 또한 제기되었으나, 그 증거가 충분치 않고, 동성애 부모 사이에서 양육된 자녀들 중에 이성애적 성향을 갖는 경우가 대부분이라는 보고가 이를 뒷받침한다[21].

성적 지남력에는 여러 영역의 뇌구조가 영향을 준다고 여러 차례 보고된 바 있다. 클뤼버-부시 증후군(Klüver–Bucy syndrome) 환자들은 측두엽(temporal lobe) 병변을 보이는데, 이 중 일부분의 환자들이 이성애에서 동성애로 성향이 바뀌었다고 한다. 또한 측두엽과 시상하부 종양과 성적 지남력의 변화 사이의 연관성 또한 보고된 바 있다. 동물 실험에서는 시상하부의 시삭전영역(preoptic area)의 손상이 성적 지남력의 변화를 초래하는 결과를 확인할 수 있다. 또한 뇌의 시계에 해당하는 시교차 상핵(suprachiasmatic nucleus)의 크기가 동성애 및 이성애 남성 사이에서 차이가 있음이 보고되었다[22]. 한 동물 실험에서도 태아기에 테스토스테론의 농도에 변화를 준 이후의 양성애 동물에서 시교차 상핵 세포 수가 증가됨이 보고되었으며 [23], 이는 발달하는 뇌에 성 호르몬이 영향을 주어서 시교차 상핵의 변화가 초래되는 것임을 시사하는 소견이다. 1991년에는 동성애 남성들이 이성애 여성들과 마찬가지로 시상하부의 앞부분 크기가 작다는 연구결과가 발표됐다[24]. 1992년에는 동성애 남성의 전교련(anterior commissure) 부위가 이성애 남성보다 크기가 증가된 것을 발견되었다[25]. 이 부위는 일반적으로 여성이 남성보다 크며, 좌우 측두엽의 연결성에 영향을 미친다는 것을 고려할 때, 이러한 연구결과는 성별 간 차이를 보이는 인지기능 및 언어와도 관련이 깊다고 하겠다. 자기공명영상(magnetic resonance imaging, MRI) 연구에서는 시상하부 기능이 성적 지남력에 영향을 미치는 것으로 보고되었다. 동성애 남성은 항우울제에 대한 시상하부 반응이 이성애 남성보다 떨어지는 것으로 보고되었으며, 이는 세로토닌(serotonin, 5-HT) 시스템에 차이가 있음을 시사한다[26]. Savic 등은 프로게스테론 제제로 페로몬(pheromone)을 만들었는데, 이 물질은 이성애 여성과 동성애 남성에서는 비슷한 강도의 시상하부 반응을 일으켰지만, 이성애 남성에서는 반응을 일으키지 않았다[27]. 이는 이성애 남성은 남성 페로몬에 의해 자극을 받지 않음을 의미하며 궁극적으로 성적 지남력에 따라 뇌가 페로몬에 영향을 받는 유무가 결정됨을 시사한다. 후속 연구에서 이성애 여성은 시상하부 앞부분에서 페로몬에 대한 반응을 보인 것과는 달리, 동성애 여성은 후각 기관에서 반응을 보이는 것으로 보고되었다[28]. 또한 동성애 여성에서는 임신 여성의 소변에서 추출한 에스로겐 제제의 페로몬에 대한 반응이 이성애 남성과 마찬가지로 시상하부 앞쪽에서 일어나는 것으로 관찰되었다. 이는 시상하부 연결 부위들이 성적 지남력에 기반하여 반응함을 의미한다. 다른 기능적 자기공명영상(functional MRI, fMRI) 연구에서는 뇌피질에서도 성적 지남력에 따라서 다른 반응이 일어남을 보고하였다. 여성의 사진을 보여 주는 상황에서 이성애 남성과 동성애 여성의 시상과 내측 전전두피질(medial prefrontal cortex)이 강하게 반응하는 반면, 남성의 사진을 보여 주는 상황에서는 동성애 남성과 이성애 여성의 시상과 내측 전전두피질이 강하게 반응하였다[29]. 이러한 연구결과를 통해서 성별 차이에 따른 뇌의 차이가 있을 뿐만 아니라 성적 지남력에 따른 뇌의 차이에도 영향을 미칠 수 있음을 확인할 수 있다.

성전환을 이해하려면, 생식기의 발달이 뇌 발달 시기 이전에 임신 초기에 일어난다는 사실을 알아야 한다. 이 두 과정은 독립적인 시기에 일어나므로 여러 요소로부터 영향을 받아 서로 다른 방향으로 발전할 가능성이 있다. 따라서 성전환인 사람에서 생식기는 여성이나, 뇌는 남성의 특성을 가질 수 있다. 분계선조의 침대핵 중앙 부위(central subdivision of the bed nucleus of the stria terminalis, BSTc)에서 이와 같은 변화가 관찰된 바 있으며, 쥐에서는 이 구조들이 성적 행동과 관련성이 높게 나타났다. 또한, 성별에 따라서 BSTc의 차이가 있으며, 남성이 여성보다 BSTc가 2배나 크며, 소마토스타틴(somatostatin) 뉴런 또한 2배 많이 존재한다. 그러나 성적 지남력에 따라서는 이 부위의 차이가 발견되지 않았다. 남성에서 여성으로 성전환을 한 사람들은 여성의 BSTc를 보였으며, 여성에서 남성으로 성전환을 한 사람은 BSTc가 남성의 특성을 보이고 있었다. BSTc의 차이는 성인기의 호르몬 변화에 의해 일어나는 것이 아니기에 이는 발달적인 측면에서 일어나는 것으로 간주된다. BSTc의 크기와 뉴런 수는 본래의 성별이 아닌 성전환 이후의 성별과 상응하나 BSTc 용적의 증가는 초기 성인기가 되어야 일어나므로 이른 시기에 성전환을 감별하는 데 큰 역할을 하지 못한다[30].

5) 성 차이의 유전적 영향

유전적 요인이 성 차이에 미치는 영향에 관한 가설 중, 특정 성과 관련한 생물학적, 사회적 특성들이 성 염색체(sex chromosome) 구성의 차이(일반적으로 남성은 XY, 여성은 XX)에 기인할 수 있다는 예측이 있었다. 성 염색체 이상을 가진 사람들에 대한 연구들은 흥미로운 사실을 제시하였는데, 이는 X 염색체가 시공간능력(visual-spatial ability)을 포함하는 인지적 측면에 영향을 준다는 사실이다[31]. Ross 등(2006)은 X 염색체 하나가 없어 사춘기에 성적 발달이 결여되는 것이 특징인 터

너 증후군(Turner syndrome) 환자를 대상으로 한 연구에서 이 환자들은 언어적 기능(verbal function)은 비교적 온전한 반면, 시공간 능력을 포함해서 집중(attention) 및 작업 기억(working memory), 실행 기능(executive function)에서 장애를 보이는 것을 제시하였다. Ross 등은 X 염색체 결핍이라는 유전적 요인이 호르몬과 상호 작용하여 인지적 측면에 영향을 미친다고 주장하였다. 한편, 설치류를 이용한 다른 동물 연구에서는 Y 염색체가 공간 능력이나 양육(parenting)을 비롯한 특정 성 행동(sex-typed behavior)에 영향을 준다는 사실이 제시되었다[5, 32]. 현재까지 성 염색체와 성 차이 간의 직접적인 인과 관계를 규명할 수 있는 경험적 근거는 매우 제한적이며, 특히 Y 염색체의 경우에는 성 차이에 대해 직접적인 영향력이 없는 것으로 나타난 바 있다. Hines 등(2003)에 의하면, Y 염색체를 갖고 있으나 안드로겐(androgen)에 노출된 적이 없는 완전한 안드로겐 저항성 증후군(androgen insensitivity syndrome)을 갖고 있는 여성의 경우, 일반 여성들과 비교하여 삶의 질(자존감 및 일반적인 심리적 안녕), 성 정체성, 성적 지남력, 아동기 및 성인기의 성 역할 행동에서 유의한 차이를 보이지 않았다고 보고된 바 있다.

2. 뇌 구조 및 기능의 성 차이

1) 해부학적 뇌 구조의 성 차이

성별에 따른 뇌의 차이를 밝혀 내려는 연구는 전통적으로 남녀 간 해부학적 뇌 구조의 차이를 밝히려는 노력에 집중되어 왔다. 뇌의 구조적 차이에 대한 연구는 육안으로 이루어진 해부학적, 조직학적 연구로 이루어지다, 이후 MRI 기술의 발달과 함께 훨씬 더 정밀한 수준에서의 구조적 차이에 대한 분석이 가능하게 되었다. MRI를 이용한 뇌영상 연구들은 성별에 따른 전체 두개강 용적(total intracranial cavity volume), 대뇌 피질(cerebral cortex)의 회백질 용적(gray matter) 및 백질 용적(white matter), 피질하 구조물(subcortical structure)의 용적 및 대뇌 피질의 두께(thickness), 백질 신경로의 연결성(integrity)의 정량적 차이를 분석해 왔다. 한편, 성별에 따른 뇌 구조의 해부학적 차이를 고려하는 데에는 단면적(cross-sectional) 시점에서 단일한 측정에 의한 비교보다는, 시간에 따른 뇌의 구조적 변화 패턴, 즉 뇌의 발달 궤도(developmental trajectory)를 고려하는 것이 중요하다[33]. 예를 들어, 지능은 아동기 및 청소년기 동안의 대뇌 피질 두께의 변화 양상과 관련이 있다고 알려져 있으나, 특정 연령에서는 대뇌 피질 두께와 관련성을 보이지 않는다[34]. 따라서 성별에 따른 뇌의 해부학적 차이에 관한 연구들은 단면적 연구 설계보다는 종적 설계(longitudinal design)를 통해서 그 차이를 규명할 수 있으나, 실제로 그러한 연구들은 많지 않은 실정이다.

우선 전체 뇌 용적의 측면에서 살펴보면, 남성은 두개강 용적 및 대뇌 용적 모두 여성에 비해 10% 정도 더 크다고 알려져 있으며, 이는 수많은 사후 부검 연구(post-mortem study) 및 MRI 연구 등을 통해 밝혀진 바 있다[33]. 특히 이런 뇌 용적의 차이는 후두극(occipital pole) 및 전두극(frontal pole)에서 두드러진다고 알려져 있다[35]. 하지만 이러한 성별에 따른 뇌의 크기가 뇌의 기능과 인간의 행동에 미치는 영향은 불분명하다. 한편 뇌의 크기와 지능 간의 상관 관계는 중간(moderate) 수준의 상관 관계가 있으나[36], 일반적으로 성별에 따른 지능의 차이는 없는 것으로 판단되며, 지능은 뇌의 크기보다는 신경 연결성이 더 중요한 것으로 알려져 있다[37, 38]. 뇌의 국소 영역별 용적의 차이를 살펴보면, 여성의 경우 기억과 학습에 관여하는 해마(hippocampus)와 미상핵(caudate nucleus)에서 더 큰 용적을 보이는 반면, 남성은 정서 처리 및 성 행동에 관여하는 편도(amygdala)와 시상하부(hypothalamus)가 더 큰 용적을 가진다[33]. 해마의 경우 기억의 형성, 저장, 회상에 중요한 역할을 하는 기관으로, 성별에 따른 해마의 용적 차이는 아동 및 청소년기에 두드러진 차이를 보이는데, 이는 소년에 비해 소녀에게서 해마가 좀 더 일찍 성숙되기 때문인 것으로 보인다[39]. 한편 뇌량(corpus callosum)은 양측 반구를 잇는 연결부(interhemispheric commissure)로서 양측 대뇌 반구 사이의 정보 흐름 및 인지적, 정서적 측면에서의 통합(integration)에 중요한 역할을 하는데, 뇌량의 가장 후미 부위인 뇌량팽대(splenium of corpus callosum)가 여성에게서 좀 더 크다는 몇몇 연구가 있으며[40, 41], 뇌량은 아동기부터 초기 청소년기까지 머리에서 꼬리 방향(rostral to caudal)으로 발달이 이어지는데, 이 발달속도가 남성에 비해 여성이 더 빠르다고 알려져 있다[42, 43].

일생 전반에 걸쳐, 즉 아동기 및 성인기 모두에서 여성이 남성에 비해 전두엽(frontal lobe), 측두엽(temporal lobe), 두정엽(parietal lobe)에서 더 많은 회백질을 갖는다고 보고된 바 있으며[44, 45], 대뇌 이랑 수준(cerebral convolution)의 복잡도나 패턴의 경우에도 전두엽 및 두정엽에서 여성이 남성에 비해 더 높은 복잡도를 보인다고 알려져 있다[46, 47]. 일반적으로 양쪽 성에서 회백질의 발달 궤도(developmental trajectory)의 패턴은 비슷하나, 여성(8~10세)은 남성(9~11세)에 비해서 발달의 정점(peak)이 좀 더 일찍 온다고 보고된 바 있다[48]. 백질의 경우, 확산 텐서 영상(diffusion tensor image)을 이용한 연구에서는 분획 이방성(fractional anisotropy)이라는 스칼라(scalar) 값을 이용하여 백질 신경로의 연결성(integrity)을 분석하는 뇌영상 연구들이 많은데, 여러 대규모의 단면 연구에서는 성별에 따른 백질 신경로의 분획 이방성의 차이는 없다고 알려져 있으며, 백질 신경로의 연령에 따른 발달 과정에서 분획 이방성에 대해서 성별이 미치는 영향이 있는지는 아직까지 불분명하다[33]. 다만 백질 용적의 경우 아동기부터 성인기까지 선형적으로 증가하는데, 남성이 여성에 비해서 좀 더 용적 증가의 속도가 높다[48].

피질 두께의 경우에는 여성의 대뇌 피질 두께가 더 두꺼우며 이러한 차이는 대부분의 뇌 영역에서 나타나지만, 측두엽에서는 나타나지 않거나 또는 그 효과가 다른 뇌 영역에 비해서는 적었다고 보고된 바 있다[46, 49]. 피질 표면적(cortical surface area)의 경우 과거의 연구들은 성별에 따른 차이가 없다는 연구들이 많았으나[45], 추후 뇌 용적을 보정한 연구에서는 여성의 피질 표면적이 더 넓다고 보고한 연구들이 있었다[46, 50]. 이처럼 성별에 따른 뇌의 해부학적 구조 차이를 시사하는 많은 연구 결과가 있기는 하나, 이러한 차이들이 과연 뇌 기능의 성 차이에 기여하는지 여부는 각각 뇌 기능의 종류에 따라 다르며, 해부학적 차이와 기능적 차이 간의 상관 관계가 제시된 경우에도 직접적인 실험적 근거에 기반으로 하기 보다는 간접적인 추론에 의한 경우가 많은 편이다[33, 51].

2) 뇌 기능의 성 차이와 신경생물학적 배경

최근 fMRI 기법을 이용하여 특정 과제(task) 수행 동안 뇌의 신경 활성도를 측정하는 것이 가능해졌으며, 이에 따라 fMRI 기법을 이용한 성별에 따른 뇌 기능의 차이를 규명하려는 연구들이 다수 수행되었다. 이는 만약 남녀 간에 특정 뇌 기능의 차이가 존재한다면 fMRI 상에서 특정 과제 수행 동안 서로 다른 신경 활성도를 보일 것이며, 이를 통해 수행 능력의 차이에 관여하는 뇌 부위를 파악할 수 있을 것이라는 기대에서 비롯되었다.

시공간능력(spatial ability)은 뇌기능의 성 차이와 관련하여 가장 광범위하게 연구된 분야 중 하나이다. 시공간능력에서의 성별 차이는 각 연구들마다 다양하기는 하나, 대부분의 연구에서는 남성이 여성에 비해 시공간능력이 뛰어남을 보고 하고 있으며, 이는 3차원에서 사물을 회전시키는 심상 회전 과제(mental rotation task)부터 실제로 길을 찾는 능력까지 다양한 과제에서 보고된 바 있다[33]. 뇌 내 시공간 처리는 두정엽을 비롯하여 측두엽, 전운동 영역(premotor area), 외선조영역(extrastriate area)이 담당하며, 특히 남성의 경우 좌측 대뇌반구에 비해 우측 대뇌반구가 시공간 과제에 좀 더 관여하는 것으로 알려져 있다[52, 53, 54]. 심상회전과제에서는 여성의 경우 특히 전두엽의 하전두이랑(inferior frontal gyrus) 영역이 이 과제에서 관여하며, 이 부위는 남성에서는 활성되지 않는 영역이었다[55]. 또한, 여성에서 시공간 과제 동안의 전두엽 부위의 활성은 과제 수행의 정확도(accuracy) 증가와 관계 있으며, 남성에서는 두정엽 부위의 활성이 수행 정확도의 증가와 관련 있다는 연구 결과를 토대로 할 때, 남녀 간의 다른 뇌 부위가 시공간 과제에 역할을 한다는 점이 시사된다[55]. 한편, 남성이 여성보다 우월한 심적 회전 과제 수행을 보였던 fMRI 연구에서는 남성이 좌측 중간측두이랑(middle temporal gyrus)과 우측 모이랑(angular gyrus)의 유의한 활성 증가가 관찰된 바 있다[53]. 여러 연구에서는 일반적으로 남성은 여성에 비해서 좌측 대뇌 반구의 활성이 시공간 과제에서 증가되어 있으며, 여성은 남성에 비해서 전두엽 영역이 더 많이 관여하는 것으로 보인다[33].

언어능력에 있어서는 대체로 여성이 남성에 비해서 뛰어나다는 결과들이 일관되게 보고되고 있으며, 언어과제 수행 중 구어 유창성(verbal fluency), 음운(rhyming), 이해력(comprehension)과 같은 과제들에서는 남녀 모두 좌측 대뇌반구의 측두엽, 전전두피질, 하전두이랑, 대상이랑(cingulate gyrus), 두정엽 영역이 관여하는 것으로 알려져 있다[33]. 언어과제 수행과 관련한 fMRI 연구들에서는 양측 성별군을 과제 수행 능력에 따라 짝지은 경우(matching)에는 성별에 따른 뇌 영역 활성의 차이가 두드러지지 않았으나[33], 이러한 짝짓기가 없는 경우에는 여성의 수행 능력이 더 뛰어났으며, 남성에 비해서 우측 대뇌 반구의 활성이 더 두드러진 것으로 나타났다[53, 56, 57]. 또한 언어과제 수행의 정확도 측면에서는 성별에 따른 뇌 영역의 차이가 존재하였다. 여성의 경우 정확도가 양측 전두엽과 좌측 측두엽의 일차 언어 영역(primary language area)과 강한 상관 관계를 보인 반면, 남성의 경우 좌측 대뇌 반구의 일차 언어 영역 및 좌측 미상핵, 대상, 우측 두정엽과 같은 이차 언어 영역과 약한 상관 관계를 보인바 있다[56, 58, 59].

정서 인식과 관련한 fMRI 연구들에서는 정서 관련 정보의 처리에 있어서 편도가 중추적인 역할을 한다는 것을 일관되게 보고하고 있으며, 이 연구들은 대부분 정서 관련 얼굴 표정을 외부 자극으로 사용하였다[60, 61]. 정서 관련 얼굴 표정에 대해서 편도 외에도 전두엽 및 전전두피질, 전대상피질(anterior cingulate cortex), 뇌섬엽(insula) 및 측두엽, 두정엽, 후두엽의 몇몇 부위들이 활성 증가를 보이며, 100개 이상의 fMRI 연구들에 대해서 메타 분석(meta-analysis)을 시행한 두 연구에서는 정서 관련 얼굴 표정 자극에 대해 남성이 여성에 비해 편도 및 전전두영역에서 더 큰 활성을 보이고 있다고 보고하였다[60, 61]. 또한 정서 관련 얼굴 표정 자극 외에도 성적인 시각 자극에서도 남성이 여성에 비해서 더 강한 편도 반응을 보인다는 결과들이 보고된 바 있다[62]. 이처럼 정서 인식 기능에 있어서 편도가 중추적 역할을 하는 것은 이 부위가 정서적 자극을 받아들이고 이에 따른 행동 반응에 관여하는 뇌 영역들인 시각 관련 영역, 대뇌 피질 영역, 피질하 영역들 사이의 기능적 연결성의 허브에 해당하는 부위이기 때문이다[33].

편재 기능(lateralization function)은 양측 대뇌 반구의 기능적 비대칭성(asymmetry)을 일컫는 용어로, 인지기능, 시공간기능, 언어기능의 성 차이를 설명하기 위해 흔히 사용된다. 특히 시공간 기능에서 남성이 여성에 비해서 뛰어난 것은 편재 기능과 관련이 있는데, 이는 남성이 시공간 처리 과정에서 언어 회로의 방해를 받지 않는 경향이 크기 때문인 것으로 보인다[33]. 일반적으로 좌측 대뇌 반구는 브로카 영역(Broca's area) 및 베르니케 영역(Wernicke's area)이 위치한 곳으로서 언어를 포함한 순차적 처리(sequential processing)에 있어서 우세를 보이며, 우측 대뇌 반구는 시공간 능력을 포함한 동시적 처리(simultaneous processing)에 우세를 보이는 것으로 알려져 있다[33]. 일반적으로 여성은 남성에 비해서 편재 기능이 약한 것으로 보이는데, 이는 여성이 남성에 비해서 양측 대뇌 반구를 비교적 고르게 사용함을 의미하며, 아마도 양측 대뇌 반구의 소통을 담당하는 뇌량 및 전교련(anterior commissure)이 여성에게 더 발달해 있기 때문인 것으로 여겨진다[33]. 시공간 과제 및 언어 능력 과제에 관한 fMRI 연구들에서도 여성이 남성에 비해서 편재성이 낮은 것으로 일관되게 보고하고 있으나[63, 64, 65], 정서 인식 관련 과제에서는 이러한 성별에 따른 편재성의 차이가 뚜렷하지 않았다[61].

단가아민 신경전달물질(monoamine neurotransmitter) 중에서도 세로토닌 및 도파민(dopamine)은 인간의 기분, 의욕, 식욕, 수면, 기억, 학습과 같은 정서 및 인지적 측면에 포괄적인 영향을 미친다. 세로토닌은 기분, 공격성, 지각, 보상 및 집중 등에 관여하며, 여러 뇌 영역에서 성별에 따른 분포 및 생성의 차이가 있다는 사실이 여러 연구를 통해서 밝혀진 바 있다[66]. 양전자방출단층촬영(positron emission tomography, PET)을 이용한 연구에서는 세로토닌의 생성 속도는 남성이 여성에 비해 52% 정도 더 높은 것으로 보고한 바 있으나[67], 세로토닌의 혈중 농도는 여성이 더 높다고 알려져 있다[68]. 단일광자단층촬영(single photon emission computed tomography, SPECT)을 이용한 연구에서는 세로토닌 수송체(5-HT transporter)의 가용성(availability)이 선조체(striatum)와 뇌간(brainstem)에서 여성이 남성에 비해서 유의하게 높았다고 보고한 바 있으며[69], 여성이 세로토닌 1A 수용체(5-HT1A receptor) 숫자가 남성에 비해서 더 많다고 알려져 있다[70, 71]. 이러한 결과들은 기본적으로 세로토닌의 기저 농도가 여성이 더 높음을 시사한다. 도파민은 뇌의 보상 기전에 깊숙이 관여하는 신경전달물질로서 여성이 남성에 비해 도파민 기능이 항진되어 있음이 여러 연구를 통해 보고되었다[72]. 창백핵(globus pallidus) 및 하전두이랑에서의 암페타민에 의한 도파민 분비는 여성이 남성에 비해서 더 높았으며[73], 도파민의 시냅스 내 가용성을 조절하는 도파민 수송체(dopamine transporter)의 숫자 역시 여성이 남성보다 더 많았다[69, 74, 75]. 또한 폐경전(premenopausal) 여성은 선조체 시냅스전(pre-synaptic) 뉴런의 도파민 생성이 남성에 비해서 더 많았다[76]. 이러한 여성에서의 도파민 항진은 조현병(schizophrenia)이나 알코올 의존(alcohol dependence)과 같은 도파민 기능 이상과 관련한 정신질환들로부터 여성들을 보호하는 데 일부 역할을 하는 것으로 보인다[72]. 한편 기분 조절 및 기억에 관여하는 중요한 억제성 신경전달물질인 GABA(gamma-aminobutyric acid)의 경우, 자기공명분광법(magnetic resonance spectroscopy)를 이용하여 농도를 분석한 결과 여성에게서 더 높게 나타났으며[77], 월경전불쾌장애(premenstrual dysphoric disorder) 환자 및 정상 여성을 대상으로 한 다른 연구에서는 GABA의 농도가 월경주기의 영향을 받는 것으로 보고된 바 있다[78]. 한편 뇌 혈류(cerebral blood flow)의 성 차이 역시 뇌 기능의 성 차이에 기여할 가능성이 있는데, 이는 뇌 조직이 높은 대사율(metabolic rate)을 보임에도 불구하고, 대사에 필요한 물질들을 저장할 수 있는 수용능력이 작기 때문에 적절하며 안정적인 뇌 혈류의 공급은 뇌 기능 유지에 필수적인 요소인 데 기인한다[79]. 대부분의 연구에서 여성의 뇌 혈류가 남성보다 더 높다고 보고하고 있으며, 이는 휴지기(resting-state)나 인지적 활동 상태에서나 일관되게 보고하고 있다[80, 81, 82, 83, 84, 85]. 뇌 혈류에 관한 결과들과 마찬가지로 대뇌의 포도당 이용을 통한 대사율(cerebral metabolic rate of glucose utilization, CMRglu) 역시 여성에서 높게 나타났으며[86], 특히 안와전두피질 영역에서 이러한 차이가 두드러졌다[87]. CMRglu가 여성의 생리주기에 영향을 받는다는 다른 연구 결과를 감안할 때, 성 호르몬이 대뇌 대사율에 영향을 미칠 수 있을 것으로 판단된다[88].

3) 정서 처리 과정에서의 성 차이와 성 호르몬의 역할

정서 처리(emotion processing)는 정서의 인식(perception), 반응성(reactivity), 조절(regulation), 경험(experience) 등을 포괄하는 과정으로서 정서 처리에 있어서의 남녀 간의 성 차이는 그간에 여러 연구를 통해서 제시된 바 있다. 정서 처리와 관련한 그간의 여러 fMRI 연구는 성별에 따른 정서 처리 수준의 차이에서 다음과 같은 사실들을 밝혀 냈다[89]. 첫째, 일반적으로 여성은 남성에 비해 타인의 정서적 성향(emotional disposition)을 잘 이해하며, 정서가 담긴 운율(emotional prosody)이나 얼굴 표정(facial expression)을 잘 파악한다. 둘째, 여성은 남성에 비해 정서적 자극, 특히 불쾌하고, 위협적이며, 외상적인 정서 자극에 반응이 높다. 셋째, 정서 경험의 측면에서도 여성은 남성에 비해 좀 더 잦은 빈도(frequency)와 높은 강도(intensity)로 정서 경험을 하는 것으로 알려져 있다. 넷째, 정서 조절의 측면에서는 성별에 따라 다른 정서 조절 전략을 쓰는데, 여성의 경우 체념(resignation)이나 반추(rumination)와 같은 부적응적인(maladaptive) 대응 전략을 자주 사용하는 반면, 남성의 경우 좀 더 문제 중심적(problem-focused) 사고나 긍정적 사고(positive-thinking)를 이용한 정서 조절 전략을 사용하는 것으로 알려져 있다. 이러한 성별에 따른 정서 처리 과정의 차이는 성 호르몬이 정서 처리 신경 회로(emotion processing neural circuit)에 미치는 영향에 기인할 것으로 예상되고 있다[90]. 정서 처리 신경회로의 가장 핵심적인 뇌 영역은 편도, 내측 전전두피질(medial prefrontal cortex), 안와전두피질, 해마, 전대상피질 등으로 구성되며, 이러한 영역들 중에 편도는 잠재적인 위험을 포착하며, 분노 및 공포 신호에 반응하게 하며, 이러한 신호를 뇌간으로 투사하여 '투쟁 혹은 도피 반응(fight-or-flight response)' 및 스트레스 시스템의 활성화를 유도하는 것으로 알려져 있다. 내측 전전두피질, 안와전두피질, 전대상피질, 해마 등은 정서 조절에 관여하는 것으로 알려져 있다[90]. 우선 정서 처리 신경 회로의 구조적 측면에서 성 호르몬이 영향을 미칠 수 있는데, 몇몇 연구들에 따르면 편도 및 전전두피질의 용적은 사춘기(puberty) 동안의 성 호르몬 농도와 상관 관계를 보이는 것으로 알려져 있으며[91, 92], 성인기에서도 월경주기에 따라 해마 및 해마곁이랑(parahippocampal gyrus)의 용적 변화가 관찰된 바 있다[93, 94].

정서 처리 신경회로의 기능적 활성과 관련하여 살펴 보면, 월경주기에 따라 편도의 활성도가 달리 나타났는데, 황체기(luteal phase)에서는 여포기(follicular phase)에 비해 다양한 얼굴 표정(화난, 공포스러운, 행복한 얼굴)[95], 부정적인 사진들[96], 고통스러운 열 자극을 기대하는 상황[97] 등에서 더 높은 편도 활성을 보였다. 또한 내측 전전두피질의 경우, 정서적 자극에 대해서 황체기에서는 여포기에 비해서 활성도가 감소하는 경향을 보였다[95, 97]. 한편, 다른 연구에서는 월경주기 중간(mid-cycle)과 황체기의 편도 및 내측 전전두피질의 활성도를 비교했는데, 월경주기 중간에서 이들 영역의 활성도가 감소하였다고 보고되었다. 월경주기 중간에 에스트라디올(estradiol, E2)이 급격히 증가하고, 황체기 때 감소하는 것을 감안할 때, 에스트라디올이 편도 및 내측 전전두피질의 활성도 감소와 연관될 것으로 추측된다[98]. 성 호르몬의 투약과 관련한 fMRI 연구들을 살펴보면, 프로게스테론 투여는 위협적인 얼굴에 대한 편도의 반응을 증가시키며, 편도와 내측 전전두피질 간의 기능적 연결성(functional coupling)이 증가되었다[99]. 또한 테스토스테론 투여는 남성은 편도 및 안와전두피질의 활성 증가, 여성은 편도에서의 활성 증가와 연관된 것으로 보이며[90], 프로게스테론과는 반대로 테스토스테론에서는 편도와 안와전두피질 간의 기능적 연결성을 감소시킨다고 보고된 바 있다[100]. van Wingen 등(2011)은 프로게스테론과 테스토스테론의 편도와 내측 전전두피질/안와전두피질간의 기능적 연결성에 미치는 반대 방향의 효과가 성별에 따른 정서 처리 과정의 차이를 부분적으로 설명할 수 있다고 보았다[90]. 프로게스테론에서 편도와 내측 전전두피질 간의 기능적 연결성을 증가시키는 것은 정서적 사건 발생 시 정서 지각 및 평가에 영향을 미처서 반추 및 부정적 정서(negative affect)를 유도하는 반면, 테스토스테론은 편도와 안와전두피질 간의 기능적 연결성을 감소시켜 충동성(impulsivity)과 폭력성을 증가할 수 있다는 설명이다[90]. 그러나 이러한 단일 설명 모형으로는 정서 처리와 관련한 성 차이를 정교히 설명할 수 없으므로 추가적인 연구가 필요한 실정이다.

4) 뇌의 성 차이와 유전적 영향: '4개의 핵심 유전자형 모형'을 중심으로

뇌 구조 및 기능에서 성 차이에 규명하려고 했던 기존의 연구들이 성 호르몬의 역할에 주안점을 두고 연구되어 왔던 반면, 최근에는 성 염색체(sex chromosome)의 유전적 요인이 뇌의 성별 분화에 미치는 영향을 밝혀 내기 위한 새로운 연구들이 이뤄져 왔다. 한편, 뇌 발달에 대한 성 염색체의 직접적인 영향력을 밝혀 내기 위해서는 혼란 변수(confounding factor)로서의 성 호르몬의 영향을 배제할 수 있는 연구가 수행되어야 했다. 따라서 성 염색체의 직접적인 영향력을 도출해 내기 위해서 제시된 연구 모형이 바로 '4개의 핵심 유전자형 모형(Four-Core-Genotypes model, FCG 모형)'이다. FCG 모형에서는 수컷 쥐에서 고환 결정 요인(Testis-determining factor, TDF) 단백질을 합성하는 Sry 유전자(Y 염색체에 존재하는 12kb의 유전자)를 유전자변형기술로 제거할 경우 XY 유전형을 갖고 있음에도 불구하고 고환의 초기 발달 과정에서 양쪽 성 모두로 발달 가능한 생식기(bipotential gonad)가 난소로 발달된다는 점에 착안하여 만들어졌다[66]. FCG 모형에 따르면, Sry 유전자가 없는 XX 유전자형(XX), Sry 유전자가 없는 XY 유전자형(XY-), Sry 유전자가 있는 XX 유전자형(XXSry), Sry 유전자가 있는 XY 유전자형(XY-Sry)의 4가지 유전자형을 토대로, Sry 유전자를 갖고 있는 XXSry 또는 XY-Sry와 Sry 유전자가 없는 XX 또는 XY-를 비교할 경우에 생식기(성 호르몬)의 영향을 배제한 성 염색체(X 또는 Y 염색체)에 따른 표현형의 연구가 가능하도록 하는 모형이다[66]. 이러한 모형에 지지하는 연구에서는 성 호르몬에 따른 성별 차이의 첫 번째 유형인 성 이형태성(sexual dimorphism)은 주로 생식(reproduction)과 관련한 기능에 관여하는 반면, 성 염색체 유전자형에 따른 성별의 차이는 사회적 행동(social behavior), 습관 형성(habit formation), 공격성(aggression), 통증 수용(nociception) 같은 기능의 성별 차이에 기여한다고 주장한다[32]. 또한 동물 실험에서 Y 염색체를 갖고 있는 XY-Sry 또는 XY- 쥐는 Y 염색체에 없는 XX 또는 XXSry 쥐에 비해서 변연계의 한 부위인 외측 중격(lateral septum)에서 바소프레신(vasopressin)의 섬유 밀도(fiber density)가 더 높은 것으로 밝혀졌으며, 이는 성 호르몬을 매개하지 않는 성 염색체 요인이 뇌의 발달에 영향을 미침을 시사하는 소견이다[101]. 한편 Sry 유전자는 쥐의 흑질(substantia nigra)의 도파민 뉴런에 발현되어 있으며, Sry 유전자가 타이로신 수

산화효소(tyrosine hydroxylase)를 조절함으로써 도파민 활성에 영향을 주게 되는데, 이는 수컷 쥐에 특이적으로 나타날 수 있는 도파민에 의한 운동 이상(motor dysfunction)에 영향을 미친다는 사실 역시 밝혀졌다[66]. 이처럼 성 호르몬을 매개하지 않은 순수한 유전적 요인(성 염색체 또는 Sry 유전자)이 뇌의 기능적, 구조적 발달에 영향을 미칠 수 있다는 사실이 동물 실험들을 통해 발견됨에 따라, FCG 모형을 이용한 인간 뇌 발달의 유전적 요인 연구가 기대된다.

3. 성 차이의 분류 및 성 차이의 원인을 설명하는 이론들

1) 성 차이의 분류

성 차이를 분류하는 확실한 생물학적인 구분은 없지만, 성 차이의 범주를 정하는 것은 관련된 연구들의 실험 설계에 도움을 줄 수 있다. 성 차이는 다음과 같이 3가지 범주로 나눌 수 있다[102](〈표 1-1〉 참조). 이러한 성 차이의 범주는 기본적인 가이드라인은 제시할 수 있지만 서로 배타적이지 않고, 많은 경우에서 종에 따라 특이하다. 어떤 성 차이들은 어떤 범주에도 속하지 않을 수 있다.

〈표 1-1〉 성 차이의 기능적 분류

범주	설명	예제
유형 I 성 이형태성 (sex dimorphism)	종료점(end point)이 2가지 형태로 구성되어 있다. 1가지 형태는 남성이 더 흔하고, 다른 1가지는 여성이 더 흔하다. 종료점이 한 성에서는 존재하고 다른 성에서는 없을 수 있다.	성 행위, 새소리, 양육, 출산후 공격성, 구애 행위
유형 II 성 차이 (sex differecnes)	종료점은 연속체 위에 존재하고 남성과 여성의 평균이 다르다.	통증의 역치, 음식 취향과 섭취, 냄새 식별, 공포, 불안, 학습, 기억, 스트레스 반응, 감각 처리
유형 III 성 수렴 및 확산 (sex convergence and divergence)	종료점은 남성과 여성이 같지만 기저에 있는 신경적인 기전은 다르다. 성 차이가 외상이나 스트레스에 대한 반응으로 나타날 수 있다.	부모다운 행동, 문제 해결 전략, 스트레스 반응

2) 성 이형태성(sex dimorphism)

성 차이의 첫 번째 유형인 성 이형태성은 행동적인, 생리적인 혹은 형태적인 종료점(end point)이 2가지 형태를 가지는 것으로, 한쪽 성에 독점적으로 있거나, 한쪽 성에 우세하게 나타나는 것을 뜻한다. 이 차이는 다른 성 차이와 다르게 분류되기에 충분히 강력하다. 이 유형에는 한쪽 성에는 존재하지만 다른 성에는 존재하지 않는 것을 포함한다. 행동 상에서 절대적인 성 이형은 생식과 직접적으로 연관이 된다. 이에 대한 예로는 수컷 새의 구애 노래, 수컷의 구애 행위, 영역 방어, 성교 행위, 양육과 출산 후 공격성 등이 있다.

3) 성 차이(sex differecnes)

성 차이의 두 번째 유형은 남성들과 여성들이 어떤 연속체 안에 있으나, 성별에 따른 평균에서 차이가 나는 것이다. 이에 대한 예로는 스트레스와 불안에 대한 반응, 음식에 대한 선호와 섭취, 학습과 기억, 사회적인 행동, 체성감각의 역치, 통증 민감도, 후각 회상과 언어 회상 등이 있다. 이들은 성별에 따라 평균에서 차이가 있지만 다른 한 편으로 다양한 정도로 겹치는 특징이 있다. 이 유형 안에 있는 성 차이는 생식에 직접적인 관련이 있는 경우도 있고 그렇지 않은 경우도 있다.

4) 성 수렴 및 확산(sex convergence and divergence)

세 번째 유형은 가장 흔치 않은 유형이다. 이러한 유형은 양성이 같은 종료점으로 수렴하거나 같은 점에서 시작해서 자극에 따라 갈라지는 것이다. 예를 들어, 어떤 특정한 행동에는 뚜렷한 성 차이가 없을 수 있지만 그러한 행동 기저에 있는 신경생리적인 특징은 남성과 여성에서 뚜렷이 다를 수 있다. 그렇기 때문에 어떤 한 성에만 있는 인자(factor)가 그 성의 다른 인자를 상쇄해서 양성이 비슷하게 되는 결과를 낳을 수 있다. 어떤 포유동물의 종은 수컷이 양육을 많이 담당하여 암컷과 크게 구분할 수 없는 경우가 있다. 그러나 수컷은 임신을 하면서 겪게 되는 호르몬 변화를 겪지 않으며, 출산과 수유는 암컷 포유동물에게 모성양육 유도에 결정적인 역할을 하기 때문에 수컷의 양육 행동을 뒷받침하는 신경학적인 배경은 암컷과 다르다. 한 예로, 초원들쥐(prairie vole)의 경우 바소프레신의 신경순환계가 수컷에만 선택적으로 작용하여 수컷이 양육을 하도록 촉진하게 되어 있다[103]. 이 유형의 다른 예로는 남성과 여성이 같은 시공간 학습 문제를 푸는 데 있어서 다른 전략을 쓰는 것이다. 남성과 여성은 모두 같은 과제에 대해서 똑같이 잘 학습할 수 있지만 과제에 부과된 외부적인 제한에 따라 각 성이 문제 해결에 사용하는 전략에 영향을 주고 이로 인해 성에 따른 수행의 차이가 생기는 것이다. 이러한 수렴 현상과 대조적으로 지연된 성 차이가 있다. 예를 들어, 피해를 입은 후나 환경 독소에 노출된 이후 혹은 신체적, 정신적 스트레스에 노출된 이후에 나타나는 특정한 상태이다. 다른 말로 하면, 양쪽 성이 기준치는 비슷하지만 이를 뒷받침하는 신경화학적인 차이로 인해서 같은 스트레스 요인이더라도 서로 다른 취약성 혹은 다른 결과를 나타내게 된다는 것이다. 쥐의 눈깜박임 조건화 실험에서 스트레스 상황에서 수컷은 수행이 증가하였고 암컷은 학습에 지장이 생겼다는 연구 결과를 그 예시로 들 수 있다.

5) 성 차이를 설명하는 이론들

정신의학의 영역에서 성 차이는 연령 코호트(age cohort), 문화 연구(cultural studies) 등 다양한 역학 연구(epidemiologic studies)에서 반복적으로 나타난다. 이런 일관된 결과들을 설명하는 다양한 이론들이 있지만 대부분 부분적으로만 검증이 된 것이다. 성 차이를 설명하는 모든 이론을 살펴볼 수는 없지만, 여기서는 대표적인 이론들에 대해서 살펴보고자 한다[104].

(1) 정신역동적 이론(Psychodynamic theory)

정신질환에서 나타나는 성 차이의 원인에 관하여 역사적으로 가장 영향력 있는 이론가는 Sigmund Freud(1856~1939)이다. Freud는 정신과정에 대하여 독자적이고 가치 있는 식견을 많이 가지고 있었으나 그는 당시의 지배적이었던 문화적 고정 관념에 따라 여성을 남성보다 지적, 도덕적으로 열등하게 바라보았다. Freud는 성기에 따른 차이에 기인한 어린 시절의 경험들이 성격과 신경증(neurosis)에 영향을 준다고 믿었다[105, 106, 107]. Freud에 따르면 여아의 성격 형성에 가장 영향을 미치는 경험은 남근선망(penis envy)이다. 유아기의 여성들은 그들의 어머니가 그들과 같이 남성 성기를 가지지 못했다는 것을 깨닫게 된다. 이러한 인식은 여아가 생식기의 열등함으로 인하여 유아 자위 행위를 억압하게 되고, 어머니에 대한 양가 감정(ambivalence)과 분노를 경험하게 한다. 비록 그들의 어린 시절에 성적 에너지가 일시적으로 아버지를 향해 가더라도 여성은 궁극적으로 아버지에 대한 갈망은 아이를 가지는 일반적인 갈망으로 전환(substitution)된다. 남아의 경우 이와는 반대로 강력한 거세 불안(castration anxiety)을 경험하게 되며, 이는 그들의 어머니를 향한 성적인 갈망이 아버지가 남아를 거세시킬 것이라는 것에 기초를 두고 있다. 이 거세 불안은 남성에게 강하고 추상적인 초자아(superego)의 발달에 기초가 되는 반면, 거세 불안이 없는 여아는 약한 정도의 초자아를 형성하게 된다. 일생에 걸쳐 여성은 억압(repression)과 같은 미성숙한 방어기제(defense mechanism)를 사용하기 더 쉽고 승화(sublimation)와 같은 높은 수준의 방어기제는 잘 쓰지 않는다. 오늘날의 시각으로 보면 Freud의 저작에 있는 여성혐오적인 부분들은 매우 놀라운 것이지만 그는 초기 심리학 이론과 임상에 막대한 영향을 끼쳤고, 20세기 중반까지 임상에 영향을 끼쳤다. 1960년대 미국에서 페미니즘이 유행하였을 때 Freud는 여전히 맞서 싸워야 할 이론가였다. Karen Horney 같은 Freud의 신봉자들은 Freud의 개념적 틀을 세웠으나 남근선망, 거세 불안 등의 개념은 다른 문화적, 사회적 개념으로 교체하였다. 이후 다른 많은 심리학자들은 Freud의 정신역동적 심리학에 반응하여 성 역할의 발달에 관한 새로운 경험적인 이론들을 발전시켰다.

(2) 사회 학습 이론(Social learning theory)

20세기 중반, 실험심리학은 동물 연구 결과를 바탕으로 행동 과학에 학습 이론들을 제공하였다. 이 이론들은 곧 인간 사례에 적용되었다. 사회 학습 이론가들은 관찰학습(observational learning)과 모방학습(modeling)을 강조하였다[108]. 이들은 적절한 성 역할은 모방학습에 특별한 사례일 뿐이었으며 다른 모방학습과 원론적으로 차이가 없다고 생각하였다. 또한 아이들은 다른 사람들의 행동을 관찰하고 모방할 뿐만 아니라 행동에 따른 보상과 처벌에 의해서도 적절한 성 역할에 대해 학습한다고 주장하였다.

전체적으로 20세기 후반을 거치면서 발달 심리학자들은 성 발달을 부모로부터 아이가 받은 편향적인 사회화(socialization)의 특별한 사례라고 보았다. 아이의 고유한 기질(temperament)이 성 사회화에 영향을 끼친다는 이론 혹은 성 차이의 생물학적인 차이에 대한 이론들이 설 자리가 없어지게 된다. Maccoby와 Jacklin은 영아기와 유아기의 인식과 사회적인 행동의 성 차이에 대한 연구들을 살펴보았으며, 부모나 다른 사회화 대상의 차별적 강화로 인하여 아이들이 성에 적절한 방식으로 행동하게 된다는 것을 지지하는 근거가 약하다고 결론 지었다[109]. 더 최근에 Harris는 아이의 발달과 행동의 결과에 대한 편향된 환경 모델에 대항하였다. 그녀는 양육주의적인 태도는 근거가 빈약하며 신체적인 차이와 유전적인 차이를 배제한다고 주장하였다.

(3) 스트레스성 생활 사건 이론(Stressful life event theory)

우울증(depressive disorder)과 불안장애(anxiety disorder)가 발생하기 전 스트레스를 일으키는 사건이 선행되는 경우가 많다. 스트레스 관련 정신질환에서 성 차이가 나타나는 것을 설명하는 이론들은 스트레스 사건에 대해 여성이 남성에 비해 취약하다고 주장한다. 이는 또한 여성들이 다른 사람을 신경 쓰고 돌보는 경향성이 대인관계에서의 부정적인 인생 사건에 노출을 증가시키고, 결국 사건과 관련된 우울증의 수를 높이게 된다고 설명한다[110]. 다른 이론들은 트라우마 사건(traumatic event)의 역할을 강조한다. 역학연구에 따르면 남성이 트라우마를 일으킬 수 있는 사건에 더 많이 노출된다고 하였다. 그럼에도 불구하고 여성은 외상후 스트레스장애와 같은 스트레스 관련 정신장애로 진단될 확률이 더 높다. 이러한 역학적인 패턴을 설명하기 위해서 Weiss 등은 초기 성학대 경험이 특별히 더 트라우마를 유발하며 그렇기 때문에 성학대를 당한 여성이 그 이후에 스트레스 사건에 노출되었을 때 더 예민하다고 설명한다[111]. 거기에 더해 우울증 병력은 이후 사건 관련 스트레스 질환에 위험인자로 작용한다고 한다[112, 113].

(4) 인지 취약성 이론(Cognitive vulnerability theory)

행동심리학의 발전 이후 실험인지심리학은 정신구조(mental structure)를 이 분야에 다시 적용하였다. 내적 인지 구조(internal cognitive structures)는 발달 과정에서 학습을 바탕으로 형성되는 비교적 안정적인 성격과 같은 소인으로 여겨지며, 내적 인지구조는 때때로 잠재적으로 존재하지만 살아가면서 새로운 정서적인 경험을 할 때를 위해 준비되어 있다. 이러한 구성물들은 환경과 그에 대한 개인의 반응을 연계시킨다고 생각이 된다. 이러한 구조는 환경적인 스트레스에 대해 개인마다 그 취약성(vulnerability)과 회복력(resilience)이 다른 것을 설명할 수 있으며, 우울증의 발병에 대해서 개인마다 서로 다른 인지적 취약성을 이해하기 위해 사용이 되었다. 다소 놀랍게도 이런 부분들은 Nolen-Hoeksema[114, 115], Hammen[116] 외에는 우울증에서의 성 차이를 이해하는데 별로 쓰이지 않았으나, 이 연구자들은 우울증의 성 차이에 대한 통합적인 발달 이론을 제안하였다. 이 이론은 사회화와 스트레스의 차이 뿐만 아니라 성에 따른 전형적인 인지 구조를 포함하였다.

Nolen-Hoeksema[115, 117, 118]는 스트레스 유발 사건들로 인한 우울증의 취약성에 있어 성 차이가 분명히 존재하며, 이는 여성이 남성에 비해 인지적인 측면에서 훨씬 반추(rumination)하는 성향이 높으며, 정서적으로 부정적인 생활 사건을 훨씬 더 많이 접하게 되는 데 그 근거가 있다고 주장한다. 반추는 부정적인 감정을 연장시킴으로서 임상적인 우울증이 증가하는 경향을 보이며, 이러한 반추사고는 여성이 더 특징적이기 때문에 우울증 발생의 성 차이에 주요한 원인으로 생각된다.

(5) 방법론상의 인공물 이론(Methodological artifact theory)

남성이 알코올 남용(alcohol abuse) 또는 과민함(irritability)을 우울감과 동일한 것(depressive equivalent)으로 생각할 때, 남성과 여성에서 실제 우울증의 발생률에 차이가 없다는 주장이 제안되었지만 거의 검증되지 않았다. 남성과 여성이 스트레스에 대해서 다르게 반응을 하고 그들의 스트레스 반응이 성 역할에 따라 다르다는 것은 일견 타당성(face validity)이 있음에도 불구하고, 그간의 유전학적 연구들은 알코올 중독과 우울증이 공통되는 소인(shared diathesis)을 갖고 있음을 주장할 만한 충분한 근거를 제시하는 데 실패하였다[119, 120].

(6) 진단적 인위 이론(Diagnostic artifact theory)

정신과적 진단은 다양한 이유로 인하여 논란이 많은 주제이다. 정신질환의 진단명 수는 1952년 DSM-I일 때 60개에 비해서 DSM-IV에서 361개로 증가하였고, 이러한 폭발적인 증가로 인하여 전문가들의 의견으로 새로운 진단을 만드는 DSM 절차가 상당한 비판을 받게 하였다. 최근의 역학조사[121, 122]에 따르면 미국 성인 중 40%가 일생에 한 번은 정신질환이 발병한다고 알려져 있으며, 이러한 결과들은 정신의학 분야가 정상 행동의 변화를 너무 병리적으로 바라보는 경향이 있다는 증거로 이용되어 이 분야가 사회적 비판을 받게 한다[123]. 다른 비평가들은 여성의 정신질환 진단이 그들에 대한 성차별과 피해자 책임전가의 증거로 쓰인다는 점을 강조하기도 하였다. 여성주의 심리학자들은 그동안 정신질환의 진단이 사회심리적 맥락에 집중하지 않는 점이나 피해자들이 고통스러운 사회적 조건에 반응하는 것을 비난하는 경향에 대하여 비판적인 견지를 유지해 왔다[124]. 생의학적인 모델(biomedical model)에서 나온 정신장애에 대한 치료적인 접근들은 개인의 문제를 고치는 데 집중함으로써, 이 질환의 배후에 있는 사회적인 맥락을 바라보지 못하게 한다. 여성주의 심리학자인 Brown은 몇몇 정신질환의 진단들은 여성에게 '탄압적인 인위적인 진단(oppression artifact disorders)'으로 보기도 하였다[125].

(7) 생식 이행 이론들(Reproductive transition theories)

정신장애에 대해 성 호르몬이 병인론적으로 기여를 할 것이라는 예상은 상당수의 정신질환이 생식의 이행(reproductive transition)과 함께 발생한다는 점(co-occurrence)에서 나타났다. 산후 기간(post-partum period)은 정신병적 우울증(psychotic depression)이나 양극성장애(bipolar disorder)의 발병 위험이 올라가는 시기이며, 이 시기의 심리사회적 스트레스 요인과 이들 질환의 발병 간에 유의한 관련성이 없다는 점은 성 호르몬과 같은 생물학적 요인이 병인론에 기여함을 시사한다[104]. 그러나 여성 호르몬 대체요법이 이러한 질환의 치료에 이용될 수 있다는 근거가 적으며, 비정신병적 산후우울증(non-psychotic postpartum depression)의 경우에는 특정 호르몬이 병인으로 작용한다는 결론을 내리지 못하였으며, 그보다는 우울증의 기왕력/가족력, 물질 남용, 결혼 문제, 사회적 지지의 결핍과 같은 요인이 발병에 오히려 더 중요하다고 알려져 있다. 또한 실제 산후우울증으로 진단된 여성의 경우 절반 가량은 우울증의 발병은 임신이나 착상(conception) 전에 발생하였다고 보고된 바도 있어서, 산후우울증이 아닌 주산기 우울증(perinatal depression)의 용어가 사용되기도 한다[126].

한편 60%가량의 우울증 여성 환자가 월경 전에 증상 악화를 경험하는 것으로 알려졌으며[127], 4~8%가량의 가임기 여성은 월경전불쾌장애(premenstrual dysphoric disorder)로 진단하기에 충분한 월경전증후군(premenstrual syndrome)을 겪는 것으로 보고되었다[128]. 또한, 미국에서 시행한 대규모 역학 연구인 Study of Women's Health Across the Nation(SWAN)에 의하면 폐경전기 여성보다 폐경 주위기(perimenopausal period) 여성에서 기분 증상이 지속되는 비율이 높았으며, 우울 증상은 폐경 이행기에 증가하고 폐경 후에 감소되는 경향을 보인다고 하였다

[129]. 그 외에도 많은 전향적 역학 연구들이 진행이 되어 우울 증상과 관련된 위험 요인으로 과거 우울증의 과거력, 폐경과 관련한 혈관 운동 증상, 심한 생리전 증후군, 폐경에 대한 부정적인 태도 및 인식, 스트레스성 생활 사건, 건강하지 않은 생활 습관, 결혼 문제 등이 있음을 밝혀 냈다[130]. 아직까지 폐경주위기의 호르몬 변화를 제외하고는 성 호르몬이 임상적인 질환을 유발한다는 증거가 많지 않으며, 특히 심리사회적인 스트레스가 주산기 기분장애에 주는 영향은 강하다. 이러한 결과는 방법론적인 부분에서 호르몬 연구에 제한점이 있다. 따라서 추가적인 연구들을 통하여 정신장애에 대한 호르몬 가설을 직접적으로 검증할 수 있을 것이다.

(8) 스트레스 호르몬과 성 호르몬의 상호작용 이론들(Theories of stress hormone and sex hormone interaction)

스트레스와 성 호르몬을 연결시키는 통합적인 이론들은 전임상(preclinical) 신경과학 연구로부터 나타났다. 전임상적인 연구들은 성 호르몬이 스트레스의 생물행동적인 효과를 조절한다고 제시한다. 동물 연구에서 Leuner 등[131]은 암컷과 수컷 동물에 있어서 조절되지 않는 스트레스가 성에 따라 상반되는 영향을 끼친다는 것을 발견하였다. 스트레스는 암컷에 있어서 학습에 해로운 영향을 주었지만 수컷에서는 학습을 촉진시켰다. 성 차이는 스트레스원을 조절할 수 있게 바꿈으로써 제거되었다. 또한 플루옥세틴(fluoxetine)을 암컷에게 장기간 투여하였을 때 조절되지 않는 스트레스로 인한 해로운 영향이 없어졌다. 그러나 플루옥세틴은 스트레스원에 대한 수컷의 반응에는 영향을 주지 않았다. 다른 연구 결과들은 암컷과 수컷에서 스트레스 반응에 따른 차이는 에스트로겐의 존재와 암컷에서 에스트로겐의 양의 변화에 따라 달라진다고 제시한다[132].

보통 동물과 사람의 스트레스 생물학적인 영향은 '투쟁 혹은 도피 반응'의 활성화로 인한 것이라고 본다. 이 반응은 신경내분비계와 신경계를 포함한 여러 생물학적인 시스템에 연속적인 영향을 준다. 스트레스 축에 해당하는 호르몬들은 서로 연결되어 다양한 영향을 준다. 예를 들어, 신경내분비계의 정상적인 되먹임(feedback) 기전의 상실이나 호르몬의 일주기 변동의 조절장애, 뇌 수용체의 수와 민감도의 변화 등이 이에 해당한다. 스트레스의 강도와 지속 기간, 타이밍에 따라 스트레스는 가역적인 혹은 잠정적으로 비가역적인 변화를 일으킨다고 본다[104].

임상적 우울증에서 이러한 변화는 행동적으로는 기억, 감정, 동기, 수면, 생리주기, 인지, 식욕, 사회성, 활동 수준의 변화로 나타난다. 그러나 성 호르몬이 사람의 스트레스 축을 어떻게 변화시키는가에 대한 직접적인 원인 연구는 드물다. 남성과 여성은 스트레스에 대처하는 행동방식이 서로 다르다는 가설이 제기되어 왔다. Taylor 등[133]은 스트레스 상황에서 여성이 남성보다 잘 돌봐 주고 친근하게 대할 확률이 높고, 남성은 여성에 비해 싸우고 도망가기(fight-or-flight) 쉬웠다. 결국 이러한 차이는 스트레스에 대한 옥시토신(oxytocin)의 반응에 대한 생물학적인 차이로 인한 것이라고 가정되었다. 옥시토신은 여성에서 높게 나타나며 분만을 시작하는 데 중요한 역할을 하나, 이것은 또한 모성 행동의 시작에 영향을 주고 어머니와 유아의 관계에서 사회적인 애착을 형성할 수 있게 해 준다. 옥시토신은 행동적으로는 차분하게 하는 영향이 있으며, 이것은 스트레스 상황에서 남녀에게 동시에 분비된다. 그러나 이론적으로 이 효과는 남성의 테스토스테론에 의해서 감소된다고 알려져 있다.

(9) 유전적 이론들(Genetic theories)

우울증의 발생률에 관한 성 차이를 설명하기 위해 최근의 연구들은 유전적인 요인 혹은 그들의 발현이 이에 영향을 주었다고 제안한다. 예를 들어, 81개 가족의 유전적 연결성을 살펴본 실험에서 Zubenko 등[134]은 염색체들에서 19개의 영역이 우울증 환자의 가족에게 흔하고, 결국 이들 영역이 우울증을 유발시키는 유전자를 가지고 있을 가능성이 높다고 주장하였다. 이 중 4개의 부분이 여성의 우울증과 관련이 있고, 1개는 남성의 우울증과 관련성이 나타났다. 이러한 연구 결과들은 여성에게 우울증을 유발하는 뚜렷한 유전적 기전이 더 많을 것이라고 짐작할 수 있게 한다. Zubenko의 연구는 CREB1 유전자의 특별한 변이를 물려받은 여성 중 80% 이상에서 우울증이 생겼다고 보고한바 있다. CREB1 유전자는 기억력과 다른 뇌 기능에 중요한 역할을 하는 다른 유전자들의 발현에 영향을 주는 조절 단백질을 인코딩(encoding)한다. 다른 연구에서 CREB1의 발현이 우울증 환자, 자살 환자의 사후 뇌 조직에서 달라진 것이 발견되었고, 항우울제 치료를 받은 동물에서도 같은 결과가 나타났다. 17-베타-에스트라디올(17β-estradiol)은 CREB 관련 전사작용에 상승작용을 한다. 설치류 실험에서 17-베타-에스트라디올이 암컷에서 생식샘자극호르몬방출호르몬 뉴런들이 인산화된 CREB의 발현을 증가시킨다고 나타났고, 남성에서는 그렇지 않았다[135]. 이러한 연구 결과들은 성 호르몬이 우울증의 발생률에 있어 성에 따른 차이를 만들 수 있다는 것을 보여 준다.

(10) 차별적인 감각 민감 이론(Differential sensory sensitive theory)

정서적 자극과 통증 자극의 민감도에 대한 성 차이가 정신질환 발현의 성 차이에 미치는 역할에 대한 연구에 관심이 집중되고 있다. 정서 조절 장애(affective dysregulation)가 여러 정신질환에서 중요한 구성요소이기 때문에 감정을 처리하는 방식에 있어서 성에 따른 차이를 연구하는 것이 정신질환들 간의 차이를 이해하는 데 도움이 될 것이다. 남성과 여성에서 긍정적이고 부정적인 감정을 처리하는 데 성에 따른 차이가 있다고 한다[136]. George 등[137]은 긍정적 또는 부정적인 정서상황에서 여성이 부정적인 자극에 좀 더 집중한다는 증거를 발견하였다. 최근의 증거들은 여성이 남성에 비해 고통스러운 시각 자극이나 통증에 좀 더 반응적이라는 것을 나타낸다. 공포 자극에 대한 뇌의 국소적인 반응에 대한 2개의 최근 연구에서 여성이 남성에 비해 더 활성화된 뇌 반응을 나타난다는 결과를 보고한 바 있다[138, 139]. 이러한 결과들은 공포증, 불안장애, 외상후 스트레스장애, 임상적 우울증의 취약성에 있어서 성에 따른 차이가 신경적인 기반이 있다는 것을 암시한다.

4. 정신장애 성별 차이

정신장애는 유아기에서부터 노년기에 이르기까지 다양한 연령에서 나타날 수 있으며, 성별에 따라서도 그 양상이 달라질 수 있다. 수십 년 전에는 대부분의 정신과 의사들과 연구자들은 정신장애의 성별 차이는 없다고 생각하였다[140]. 하지만 시간이 지나면서 여러 연구 결과를 통해 정신장애는 남성보다 여성들이 더 많이 겪게 된다고 알려졌다[141]. 이는 여성들이 남성들보다 심리적인 고통을 더 많이 받는 경향이 있으며 치료에 더 적극적으로 참여하기 때문이라고 생각되었다. 또한, Gove 와 Tudor는 현대 서구의 산업화된 사회에서 여성들은 실제로 남성들보다 더 많은 비율의 정신장애를 가지게 되는데, 이는 여성들의 사회적인 역할뿐 아니라 질병 행동과도 관련이 있다고 하였다[142]. 남성의 경우 전형적으로 여성보다 좀 더 구조화되거나 '고정된' 사회적인 역할을 하게 되고, 여성의 경우 양육의 역할을 하게 된다[143]. 구조화되거나 고정된 역할을 하는 남성의 경우 온전한 정신 건강을 가지며,

질병을 가질 확률이 낮다고 알려져 있지만, 이와 반대로 양육 역할을 하는 여성의 경우 항상 긴장되어 있고, 병자 역할(sick role)을 효과적으로 받아들일 수 있는 능력이 저하되어 있어 약한 정신 건강을 가지며, 정신장애를 갖게 될 확률이 높다고 한다[141]. 정신장애의 여러 종류에 따라 다를 수 있겠지만, 역학 조사에 따르면 사춘기 시작 시기에 우울증과 불안장애는 남성보다 여성이 약 2~3배 더 많이 발생하는 것으로 알려져 있다[144]. 우울증의 아형에 따라서도 성별 차이가 있을 수 있겠는데, 주요우울장애, 기분 부전증, 비전형적 우울증, 계절성 우울증의 경우 여성이 남성보다 질환 유병률이 더 높으며, 양극성 장애의 경우 아형에 따라 다르기는 하지만 통계적으로 남성에서 질환 유병률이 더 높다[145]. 제1형 양극성 장애는 남녀 간 성별 차이가 크게 나지 않으나 제2형 양극성 장애의 경우 여성이 더 높은 유병률을 보였다[146]. 하지만 양극성 장애에서의 이러한 성별 차이는 우울증보다 그 차이가 매우 적었다. 30여 년 전 Weissman과 Klerman은 우울증 유병률이 여성에게 현저하게 더 높다고 하였으며, 이는 여성 우울증 환자들이 치료를 위한 도움을 더 많이 요청하기 때문이라고 하였다[147]. 여러 나라에서 30년 이상 진행된 대규모 지역 사회 연구들에서 여성이 일생 동안 경험하는 우울증의 비율이 남성보다 훨씬 더 높다고 보고되었다[148]. 청소년기와 성인기의 남성과 비교하였을 때 여성이 현저하게 더 많은 수의 우울 삽화가 발생한다고 하였으며, 우울 삽화의 기간도 여성이 더 길다고 보고하였다[149].

이렇듯 여성에게 우울증이 더 쉽게 발생하는 이유는 유전적 요인, 생물학적 요인, 사회심리학적 요인 등 복합적인 원인이 있다고 알려졌다[150]. 여성에게 우울증 발생률을 증가시킬 수 있는 요인은 여러 가지가 있을 수 있으나 그 중에서도 모노아민 신경전달물질을 분해시키는 효소인 모노아민 산화효소(monoamine oxidase)의 농도가 뇌에서 너무 높게 존재하는 경우, 불안정한 갑상선 기능을 가진 경우, 산후우울증이 발생한 경우, 월경 전 상황인 경우, 스테로이드 피임약을 복용한 경우, 성 호르몬에 변화가 있는 경우, 육체적 그리고 성적 학대를 당할 확률이 높은 경우, 반추를 하는 경향이 높은 경우, 아동기 역경(childhood adversity)이 있었던 경우, 대인관계에서 많은 스트레스를 받는 경우 등이 될 수 있겠다[151].

1) 유전적 요인

유전적 요인이 우울증 발생과 관련하여 큰 영향을 미친다고 알려져 있기는 하지만 여성이 그 위험을 증가시키는 것에 관해서는 직접적인 기여를 하지 않는다고 한다. 최근의 Kendler와 Prescott의 한 쌍둥이 연구에서 대부분의 유전적인 위험 인자를 공유하는 남성과 여성은 일생 동안 우울증이 발생하는 유전적 영향의 정도는 비슷한 것으로 밝혀졌다[152]. 하지만 유전적인 요인들은 낮은 자존감과 관련된 기질적인 특징과 사회적 지지 부족 등을 통해 우울증으로의 취약성을 간접적으로 증가시킬 수는 있다[153]. 우울증에서 성별 차이를 나타내는 유전적 요인에 관한 연구에서 특히 성 이형태성과 관련된 유전자들과 가족 유사성(family resemblance)의 결과를 초래하는 유전자들에 관심이 집중되었다. 하지만 X 염색체에 위치한 우성 유전자와 여성에게 많이 발생하는 우울증의 연관성을 뒷받침할 만한 증거는 찾지 못하였다[154]. 우울증 재발의 위험성이 발단자(proband, 이상 유전 형질을 가진 가계의 출발점으로 선정된 사람)의 성별과 관련이 없었기 때문에 여성들이 남성들보다 더 낮은 질병의 역치를 가진다는 가정은 큰 지지를 얻지 못했다[155]. 여성들은 우울증을 발생시키는 직접적인 유전자의 영향보다는 가족끼리 전달되는 전반적인 생물학적, 환경적 차이의 영향을 더 많이 받는 것으로 이해되고 있다[156].

2) 생물학적 요인

다음으로 남성보다 여성이 우울증이 더 쉽게 발생하는 이유로 이에 영향을 미치는 요인 중 하나는 생물학적 요인이다. 성 호르몬들이 유전적인 그리고 비유전적인 효과를 통해 신경전달물질의 기능과 일주기성 리듬(circadian rhythm)에 영향을 주게 된다. 또한, 성 호르몬들은 성격적인 특징과 스트레스에 대처를 하는 반응에도 영향을 주게 된다[157]. 대부분 사춘기 중반의 여성은 우울증 발생률이 급격하게 증가한다. 비록 사춘기에 대한 사회적인 영향, 인지적 변화, 증가하는 삶의 스트레스 수치 역시 우울증 발생에 영향을 미칠 수 있지만, 사춘기 시기에서 성 호르몬의 수치와 부정적인 정서와의 직접적 관련성에 대한 연구 결과들은 많이 보고되었다. 최근 연구는 사춘기를 일찍 시작하는 것이 발병과 관계되지 않으며, 그 시기보다는 오히려 사춘기의 상태가 우울증의 발생을 더 잘 설명하는 지표가 된다고 보고하였다[158]. Silberg는 우울증과 스트레스성 사건으로의 유전적인 성향은 여성이 사춘기 때 성 호르몬 증가에 많은 영향을 받게 된다고 보고하였다[159]. 성 호르몬 이외에도 시상하부-뇌하수체-부신 축의 활성화, 손상된 음성 피드백 조절, 이와 관련된 부신 비대 등 역시 우울증의 발생에 영향을 미치는 인자들로 간주된다[160]. 성 호르몬들의 여러 가지 역할로 인해 남성보다 여성의 시상하부-뇌하수체-부신 축이 스트레스에 더 잘 반응한다[161]. Halbreich와 Lumley는 연령에 따라 남성과 여성이 부신 피질에서 분비되는 코티솔(cortisol)을 증가시키는 차별적인 효과를 가진다고 보고하였다. 코티솔 혈장 수치와 연령과의 연관성은 어린 여성에게만 발견되었으며, 남성과 폐경 후 여성에서는 그 연관성이 설명되지 않았다. 이는 월경주기 동안의 호르몬의 변화가 코티솔 혈장 수치의 불균형을 가져온다는 것을 설명해 줄 수 있다[162]. 하지만 다른 연구에서는 재발하는 우울증을 경험하는 폐경 후 여성이, 우울증을 가지고 있는 폐경 전 여성보다 덱사메타손(dexamethasone) 투여 후 더 높은 코티솔 수치를 보였다. 이는 폐경 전 여성의 에스트로겐 호르몬이 저코티솔혈증(hypocortisolemia)의 부정적인 결과를 제한하기 때문일 수 있다[163]. 여성의 우울증에 영향을 미치는 다른 취약한 요인은 시상하부-뇌하수체-갑상선 축이다. 약 25%의 우울증 환자에게 정맥으로 갑상선 자극 호르몬 방출 호르몬(thyrotropin-releasing hormone)을 주입한 후, 갑상선 촉진 호르몬 혈장 수치의 비정상적인 증가를 보이고 자가면역성 갑상샘염과 다른 갑상선 이상들이 나타나는데, 이는 우울증의 발병과 관련이 있다고 알려져 있다[164]. 우울증에서 성별 차이는 또한 우울증의 병태생리와 관련된 2가지 신경전달물질 시스템인 노르아드레날린(noradrenalin) 및 세로토닌과 관련이 있다는 여러 보고가 있었으나 그들의 역할은 정확하게 알려지지는 않았다. 노르에피네프린의 대사물인 3-methoxy-4-hydroxyphenylglyco(MHPG) 혈장 수치의 연령에 따른 변화율은 우울증을 가진 남성과 여성에게 각각 다르게 나타난다. 대부분의 우울증 여성은 연령에 따른 참고 범위 이하 또는 이상의 수치를 보이는 반면, 대부분의 우울증 남성은 참고 범위 내의 수치를 보인다. 이를 통해 노르아드레날린 시스템의 불균형에 대한 취약성이 연령에 따른 성별 차이에 따라 다르게 나타난다는 것을 유추할 수 있다[162]. 이와 비슷하게 노화에 따른 세로토닌 시스템의 변화는 남성보다 여성이 더 명백하게 나타난다. 여성의 음식 섭취, 체중 증가, 우울한 기분 등을 야기시키는 물질이 기분과 식욕의 장애를 가져오는 세로토닌의 역할이라는 보고가 있어 흥미를 끌고 있다[165].

3) 사회심리학적 요인

마지막으로 여성에게 우울증이 더 쉽게 발생하는 이유 중 가장 큰 영향을 미치는 요인은 사회심리학적 요인이다. 사회심리학적 요인 중 하나는 어린 시절 성적 학대 등 부정적인 경험을 한 경우, 가정 환경이 좋지 않았던 경우 등 여러 스트레스를 줄 수 있는 사건들을 경험하는 것을 포함할 수 있는데, 이러한 어린 시절의 스트레스 는 남성보다 여성에게 이후 발생할 스트레스에 훨씬 더 취약하게 만들어 회복력을 점점 더 상실하게 만든다고 알려져 있다[166, 167]. 앞에서 잠시 언급한 대로 여성의 사회적 역할과 문화적인 표준이 정해져 있어 결혼이라는 문화가 여성에게 사회에 서의 역할을 제한하기 때문에 여러 가지 유해한 효과를 가져다 준다고 보고되었다. 아이들을 돌보고 집에서 음식을 하며 집안일만 하는 것이 우울증의 위험성을 더 증 가시킨다는 보고도 있었다[168].

우울증 발병의 성 차이와 관련한 '사회적 요인 가설(social factor hypothesis)'에서 는 여성은 스트레스성 생활 사건에 대해서 남성보다 훨씬 더 높은 수준으로 노출되 며, 이에 대해서 좀 더 취약하다고 주장한다. 이 가설과 관련한 대표적 주장 중 하 나는 여성들은 그들의 자존감(self-esteem)을 주로 친밀한 양자 관계(intimate dyadic relationship)에서 느끼는 반면에, 남성들은 친밀한 대인관계, 사회적 대인관계, 직 업 등 여성에 비해서 좀 더 광범위한 주제에서 그들의 자존감을 느끼는 경우가 많 다는 것이다. 이 주장에 따르면 여성들의 경우(마치 모든 계란을 한 바구니에 담듯이) 자존감을 한 곳에 집중시키다 보니, 생애 전반에 걸쳐서 만일 그들의 친밀한 대인 관계에 위험이 생기는 경우(배우자의 냉담, 학대, 이별)에는 남성과 같이 그들의 자존 감의 근원을 여러 곳에 분산시킨 경우에 비해서 우울증이 발생할 위험성이 높아진 다는 주장이다[169]. 한편 '스트레스 소인 모델(diathesis stress model)'에서는 여성과 관련한 특정한 사회적 요인에 집중하기보다는, 여성 우울증 발병의 취약성을 높이 는 소인이 있다는 주장이 있다. 그러한 소인의 대표적인 후보 중의 하나가 인격적 요소(personality factor) 중 하나인 '신경증적 인격 성향(neuroticism)'으로서, 신경증 적 인격 성향은 보통 여성에 더 높은 점수를 보인다는 사실이 많은 연구에서 나타 났으며, 바로 이 인격 성향이 여성의 더 높은 우울증의 발병을 매개할 것이라고 한 다[169].

이렇듯 성별 그리고 연령에 따라 나타나는 정신장애에는 차이가 있으며, 그중에서도 특히 우울증의 경우 여성이 더 많이 발생한다고 알려져 있다. 아직도 그 원인에 대한 연구는 진행 중에 있으나 유전적 요인, 생물학적 요인, 사회심리학적 요인 등 복합적인 원인이 관련되어 있다고 생각할 수 있다.

참고문헌

[1] Finegan JA, Bartleman B, Wong PY. A window for the study of prenatal sex hormone influences on postnatal development. *Journal of Genetic Psychology*. 1989;150(1):101-12.

[2] de Zegher F, Devlieger H, Veldhuis JD. Pulsatile and sexually dimorphic secretion of luteinizing hormone in the human infant on the day of birth. *Pediatric Research*. 1992;32(5):605-7.

[3] Quigley CA. Editorial: The postnatal gonadotropin and sex steroid surge-insights from the androgen insensitivity syndrome. *Journal of Clinical Endocrinology and Metabolism*. 2002;87(1):24-8.

[4] Phoenix CH, Goy RW, Gerall AA, Young WC. Organizing action of prenatally administered testosterone propionate on the tissues mediating mating behavior in the female guinea pig. *Endocrinology*. 1959;65:369-82.

[5] Arnold AP. The organizational-activational hypothesis as the foundation for a unified theory of sexual differentiation of all mammalian tissues. *Hormones and Behavior*. 2009;55(5):570-8.

[6] Hines M, Brook C, Conway GS. Androgen and psychosexual development: core gender identity, sexual orientation and recalled childhood gender role behavior in women and men with congenital adrenal hyperplasia (CAH). *Journal of Sex Research*. 2004;41(1):75-81.

[7] Gorski RA, Gordon JH, Shryne JE, Southam AM. Evidence for a morphological sex difference within the medial preoptic area of the rat brain. *Brain Research*. 1978;148(2):333-46.

[8] Dohler KD, Coquelin A, Davis F, Hines M, Shryne JE, Gorski RA. Pre- and postnatal influence of testosterone propionate and diethylstilbestrol on differentiation of the sexually dimorphic nucleus of the preoptic area in male and female rats. *Brain Research*. 1984;302(2):291-5.

[9] Sumida H, Nishizuka M, Kano Y, Arai Y. Sex differences in the anteroventral

periventricular nucleus of the preoptic area and in the related effects of androgen in prenatal rats. *Neuroscience Letters.* 1993;151(1):41-4.

[10] Alexander GM, Hines M. Sex differences in response to children's toys in nonhuman primates (Cercopithecus aethiops sabaeus). *Evolution and Human Behavior.* 2002;23(6):467-79.

[11] Nordenstrom A, Servin A, Bohlin G, Larsson A, Wedell A. Sex-typed toy play behavior correlates with the degree of prenatal androgen exposure assessed by CYP21 genotype in girls with congenital adrenal hyperplasia. *Journal of Clinical Endocrinology and Metabolism.* 2002;87(11):5119-24.

[12] Diamond M, Sigmundson HK. Sex reassignment at birth. Long-term review and clinical implications. *Archives of Pediatrics & Adolescent Medicine.* 1997;151(3):298-304.

[13] Zucker KJ, Bradley SJ, Oliver G, Blake J, Fleming S, Hood J. Psychosexual development of women with congenital adrenal hyperplasia. *Hormones and Behavior.* 1996;30(4):300-18.

[14] Meyer-Bahlburg HF, Gruen RS, New MI, Bell JJ, Morishima A, Shimshi M, et al. Gender change from female to male in classical congenital adrenal hyperplasia. *Hormones and Behavior.* 1996;30(4):319-32.

[15] Ehrhardt AA, Meyer-Bahlburg HF, Rosen LR, Feldman JF, Veridiano NP, Zimmerman I, et al. Sexual orientation after prenatal exposure to exogenous estrogen. *Archives of Sexual Behavior.* 1985;14(1):57-77.

[16] Titus-Ernstoff L, Perez K, Hatch EE, Troisi R, Palmer JR, Hartge P, et al. Psychosexual characteristics of men and women exposed prenatally to diethylstilbestrol. *Epidemiology.* 2003;14(2):155-60.

[17] Blanchard R. Fraternal birth order and the maternal immune hypothesis of male homosexuality. *Hormones and Behavior.* 2001;40(2):105-14.

[18] Bogaert AF. The interaction of fraternal birth order and body size in male sexual orientation. *Behavioral Neuroscience.* 2003;117(2):381-4.

[19] Ellis L, Cole-Harding S. The effects of prenatal stress, and of prenatal alcohol and nicotine exposure, on human sexual orientation. *Physiology & Behavior.* 2001;74(1-2):213-26.

[20] Bailey JM, Willerman L, Parks C. A test of the maternal stress theory of human male homosexuality. *Archives of Sexual Behavior.* 1991;20(3):277-93.

[21] Green R. Sexual identity of 37 children raised by homosexual or transsexual parents. *The American Journal of Psychiatry.* 1978;135(6):692-7.

[22] Swaab DF, Hofman MA. An enlarged suprachiasmatic nucleus in homosexual men. *Brain Research.* 1990;537(1-2):141-8.

[23] Swaab DF, Slob AK, Houtsmuller EJ, Brand T, Zhou JN. Increased number of vasopressin neurons in the suprachiasmatic nucleus (SCN) of 'bisexual' adult male rats following perinatal treatment with the aromatase blocker ATD. *Brain Research Developmental Brain Research.* 1995;85(2):273-9.

[24] LeVay S. A difference in hypothalamic structure between heterosexual and homosexual men. *Science.* 1991;253(5023):1034-7.

[25] Allen LS, Gorski RA. Sexual orientation and the size of the anterior commissure in the human brain. *Proceedings of the National Academy of Sciences of the United States of America.* 1992;89(15):7199-202.

[26] Kinnunen LH, Moltz H, Metz J, Cooper M. Differential brain activation in exclusively homosexual and heterosexual men produced by the selective serotonin reuptake inhibitor, fluoxetine. *Brain Research.* 2004;1024(1-2):251-4.

[27] Savic I, Berglund H, Lindstrom P. Brain response to putative pheromones in homosexual men. *Proceedings of the National Academy of Sciences of the United States of America.* 2005;102(20):7356-61.

[28] Berglund H, Lindstrom P, Savic I. Brain response to putative pheromones in lesbian women. *Proceedings of the National Academy of Sciences of the United States of America.* 2006;103(21):8269-74.

[29] Kranz F, Ishai A. Face perception is modulated by sexual preference. *Current Biology: CB.* 2006;16(1):63-8.

[30] Chung WC, De Vries GJ, Swaab DF. Sexual differentiation of the bed nucleus of the stria terminalis in humans may extend into adulthood. *Journal of Neuroscience.* 2002;22(3):1027-33.

[31] Ross J, Roeltgen D, Zinn A. Cognition and the sex chromosomes: studies in Turner syndrome. *Hormone Research.* 2006;65(1):47-56.

[32] Arnold AP, Chen X. What does the "four core genotypes" mouse model tell us about sex differences in the brain and other tissues? *Frontiers in Neuroendocrinology.* 2009;30(1):1-9.

[33] Beltz A, Blakemore J, Berenbaum S. Sex differences in brain and behavioral development. *Comprehensive Developmental Neuroscience.* 2013;3:467-99.

[34] Shaw P, Greenstein D, Lerch J, Clasen L, Lenroot R, Gogtay N, et al. Intellectual ability and cortical development in children and adolescents. *Nature.* 2006;440(7084):676-9.

[35] Sowell ER, Peterson BS, Kan E, Woods RP, Yoshii J, Bansal R, et al. Sex differences in cortical thickness mapped in 176 healthy individuals between 7 and 87 years of age. *Cerebral Cortex.* 2007;17(7):1550-60.

[36] Luders E, Narr KL, Thompson PM, Toga AW. Neuroanatomical correlates of intelligence. *Intelligence.* 2009;37(2):156-63.

[37] van den Heuvel MP, Stam CJ, Kahn RS, Hulshoff Pol HE. Efficiency of functional brain networks and intellectual performance. *Journal of Neuroscience.* 2009;29 (23):7619-24.

[38] Song M, Zhou Y, Li J, Liu Y, Tian L, Yu C, et al. Brain spontaneous functional connectivity and intelligence. *NeuroImage.* 2008;41(3):1168-76.

[39] Lenroot RK, Giedd JN. Sex differences in the adolescent brain. *Brain Cognition.* 2010;72(1):46-55.

[40] Dubb A, Gur R, Avants B, Gee J. Characterization of sexual dimorphism in the human corpus callosum. *NeuroImage.* 2003;20(1):512-9.

[41] Davatzikos C, Resnick SM. Sex differences in anatomic measures of interhemispheric connectivity: correlations with cognition in women but not men. *Cerebral Cortex.* 1998;8(7):635-40.

[42] Luders E, Thompson PM, Toga AW. The development of the corpus callosum in the healthy human brain. *Journal of Neuroscience.* 2010;30(33):10985-90.

[43] Thompson PM, Giedd JN, Woods RP, MacDonald D, Evans AC, Toga AW. Growth patterns in the developing brain detected by using continuum mechanical tensor maps. *Nature.* 2000;404(6774):190-3.

[44] Paus T. Sex differences in the human brain: a developmental perspective. *Progress*

in Brain Research. 2010;186:13-28.

[45] Luders E, Toga AW. Sex differences in brain anatomy. *Progress in Brain Research*. 2010;186:3-12.

[46] Luders E, Thompson PM, Narr KL, Toga AW, Jancke L, Gaser C. A curvature-based approach to estimate local gyrification on the cortical surface. *NeuroImage*. 2006;29(4):1224-30.

[47] Luders E, Narr KL, Thompson PM, Rex DE, Jancke L, Steinmetz H, et al. Gender differences in cortical complexity. *Nature Neuroscience*. 2004;7(8):799-800.

[48] Lenroot RK, Gogtay N, Greenstein DK, Wells EM, Wallace GL, Clasen LS, et al. Sexual dimorphism of brain developmental trajectories during childhood and adolescence. *NeuroImage*. 2007;36(4):1065-73.

[49] Im K, Lee JM, Lee J, Shin YW, Kim IY, Kwon JS, et al. Gender difference analysis of cortical thickness in healthy young adults with surface-based methods. *NeuroImage*. 2006;31(1):31-8.

[50] Nopoulos P, Flaum M, O'Leary D, Andreasen NC. Sexual dimorphism in the human brain: evaluation of tissue volume, tissue composition and surface anatomy using magnetic resonance imaging. *Psychiatry Research*. 2000;98(1):1-13.

[51] de Vries GJ, Sodersten P. Sex differences in the brain: the relation between structure and function. *Hormones and Behavior*. 2009;55(5):589-96.

[52] Christova PS, Lewis SM, Tagaris GA, Ugurbil K, Georgopoulos AP. A voxel-by-voxel parametric fMRI study of motor mental rotation: hemispheric specialization and gender differences in neural processing efficiency. *Experimental Brain Research*. 2008;189(1):79-90.

[53] Halari R, Sharma T, Hines M, Andrew C, Simmons A, Kumari V. Comparable fMRI activity with differential behavioural performance on mental rotation and overt verbal fluency tasks in healthy men and women. *Experimental Brain Research*. 2006;169(1):1-14.

[54] Hugdahl K, Thomsen T, Ersland L. Sex differences in visuo-spatial processing: an fMRI study of mental rotation. *Neuropsychologia*. 2006;44(9):1575-83.

[55] Butler T, Imperato-McGinley J, Pan H, Voyer D, Cordero J, Zhu YS, et al. Sex differences in mental rotation: top-down versus bottom-up processing.

NeuroImage. 2006;32(1):445-56.

[56] Burman DD, Bitan T, Booth JR. Sex differences in neural processing of language among children. *Neuropsychologia.* 2008;46(5):1349-62.

[57] Plante E, Schmithorst VJ, Holland SK, Byars AW. Sex differences in the activation of language cortex during childhood. *Neuropsychologia.* 2006;44(7):1210-21.

[58] Allendorfer JB, Lindsell CJ, Siegel M, Banks CL, Vannest J, Holland SK, et al. Females and males are highly similar in language performance and cortical activation patterns during verb generation. *Cortex.* 2012;48(9):1218-33.

[59] Donnelly KM, Allendorfer JB, Szaflarski JP. Right hemispheric participation in semantic decision improves performance. *Brain research.* 2011;1419:105-16.

[60] Fusar-Poli P, Placentino A, Carletti F, Landi P, Allen P, Surguladze S, et al. Functional atlas of emotional faces processing: a voxel-based meta-analysis of 105 functional magnetic resonance imaging studies. *Journal of Psychiatry & Neuroscience.* 2009;34 (6):418-32.

[61] Sergerie K, Chochol C, Armony JL. The role of the amygdala in emotional processing: a quantitative meta-analysis of functional neuroimaging studies. *Neuroscience & Biobehavioral Reviews.* 2008;32(4):811-30.

[62] Hamann S. Sex differences in the responses of the human amygdala. *Neuroscientist.* 2005;11(4):288-93.

[63] Vogel JJ, Bowers CA, Vogel DS. Cerebral lateralization of spatial abilities: a meta-analysis. *Brain Cognition.* 2003;52(2):197-204.

[64] Sommer IE, Aleman A, Bouma A, Kahn RS. Do women really have more bilateral language representation than men? A meta-analysis of functional imaging studies. *Brain.* 2004;127(Pt 8):1845-52.

[65] Sommer IE, Aleman A, Somers M, Boks MP, Kahn RS. Sex differences in handedness, asymmetry of the planum temporale and functional language lateralization. *Brain Research.* 2008;1206:76-88.

[66] Ngun TC, Ghahramani N, Sanchez FJ, Bocklandt S, Vilain E. The genetics of sex differences in brain and behavior. *Frontiers in Neuroendocrinology.* 2011;32(2):227-46.

[67] Nishizawa S, Benkelfat C, Young SN, Leyton M, Mzengeza S, de Montigny C, et al.

Differences between males and females in rates of serotonin synthesis in human brain. *Proceedings of the National Academy of Sciences of the United States of America.* 1997;94(10):5308-13.

[68] Ortiz J, Artigas F, Gelpi E. Serotonergic status in human blood. *Life Science.* 1988;43(12):983-90.

[69] Staley JK, Krishnan-Sarin S, Zoghbi S, Tamagnan G, Fujita M, Seibyl JP, et al. Sex differences in [123I] beta-CIT SPECT measures of dopamine and serotonin transporter availability in healthy smokers and nonsmokers. *Synapse.* 2001;41(4):275-84.

[70] Parsey RV, Oquendo MA, Simpson NR, Ogden RT, Van Heertum R, Arango V, et al. Effects of sex, age, and aggressive traits in man on brain serotonin 5-HT1A receptor binding potential measured by PET using [C-11] WAY-100635. *Brain Research.* 2002;954(2):173-82.

[71] Arango V, Underwood MD, Gubbi AV, Mann JJ. Localized alterations in pre- and postsynaptic serotonin binding sites in the ventrolateral prefrontal cortex of suicide victims. *Brain Research.* 1995;688(1-2):121-33.

[72] Cosgrove KP, Mazure CM, Staley JK. Evolving knowledge of sex differences in brain structure, function, and chemistry. *Biological Psychiatry.* 2007;62(8):847-55.

[73] Riccardi P, Zald D, Li R, Park S, Ansari MS, Dawant B, et al. Sex differences in amphetamine-induced displacement of [(18)F] fallypride in striatal and extrastriatal regions: a PET study. *American Journal of Psychiatry.* 2006;163(9):1639-41.

[74] Lavalaye J, Booij J, Reneman L, Habraken JB, van Royen EA. Effect of age and gender on dopamine transporter imaging with [123I] FP-CIT SPET in healthy volunteers. *European Journal of Nuclear Medicine.* 2000;27(7):867-9.

[75] Mozley LH, Gur RC, Mozley PD, Gur RE. Striatal dopamine transporters and cognitive functioning in healthy men and women. *American Journal of Psychiatry.* 2001;158(9):1492-9.

[76] Laakso A, Vilkman H, Bergman J, Haaparanta M, Solin O, Syvalahti E, et al. Sex differences in striatal presynaptic dopamine synthesis capacity in healthy subjects. *Biological Psychiatry.* 2002;52(7):759-63.

[77] Sanacora G, Mason GF, Rothman DL, Behar KL, Hyder F, Petroff OA, et al. Reduced cortical gamma-aminobutyric acid levels in depressed patients determined by proton

magnetic resonance spectroscopy. *Archives of General Psychiatry*. 1999;56(11):1043–7.

[78] Epperson CN, Haga K, Mason GF, Sellers E, Gueorguieva R, Zhang W, et al. Cortical gamma-aminobutyric acid levels across the menstrual cycle in healthy women and those with premenstrual dysphoric disorder: a proton magnetic resonance spectroscopy study. *Archives of General Psychiatry*. 2002;59(9):851–8.

[79] Liu W, Lou X, Ma L. Use of 3D pseudo-continuous arterial spin labeling to characterize sex and age differences in cerebral blood flow. *Neuroradiology*. 2016.

[80] Devous MD, Sr., Stokely EM, Chehabi HH, Bonte FJ. Normal distribution of regional cerebral blood flow measured by dynamic single-photon emission tomography. *Journal of Cerebral Blood Flow & Metabolism*. 1986;6(1):95–104.

[81] Gur RC, Gur RE, Obrist WD, Hungerbuhler JP, Younkin D, Rosen AD, et al. Sex and handedness differences in cerebral blood flow during rest and cognitive activity. *Science*. 1982;217(4560):659–61.

[82] Jones K, Johnson KA, Becker JA, Spiers PA, Albert MS, Holman BL. Use of singular value decomposition to characterize age and gender differences in SPECT cerebral perfusion. *Journal of Nuclear Medicine*. 1998;39(6):965–73.

[83] Slosman DO, Chicherio C, Ludwig C, Genton L, de Ribaupierre S, Hans D, et al. (133)Xe SPECT cerebral blood flow study in a healthy population: determination of T-scores. *Journal of Nuclear Medicine*. 2001;42(6):864–70.

[84] Esposito G, Van Horn JD, Weinberger DR, Berman KF. Gender differences in cerebral blood flow as a function of cognitive state with PET. *Journal of Nuclear Medicine*. 1996;37(4):559–64.

[85] Podreka I, Baumgartner C, Suess E, Muller C, Brucke T, Lang W, et al. Quantification of regional cerebral blood flow with IMP-SPECT. Reproducibility and clinical relevance of flow values. *Stroke*. 1989;20(2):183–91.

[86] Baxter LR, Jr., Mazziotta JC, Phelps ME, Selin CE, Guze BH, Fairbanks L. Cerebral glucose metabolic rates in normal human females versus normal males. *Psychiatry Research*. 1987;21(3):237–45.

[87] Andreason PJ, Zametkin AJ, Guo AC, Baldwin P, Cohen RM. Gender-related differences in regional cerebral glucose metabolism in normal volunteers. *Psychiatry*

Research. 1994;51(2):175-83.

[88] Reiman EM, Armstrong SM, Matt KS, Mattox JH. The application of positron emission tomography to the study of the normal menstrual cycle. *Human Reproduction.* 1996;11(12):2799-805.

[89] Whittle S, Yucel M, Yap MB, Allen NB. Sex differences in the neural correlates of emotion: evidence from neuroimaging. *Biological Psychology.* 2011;87(3):319-33.

[90] van Wingen GA, Ossewaarde L, Backstrom T, Hermans EJ, Fernandez G. Gonadal hormone regulation of the emotion circuitry in humans. *Neuroscience.* 2011;191:38-45.

[91] Neufang S, Specht K, Hausmann M, Gunturkun O, Herpertz-Dahlmann B, Fink GR, et al. Sex differences and the impact of steroid hormones on the developing human brain. *Cerebral Cortex.* 2009;19(2):464-73.

[92] Peper JS, Brouwer RM, Schnack HG, van Baal GC, van Leeuwen M, van den Berg SM, et al. Sex steroids and brain structure in pubertal boys and girls. *Psychoneuroendocrinology.* 2009;34(3):332-42.

[93] Protopopescu X, Butler T, Pan H, Root J, Altemus M, Polanecsky M, et al. Hippocampal structural changes across the menstrual cycle. *Hippocampus.* 2008;18(10):985-8.

[94] Pletzer B, Kronbichler M, Aichhorn M, Bergmann J, Ladurner G, Kerschbaum HH. Menstrual cycle and hormonal contraceptive use modulate human brain structure. *Brain Research.* 2010;1348:55-62.

[95] Ossewaarde L, Hermans EJ, van Wingen GA, Kooijman SC, Johansson IM, Backstrom T, et al. Neural mechanisms underlying changes in stress-sensitivity across the menstrual cycle. *Psychoneuroendocrinology.* 2010;35(1):47-55.

[96] Andreano JM, Cahill L. Menstrual cycle modulation of medial temporal activity evoked by negative emotion. *NeuroImage.* 2010;53(4):1286-93.

[97] Choi JC, Park SK, Kim YH, Shin YW, Kwon JS, Kim JS, et al. Different brain activation patterns to pain and pain-related unpleasantness during the menstrual cycle. *Anesthesiology.* 2006;105(1):120-7.

[98] Goldstein JM, Jerram M, Poldrack R, Ahern T, Kennedy DN, Seidman LJ, et al. Hormonal cycle modulates arousal circuitry in women using functional magnetic

resonance imaging. *Journal of Neuroscience*. 2005;25(40):9309-16.

[99] van Wingen GA, van Broekhoven F, Verkes RJ, Petersson KM, Backstrom T, Buitelaar JK, et al. Progesterone selectively increases amygdala reactivity in women. *Molecular Psychiatry*. 2008;13(3):325-33.

[100] van Wingen G, Mattern C, Verkes RJ, Buitelaar J, Fernandez G. Testosterone reduces amygdala-orbitofrontal cortex coupling. *Psychoneuroendocrinology*. 2010;35(1):105-13.

[101] Gatewood JD, Wills A, Shetty S, Xu J, Arnold AP, Burgoyne PS, et al. Sex chromosome complement and gonadal sex influence aggressive and parental behaviors in mice. *Journal of Neuroscience*. 2006;26(8):2335-42.

[102] McCarthy MM, Arnold AP, Ball GF, Blaustein JD, De Vries GJ. Sex differences in the brain: the not so inconvenient truth. *Journal of Neuroscience*. 2012;32(7):2241-7.

[103] De Vries GJ. Minireview: sex differences in adult and developing brains: compensation, compensation, compensation. *Endocrinology*. 2004;145(3):1063-8.

[104] Blehar MC. Women's Mental Health Research: The Emergence of a Biomedical Field. *Annual Review of Clinical Psychology*. 2006;2:135-60.

[105] Freud S. *Sexuality in the aetiology of the neuroses*. Read Books Ltd. 2014.

[106] Freud S. *Three essays on the theory of sexuality*. Basic Books. 1975.

[107] Freud S. *Civilization and its Discontents*, trans. James Strachey. 1930.

[108] Bussey K, Bandura A. Social cognitive theory of gender development and differentiation. *Psychological Review*. 1999;106(4):676.

[109] Maccoby EE, Jacklin CN. *The psychology of sex differences*. Stanford University Press. 1974.

[110] Maciejewski PK, Prigerson HG, Mazure CM. Sex differences in event-related risk for major depression. *Psychological Medicine*. 2001;31(04):593-604.

[111] Weiss EL, Longhurst JG, Mazure CM. Childhood sexual abuse as a risk factor for depression in women: psychosocial and neurobiological correlates. *American Journal of Psychiatry*. 1999;156(6):816-28.

[112] Breslau N, Davis GC, Andreski P, Peterson EL, Schultz LR. Sex differences in posttraumatic stress disorder. *Archives of General Psychiatry*. 1997;54(11):1044-8.

[113] Kessler RC, Sonnega A, Bromet E, Hughes M, Nelson CB, Breslau N. *Epidemiological*

Risk Factors for Trauma and PTSD. 1999.

[114] Nolen-Hoeksema S. Sex differences in unipolar depression: evidence and theory. *Psychological Bulletin.* 1987;101(2):259.

[115] Nolen-Hoeksema S. Responses to depression and their effects on the duration of depressive episodes. *Journal of Abnormal Psychology.* 1991;100(4):569.

[116] Hammen C. Interpersonal stress and depression in women. *Journal of Affective Disorders.* 2003;74(1):49-57.

[117] Nolen-Hoeksema S. The role of rumination in depressive disorders and mixed anxiety/depressive symptoms. *Journal of Abnormal Psychology.* 2000;109(3):504.

[118] Nolen-Hoeksema S, Morrow J. A prospective study of depression and posttraumatic stress symptoms after a natural disaster: the 1989 Loma Prieta Earthquake. *Journal of Personality and Social Psychology.* 1991;61(1):115.

[119] Heath AC, Bucholz K, Madden P, Dinwiddie S, Slutske W, Bierut L, et al. Genetic and environmental contributions to alcohol dependence risk in a national twin sample: consistency of findings in women and men. *Psychological Medicine.* 1997;27(06):1381-96.

[120] Knopik VS, Heath AC, Madden PA, Bucholz KK, Slutske WS, Nelson EC, et al. Genetic effects on alcohol dependence risk: re-evaluating the importance of psychiatric and other heritable risk factors. *Psychological Medicine.* 2004;34(08):1519-30.

[121] Kessler RC, Berglund P, Demler O, Jin R, Merikangas KR, Walters EE. *"Lifetime prevalence and age-of-onset distributions of DSM-IV disorders in the National Comorbidity Survey replication": Erratum.* 2005.

[122] Kessler RC, Chiu WT, Demler O, Merikangas KR, Walters EE. Prevalence, severity, and comorbidity of 12-month DSM-IV disorders in the National Comorbidity Survey Replication. *Archives of General Psychiatry.* 2005;62(6):617-27.

[123] Carey B. Most will be mentally ill at some point, study says. *New York Times.* 2005.

[124] Enns CZ. *Feminist theories and feminist psychotherapies: Origins, themes, and variations.* Harrington Park Press/The Haworth Press. 1997.

[125] Brown LS. A feminist critique of the personality disorders. *Personality and Psychopathology: Feminist Reappraisals.* 1992:206-28.

[126] Gaynes BN, Gavin N, Meltzer-Brody S, Lohr KN, Swinson T, Gartlehner G, et al. Perinatal depression: Prevalence, screening accuracy, and screening outcomes. *Summary.* 2005.

[127] Kornstein SG, Harvey AT, Rush AJ, Wisniewski SR, Trivedi MH, Svikis DS, et al. Self-reported premenstrual exacerbation of depressive symptoms in patients seeking treatment for major depression. *Psychological Medicine.* 2005;35(5):683-92.

[128] Halbreich U, Borenstein J, Pearlstein T, Kahn LS. The prevalence, impairment, impact, and burden of premenstrual dysphoric disorder(PMS/PMDD). *Psychoneuroendocrinology.* 2003;28 Suppl 3:1-23.

[129] Bromberger JT, Schott LL, Kravitz HM, Sowers M, Avis NE, Gold EB, et al. Longitudinal change in reproductive hormones and depressive symptoms across the menopausal transition: results from the Study of Women's Health Across the Nation (SWAN). *Archives of General Psychiatry.* 2010;67(6):598-607.

[130] Llaneza P, García-Portilla MP, Llaneza-Suárez D, Armott B, Pérez-López FR. Depressive disorders and the menopause transition. *Maturitas.* 2012;71(2):120-30.

[131] Leuner B, Mendolia-Loffredo S, Shors TJ. Males and females respond differently to controllability and antidepressant treatment. *Biological Psychiatry.* 2004;56(12):964-70.

[132] Shors TJ, Leuner B. Estrogen-mediated effects on depression and memory formation in females. *Journal of Affective Disorders.* 2003;74(1):85-96.

[133] Taylor SE, Klein LC, Lewis BP, Gruenewald TL, Gurung RA, Updegraff JA. Biobehavioral responses to stress in females: tend-and-befriend, not fight-or-flight. *Psychological Review.* 2000;107(3):411.

[134] Zubenko GS, Hughes HB, Maher BS, Stiffler JS, Zubenko WN, Marazita ML. Genetic linkage of region containing the CREB1 gene to depressive disorders in women from families with recurrent, early-onset, major depression. *American Journal of Medical Genetics.* 2002;114(8):980-7.

[135] Abraham I, Herbison A. Major sex differences in non-genomic estrogen actions on intracellular signaling in mouse brain in vivo. *Neuroscience.* 2005;131(4):945-51.

[136] Gur RE, Gur RC. Gender differences in aging: cognition, emotions, and neuroimaging studies. *Dialogues in Clinical Neuroscience.* 2002;4:197-210.

[137] George MS, Ketter TA, Parekh PI, Herscovitch P, Post RM. Gender differences in regional cerebral blood flow during transient self-induced sadness or happiness. *Biological Psychiatry.* 1996;40(9):859-71.

[138] Butler T, Pan H, Epstein J, Protopopescu X, Tuescher O, Goldstein M, et al. Fear-related activity in subgenual anterior cingulate differs between men and women. *Neuroreport.* 2005;16(11):1233-6.

[139] Williams LM, Barton MJ, Kemp AH, Liddell BJ, Peduto A, Gordon E, et al. Distinct amygdala-autonomic arousal profiles in response to fear signals in healthy males and females. *NeuroImage.* 2005;28(3):618-26.

[140] D. Phillips BS. Sexual status and psychiatric symptoms. *American Sociological Review.* 1969;34:58-72.

[141] Gove WR. Gender differences in mental and physical illness: the effects of fixed roles and nurturant roles. *Social Science & Medicine.* 1984;19(No.2):77-91.

[142] Gove W, Tudor J. Adult sex role and mental illness. *Am J Social.* 1973;78:812-35.

[143] Gove W. *Types of psychiatric patients.* Unpublished Master's Thesis. 1967.

[144] Leibenluft E. *Gender differences in mood and anxiety disorders: from bench to bedside.* Washington DC: American Psychiatric Association. 1999.

[145] Piccinelli M, Wilkinson G. Gender differences in depression. *British Journal of Psychiatry.* 2000;177:486-92.

[146] Benazzi F. Gender differences in bipolar II and unipolar depressed outpatients: a 557-case study. *Annals of Clinical Psychiatry.* 1999;11:55-9.

[147] Weissman M, Klerman G. Sex differences and the epidemiology of depression. *Archives of General Psychiatry.* 1977;34:98-111.

[148] Wilhelm K, Parker G, Geerligs L, Wedgwood L. Women and depression: a 30-year learning curve. *Australian and New Zealand Journal of Psychiatry.* 2008;42:3-12.

[149] Birmaher B, Williamson DE, Dahl DE, Axelson DA, Kaufman J, Dorn LD, et al. Clinical presentation and course of depression in youth: does onset in childhood differ from onset in adolescence? *Journal of the American Academy of Child and Adolescent Psychiatry.* 2004;43:63-70.

[150] Halbreich U. Gonadal hormones and mood disorders in women. *WPA Bulletin on Depression.* 1999;4(No.17):6-9.

[151] Whybrow P, Akiskal H, McKinney W. *Toward a psychobiological integration: affective illness as a final common path to adaptive failure.* New York, Plenum. 1984:173-203.

[152] Kendler KS, Prescott CA. A polulation-based twin study of lifetime major depression in men and women. *Archives of General Psychiatry.* 1999;56:39-44.

[153] McGuffin P, Watkines S. A hospital-based twin register of the heritability of DSM-IV unipolar depression. *Archives of General Psychiatry* 1996;53:129-36.

[154] Faraone SV, Lyons MJ, Tsuang MT. Sex differences in affective disorder: genetic transmission. *Genetic Epidemiology.* 1987;4:331-43.

[155] Merikangas KR, Weissman MM, Pauls DL. Genetic factors in the sex ratio of major depression. *Psychological Medicine.* 1985;15:63-9.

[156] Rice J, Reich T, Andreasen NC. Sex-related differences in depression: familial evidence. *Journal of Affective Disorders.* 1984;7:199-210.

[157] Parry BL. Sex hormones, circadian rhythms and depressive vulnerability. *Depression.* 1995;3:43-8.

[158] Angold A, Costello EJ, Worthman CM. Puberty and depression: the roles of age, pubertal status and pubertal timing. *Psychological Medicine.* 1998;28:51-61.

[159] Silberg J, Pickles A, Rutter M. The influence of genetic factors and life stress on depression among adolescent girls. *Archives of General Psychiatry.* 1999;56:225-32.

[160] Checkley S. The neuroendocrinology of depression. *International Review of Psychiatry.* 1996;8:373-8.

[161] Weiss EL, Longhurst JG, Mazure CM. Childhood sexual abuse as a risk factor for depression in women: psychosocial and neurobiological correlates. *American Journal of Psychiatry.* 1999;156:816-28.

[162] Halbreich U, Lumley LA. The multiple interactional biological processes that might lead to depression and gender differences in its appearance. *Journal of Affective Disorders.* 1993;29:159-73.

[163] Young EA. Glucocorticoid cascade hypothesis revisited. Role of gonadal steroids. *Depression.* 1995;3:20-7.

[164] Whybrow PC. Sex differences in thyroid axis function: relevance to affective disorder and its treatment. *Depression.* 1995;3:33-42.

[165] Wurtman JJ. Depression and weight gain: the serotonin connection. *Journal of Affective Disorders.* 1993;29:183-92.

[166] Bifulco A, Brown GW, Adler Z. Early sexual abuse and clinical depression in adult life. *British Journal of Psychiatry.* 1991;159:115-22.

[167] Mullen PE, Martin JL, Anderson JC. Childhood sexual abuse and mental health in adult life. *British Journal of Psychiatry.* 1993;163:721-32.

[168] Bebbington PE. The origins of sex differences in depressive disorder: bridging the gap. *International Review of Psychiatry.* 1996;8:295-332.

[169] Parker G, Brotchie H. Gender differences in depression. *International Review of Psychiatry.* 2010;22(5):429-36.

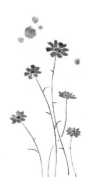

제2장

에스트로겐과 뇌
(Estrogen and Brain)

　여성을 남성과 다르게 구분 짓는 가장 대표적인 이유 중 하나가 여성 호르몬이다. 이러한 여성 호르몬은 단순히 생식계에 작용할 뿐 아니라 우리의 뇌와 상호작용하여 정서, 인지, 행동에 영향을 미칠 수 있다. 본 장에서는 대표적인 여성 호르몬인 에스트로겐의 생체 내 합성, 화학적인 구조, 아형 등에 대해서 알아보고, 이들이 생체 내에서 우리 뇌와 상호작용하는 방식에 대해서 알아보고자 한다.

　또 에스트로겐은 프로게스테론과 함께 폐경기 무렵 및 이후의 호르몬 치료에 이용되는데, 에스트로겐 호르몬 치료적 용법, 효과, 부작용 등에 대해서 알아보고자 한다. 아직까지 에스트로겐을 이용한 호르몬 요법에 대한 찬성과 반대 의견이 분분하다. 또한 폐경기 증상을 위한 효과 및 위해성에 대해서도 논란이 많다. 호르몬 요법을 시작하는 시기, 에스트로겐 제형과 용법의 차이에 대해서 아직까지 명확한 결론이 나오지 않은 상태이다. 대규모 WHIMS 연구들이 있었지만 논란의 여지를 많이 남겼고, 여전히 많은 논란이 남아 있다. 현재 진행 중인 연구들을 통해서 이러한 결과들에 대해서 좀 더 결론적인 해답을 얻을 수 있을 것으로 기대된다.

1. 에스트로겐과 에스트로겐 수용체

1) 에스트로겐

에스트로겐(estrogen)은 대표적인 여성의 성 호르몬 중 하나로 벤젠 고리로 이뤄진 스테로이드계 화합물이다. 에스트로겐의 종류에는 에스트론(estrone), 에스트라디올(estradiol), 에스트리올(estriol), 에스테트롤(estetrol)이 있는데, 이를 각각 E1, E2, E3, E4로 부르기도 한다. 에스트로겐은 여성의 난소 안에 있는 여포와 황체에서 주로 분비되며 여성의 임신 기간 동안에는 태반에서도 분비되기도 한다. 사춘기 이후에 많이 분비되며 여성의 이차 성징 및 성적 활동에 관여한다. 또 에스트로겐은 여포자극호르몬, 황체형성 호르몬, 프로게스테론과 함께 생식 주기를 조절하는 역할을 한다. 초경부터 월경 휴지기까지는 에스트라디올이 가장 많이 분비되며, 폐경기 이후에는 에스트론이 더 많이 분비되는 것으로 알려져 있다.

2) 에스트로겐 수용체

에스트로겐은 다른 스테로이드 화합물과 마찬가지로 세포막을 잘 투과하며 세포 안에서는 에스트로겐 수용체와 반응하여 작용한다. 대표적인 에스트로겐 수용체에는 에스트로겐 수용체 α(ERα)와 에스트로겐 수용체 β(ERβ)가 있다. ERα와 β의 신체 내 분포는 차이가 있는데, ERα는 뇌하수체, 신장, 부고환, 부신에서 주로 발현되고, ERβ는 전립선, 폐, 방광에서 주로 발현한다. 뇌, 난소, 자궁에서는 ERα와 β 모두 고도의 발현을 보인다[1].

ERα 유전자는 염색체 6번(6q25.1)에 위치하고 8개의 엑손을 가지고 있다. 여기서 발현되는 아미노산은 595개이며, 총 4개의 이성체를 가진다. ERβ 유전자는 염색체 14번(14q23.2)에 위치하여 8개의 엑손으로 530개의 아미노산으로 발현되며, 8개의 이성체가 있다. ERα와 β의 유전자는 크기가 다르지만 구조는 유사하다. ER의 구조는 몇 개의 도메인으로 나누어서 설명할 수 있다. N-말단 지역의 활성화 기능(activation function 1, AF-1)을 포함하는 A/B도메인, DNA와 결합할 수 있는 DNA 결합 도인(DNA binding domain, DBD)을 가지고 있는 C 도메인, 핵 안으로 이동할 수 있는 신호(nuclear localization signal, NLS)와 경첩 도메인을 포함하고 있는 D 도메인, 그리고 에스트로겐 같은 리간드 결합 도메인(ligand-binding domain, LBD) 및 활성화 기능(activation function 2, AF-2)을 포함하고 있는 E/F 도메인이 있다([그림 2-1] 참조). 기능 도메인 부근에서 DNA 돌연변이가 유발되는 경우에는 도메인의 역할이 제대로 수행되지 못함으로써 에스트로겐으로부터 시작되는 전체적인 신호가 무너질 수 있다[2].

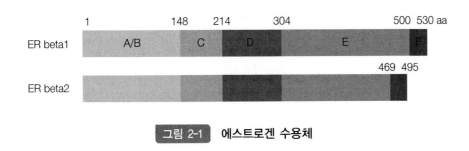

그림 2-1　에스트로겐 수용체

에스트로겐 수용체는 유전자 내의 다형성을 포함한 수많은 변이가 존재할 수 있는데, 최근까지 가장 많이 알려진 변이로는 ERα의 PvuII와 XbaI 및 ERβ의 RsaI와 AluI가 있다. 이들은 에스트로겐 수용체의 기능에 영향을 줄 수 있고, 그 결과로 유방암, 난소암, 전립선암, 자궁내막암, 자궁근종, 심장혈관계 질환 등의 발생에 영향을 미치는 것으로 알려져 있다[3, 4, 5].

2. 에스트로겐이 뇌에 영향을 미치는 기전

1) 유전체 효과 및 비유전체 효과

에스트로겐의 작용 기전은 다른 스테로이드 호르몬의 작용 기전과 마찬가지로 작용 시작이 느리고, 지속적인 효과를 보이는 유전체 효과(genomic effect)와 작용 시작이 빠르며, 지속시간 역시 짧은 비유전체 효과(non-genomic effect)로 나눠볼 수 있다.

에스트로겐 수용체는 세포 내에서 일반적으로 비활성 상태로 존재를 하나, 주로 에스트로겐과의 결합을 통해 활성 형태로 전환된다. 활성 형태로 전환된 에스트로겐-에스트로겐 수용체 복합체는 표적유전자의 전사(promoter) 지역에 결합하여 전사 활성 조절을 한다. 에스트로겐의 유전체 효과를 통한 작용은 다음과 같이 나눠볼 수 있다. 첫째, 에스트로겐과 결합된 ER 이형체가 직접 전사활성을 조절하는 전형적인 ER-에스트로겐 작용(classical ligand-dependent genomic target), 둘째, 간접적으로 전사활성을 조절하는 작용(ligand-dependent genomic target), 셋째, 에스트로겐과 직접적인 결합 없이 작용하는 기전(ligand-independent genomic target)이 있다. 비유전체 효과를 통한 작용은 에스트로겐과 결합된 ER이 다른 전사 인자를 활성화하는 방식(ligand-dependent non-genomic target)으로 이뤄질 수 있다[6]([그림 2-2] 참조).

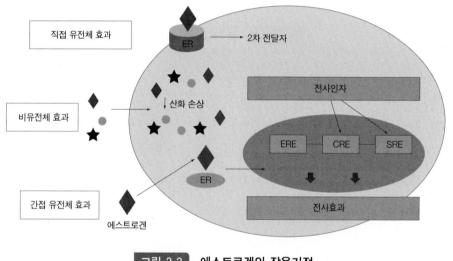

그림 2-2 에스트로겐의 작용기전

* ER, estrogen receptor; CRE, cyclic adenosine monophosphate response element; SRE, serum response element

에스트로겐 수용체(estrogen receptor, ER)는 아데닐산고리화효소(adenylyl cyclase), 포스포이노시톨-3-인산화효소(phosphoinositol-3-kinase)와 MAP 인산화효소(mitogen activated protein kinase) 등의 신호전달 경로와 상호작용하며[7], 또한 트로포마이오신 수용체 키나아제 A(Tropomyosin receptor kinase A, trkA)와 인슐린 유사생장인자-1(insulin-like growth factor-1, ILGF-1) 등의 성장 호르몬 수용체와 교차 대화(cross-talk)한다[8]. 에스트로겐은 생리적 농도에서 연접 가소성을 촉진하

고 신경영양인자(neurotrophin)의 발현을 조절한다.

비-유전체 효과의 경우, 에스트로겐은 약물학적 농도에서 생리적 농도에 비해 고농도에 해당하는데, 이러한 고농도의 에스트로겐은 생리적 농도에서와 달리 작용시간이 빠르며, 새로운 유전자를 전사하지 않는다.

신경세포의 흥분성에 영향을 미치거나 혹은 자기상승 작용(long-term potentiation, LTP)을 억제하거나 촉진시키는 생식 호르몬의 작용은 유전체적이기는 하지만 급격하게 나타나므로 아직 그 기전은 확실하지 않다. 이에 반해, 세포막에 영향을 미치는 일부 스테로이드는 G-단백질에 결합하거나, 이차전령체(secondary messenger)를 생산하는 등 세포막 스테로이드 수용체가 CREB(cAMP response element binding protein)와 같은 종류의 이차전령체에 의해 조절되는 DNA 결합 단백질을 통해 간접적으로 유전자 발현을 조절할 수 있다는 가능성이 제시되고 있다[9].

이러한 기전에 대한 이해를 더욱 복잡하게 하는 것은 몇몇 생식 호르몬의 작용은 다른 신경전달물질의 협력이 필요하다는 사실이다.

에스트로겐과 기타 스테로이드 호르몬은 신경세포의 흥분도(neuronal excitability)에 영향을 준다. 에스트로겐은 자궁평활근 세포의 이온 채널 발현을 조절하는데, 이와 같은 에스트로겐의 칼륨 채널 유도에는 분명히 유전체 기전이 관여하지만 에스트라디올은 세포 내 에스트로겐 수용체와는 상관없는 기전을 통해 소뇌, 대뇌의 신경세포와 해마의 CA1 피라미드 신경 세포(pyramidal neuron)를 흥분시킨다. 하지만 이들 뇌 부위에는 ERβ mRNA가 존재하므로 기능적인 ERβ 수용체가 존재할 가능성이 있으며, 대부분 속도가 빠른 것으로 보아 이런 효과는 유전체 기전에 의한 것은 아닌 것으로 보인다. 예를 들어, 17β-에스트라디올은 내측시각로전구역의 신경세포 발화를 급속하게 감소시키고, 뇌하수체 신경세포의 발화를 급속히 증가시킨다. 또한 해마의 흥분연접후전위(excitatory postsynaptic potential)를 증가시키고, 소뇌에서 글루타메이트(glutamate)에 대한 반응을 증가시킨다. 게다가 17β-에스트라디올은 내측편도의 신경 세포를 급속히 과다분극(hyperpolarization)시키고, 시상하부 궁상핵(hypothalamic arcuate nucleus)의 과다분극을 억제한다. 17β-에스트라디올을 제외한 다른 스테로이드의 효과 역시 수초 이내는 아니지만 수분 이내에 빠르게 발생하며, 세포 내 스테로이드 수용체 대항제에 의해 길항된다. 그러나 대부분의 경우 특정 유전자 산물은 확인되지 않았다.

에스트로겐은 몇 분 내에 초기 세포 효과를 보이는데, 이는 전사의 활성화나 단백질 합성에 의해 설명되지 않는다. 또한 다른 스테로이드 호르몬과 마찬가지로 에스트로겐이 신호전달 체계의 급격한 활성화를 유발할 수 있다는 보고가 증가하고 있다. 이차전령체 기전에는 3가지 범주가 있는데, 여기에는 유전체적, 비유전체적 기전 모두가 관여하며, 세포막 결합 부위와 흥분성에 대한 에스트로겐의 효과와 관련된다. 이들은 첫째, MAP 인산화효소, 둘째, cAMP(cyclic adenosine monophosphate), 셋째, 칼슘 항상성의 조절 및 유지이다.

2) 에스트로겐의 신경 보호 효과

에스트로겐은 자유 라디칼 생성이나 세포에 대한 자유 라디칼의 작용을 변화시킴으로써 신경보호 효과를 가진다[10]. 에스트로겐의 신경보호에 대한 가능한 기전으로 NMDA 수용체 전류의 감소에 의한 흥분성의 감소, 신경퇴행 손상에 의한 흥분성 세포사의 감소, NO 일산화질소합성효소(synthase) 계열의 영향에 의한 대뇌혈관의 확장과 혈류 개선, 항산화제 효과, 지질의 과산화(lipid peroxidation) 억제 등이 알려져 있다.

에스트로겐에 의한 신경보호는 주로 산화 스트레스(oxidative stress)에 대한 방어 효과, 즉 '항산화 효과(antioxidant effect)'로 설명되고 있다[10]. 산화 스트레스란 생체 분자가 산화되어 세포의 손상에 이르는 것으로, DNA나 단백질 기능 변화에 의해 발생한다. 살아 있는 세포나 세포추출물이 없는 상태에서 17β- 및 17α-에스트라디올, 또는 에스트리올 200 nM을 첨가하면 자유라 디칼의 생성이 줄어들지만, 다른 스테로이드는 이런 효과가 없다[11]. 또한 17β-에스트라디올의 페놀(phenol) 성질을 변화시키면 항산화 효과가 상실된다[12]. 이는 에스트로겐의 A 링(A ring)이 다른 단백질이나 세포 물질이 없이도 자유 라디칼 생성을 방해하는 작용을 갖고 있음을 시사한다. 또한 에스트라디올은 항산화 효과가 알려진 비타민 E와 화학 구조 면에서도 유사하며[13], 쥐의 해마 세포를 아밀로이드 베타(amyloid-β), 과산화수소(hydrogen peroxide)나 글루타메이트에 노출시키면 산화 손상에 의해 세포가 사망한다[14]. 17β-에스트라디올이나 비타민 E에 미리 배양하면 세포 손상이 감소하지만 프로게스테론, 알도스테론, 코티코스테론, 콜레스테롤 등에 의해서는 이런 효과가 발생하지 않는다. 또한 낮은 농도의 17β-에스트라디올은 효과가 없다[14].

앞에서 기술한 신경보호에 대한 연구와는 달리 대뇌 피질세포에서 글루타메이트

독성에 관한 보고에서는 세포 내 ER이 관여한다고 시사된다. 이 경우 15에서 50 nM 의 17β-에스트라디올로 전처치하면 글루타메이트에 의해 유발된 독성이 감소하고 이는 타목시펜(tamoxifen)에 의해 길항된다. 즉, 신경보호 효과는 세포 내 에스트로 겐에 의하는 경우도 있다[15].

에스트로겐의 신경보호 효과에 대한 다른 기전으로 Bcl-2 패밀리 유전자(Bcl-2 family gene)의 조절이 있다[16]. Bcl-2, Bcl-XL 등은 세포 예정사(programmed cell death, apoptosis)를 억제한다. 반면에 Bax, Bad, Bid 등은 세포 예정사를 강화한다. 암컷 쥐의 궁상핵 세포에 에스트로겐 처치를 하면 Bcl-2 면역 반응성의 발현이 상 향 조정(up-regulation)된다[16]. 즉, 에스트라디올은 세포 예정사를 억제하는 유전 자 발현을 증가시키며, 세포 내 ERα와 ERβ가 이러한 유전체 조절에 관여할 가능성 이 높다.

에스트로겐의 신경 보호 효과를 다음과 같이 요약해 볼 수 있다. 첫째, 에스트로 겐은 신경 기능을 유지하는 데 도움이 된다. 에스트로겐은 아세틸콜린, 단가아민 등 다양한 신경전달물질에 영향을 미치고 해마를 비롯한 다양한 뇌 부위에 영향을 준다. 폐경 후에 에스트로겐의 농도가 감소하면서 이런 시스템과 이들 뇌 부위에 의존적인 인지나 행동에 영향을 줄 수 있다. 둘째, 에스트로겐은 신경 손상에 대한 보호 효과를 갖는다. 에스트로겐의 소실은 뇌 세포의 손상을 야기하거나 신경세포 기능의 연령과 관련된 효과에 취약하게 한다. 에스트로겐의 A 링은 혈장을 제거하 거나 자유 라디칼 생성에 노출시킨 배양 세포에 보호 효과를 보인다. 17β-에스트 라디올을 투여하면 수컷 쥐의 중간대뇌동맥(middle cerebral artery) 폐쇄 시 손상 부 위가 감소하고, 암컷 쥐의 카인산(kainic acid) 처치에 의한 해마의 치아이랑 신경세 포에 대한 손상을 감소시킨다[17, 18].

에스트로겐은 세포막 수준에서는 신경전달을 조절하고, 세포질 수준에서는 자유 라디칼 청소 세포(scavenger)와 세포 내 신호 전달과 교차 대화를 하며, 핵 수준에서 는 세포 ER을 활성화하는 등 다양한 세포 수준에서 신경 보호 효과를 보인다[19].

3) 에스트로겐과 신경전달물질의 상호작용

(1) 에스트로겐과 아세틸콜린 시스템

인지 기능에 중요한 역할을 하는 전뇌는 대뇌피질과 해마로 뻗은 콜린성 신경세

포로 구성되어 있다. 암컷 쥐에 17β-에스트라디올 처치를 하면 콜린아세틸트랜스
페라제(choline acetyltransferase, ChAT)의 활성을 증가시키고 아세틸콜린에스테라
제(acetylcholinesterase)를 유도하여 콜린성 신경세포에 영향 효과(trophic effect)를
보인다[20]. 에스트로겐 처치는 칼륨을 탈분극화하여 아세틸콜린 분비를 증가시키
고, ChAT mRNA는 전뇌에서 발정 주기에 따른 차이를 보인다[21]. 또한 난소를 제
거하면 적극적 회피 행동의 학습이 감소하며, 이는 에스트로겐 처치에 의해 예방된
다[22].

전뇌의 아세틸콜린 시스템 조절자로 신경성장인자(nerve growth factor, NGF)
가 제시되고 있다. 신경성장인자는 영양 효과를 가지며, 해마에서 생성되어 전뇌
로 이동한다. 쥐에 에스트로겐 처치를 하면 전뇌에서 NGF 수용체 mRNA와 ChAT
mRNA 발현이 증가한다[23].

아세틸콜린 역시 성에 따른 차이를 보인다. 수컷 쥐는 에스트로겐 처치에 대
한 전뇌의 반응이 암컷과 다른데, 이러한 성 차이는 출생 후 암컷에 에스트로겐
을 투여하거나 수컷에 테스토스테론에서 에스트라디올로 전환시키는 방향화
(aromatization)를 차단해도 변하지 않는다. 즉, 콜린성 시스템의 성 차이는 발달 초
기에 발생하거나 혹은 방향화와는 상관이 없는 것으로 보인다. 또한 암컷은 수컷
에 비해 보다 작고, 고밀도로 집약된 콜린성 신경세포가 전뇌에 있다[24]. 또한 아세
틸콜린에만 작용하는 신경독성물질인 AF64A로 해마에 손상을 가하였을 때, 암컷
이 수컷에 비하여 더 큰 영향을 보이며, 특히 발정 전기 때 측뇌실(lateral ventricle)
에 주입할 경우 암컷이 수컷에 비해 더욱 예민하다[25]. 요약하자면, 전뇌의 콜린성
시스템은 성에 따라 달리 분화·조직되어 있으며, 신경해부학적인 조직화, 출생 전
프로그램에서 성 차이를 보인다.

(2) 에스트로겐과 세로토닌 시스템

세로토닌의 분비와 관련된 봉선핵은 시상하부, 해마, 피질과 같은 전뇌 영역에
분포한다. 분비된 세로토닌은 생식, 수면, 인지 기능 등 다양한 기능 조절에 관여한
다[26]. 세로토닌의 작용은 난소 호르몬에 의한 조절을 받고 있지만 이러한 조절 기
전은 아직 확실히 규명되어 있지 않다. 중뇌의 세로토닌 시스템은 에스트로겐에 민
감한 구심 성 체계 중 하나이다. 세로토닌 시스템의 기능 장애는 우울장애, 불안장
애, 신체형 장애 및 식이 장애 등 많은 정신 장애의 원인으로 간주되고 있다. 또한

월경전불쾌장애, 산후우울증, 폐경기 우울증 등에서도 세로토닌의 기능 장애가 나타난다[27, 28]. 아직 확실한 기전은 알려져 있지 않지만 세로토닌 시스템 활동의 전반적 감소는 개체를 우울증에 취약하게 한다.

많은 연구에서 중추 세로토닌 시스템의 성 차이가 제시되고 있다. 쥐의 뇌에서 세로토닌 시스템의 성에 따른 차이는 생후 2주에 확립된다. 암컷은 수컷에 비해 뇌 전체 영역, 전뇌, 봉선핵, 전두엽피질, 시상 하부, 해마에서 세로토닌의 농도와 합성이 보다 높다[29, 30, 31, 32]. 또한, 세로토닌의 활동성의 지표가 되는 세로토닌 전환(serotonin turnover) 역시 성 차이를 보인다[33]. 설치류에서 뇌의 세로토닌 농도와 활동성은 발정 주기, 임신, 산후기 등 생리적 난소 호르몬의 변동에 따라 변화하며, 암컷은 수컷에 비해 세로토닌과 그 대사산물의 농도, 합성속도, 대사전환이 증가되어 있다[34, 35].

에스트로겐이 세로토닌 시스템에 미치는 영향을 보면 난소 절제술을 한 쥐에 에스트로겐이나 프로게스테론을 투여하면 세로토닌 시스템에 긍정적 효과를 보이며, 에스트로겐은 5-HT2A 수용체와 세로토닌전달체(5HTT) mRNA에 영향을 준다[36, 37, 38]. 이런 효과는 전두엽 피질, 대상 피질, 중격, 시상 및 편도에서도 나타난다. 또한 난소 호르몬은 봉선핵에서의 세로토닌 합성에 관여하는 효소인 트립토판 수산화효소(tryptophan hydroxylase)의 발현을 조절한다[9]. 생식 호르몬이 쥐의 뇌에서 세로토닌 기능을 조절한다는 많은 증거에도 불구하고 세로토닌 신경세포에서의 ERα나 PR의 국소화(localization)는 관찰되지 않는다. 하지만 많은 ERα나 PR가 쥐의 배측봉선핵에서 관찰된다. 암컷은 수컷에 비해 PR를 포함하는 세포가 많지만 ER에 의해 표지된 세포 수는 차이가 없다[39]. 또한 ERβ mRNA가 쥐의 배측봉선핵 내에서 보고되었으나, ERβ 단백질은 아직 발견되지 않았다[40].

현재까지의 결론은 쥐의 뇌에서 생식 호르몬은 ERα 혹은 PR을 발현하는 주변 신경세포를 통해 간접적으로 작용한다는 것이다. 이러한 에스트로겐과 세로토닌의 상호 관계가 동물 실험 모델에서 제시되고 있으며, 인간 연구는 그에 비해 상당히 적지만, 월경전불쾌장애, 산후우울증, 폐경기 우울증 등을 포함한 생식내분비와 관련 있는 기분장애에서 에스트로겐과 세로토닌의 상호관계가 시사되고 있다. 또한 에스트로겐 단독 투여, 항우울제와 병합 투여 등의 임상실험을 통해 일부 여성에서 에스트로겐의 항우울 효과 가능성이 제시되고 있다. 뇌의 세로토닌 합성, 5-HT2 수용체의 결합 능력은 여성이 남성에 비하여 낮다[41]. 또한 세로토닌 효현제에 대한 신경 내분비의 호르몬 분비는 월경주기에 따라 다양하다[42]. 또한 호르몬 대체 요법 시 5-HIAA가 증가하고[43], m-CPP에 의해 코티솔과 프로락틴이 증가된다 [44]. 게다가 고용량의 에스트로겐은 항우울 효과가 있다고 보고되었다[45].

(3) 도파민 시스템

도파민 신경세포는 시상하부의 입쪽(rostral), 뇌실주위(periventricular), 꼬리쪽 (caudal), 등내쪽(dorsomedial) 부위에 분포하며, 세포의 수와 기능면에서 성 차 이를 보인다[46]. 에스트로겐과 프로게스테론은 도파민 전환에 있어 이질적 효과 (heterogeneous effect)를 보이는데, 배내측핵(ventromedial nucleus)에서는 도파민의 전환이 증가하며, 입쪽 측뇌실(rostral periventricular), 내측시각로전핵에서는 감소 한다. 줄무늬체(corpus striatum)와 중격측좌핵(nucleus accumbens)으로 가는 중뇌의 도파민 경로에서 에스트로겐과 프로게스테론은 성에 따라 달리 작용한다. 또한 도 파민 효과와 항도파민 효과는 에스트로겐의 용량과 투여 기간에 의존적이다. 에스 트로겐은 도파민 분비를 촉진하는데, 이는 에스트라디올의 자연적 변동에 영향을 받으며, 일반적으로 후기 발정기와 초기 발정기에 증가한다. 또한, 자발성 감각운 동 활동(spontaneous sensorimotor activity)과 운동활동(locomotor activity)의 조절 역 시 에스트로겐의 영향을 받는다[47, 48].

수컷 쥐는 암컷에 비해 에스트로겐에 대한 반응이 적고, 수컷을 거세해도 회전 행동(rotational behavior)에 영향을 주지 않는다[49]. 암컷은 줄무늬체에서 전통적인 세포 내 에스트로겐 수용체가 발견되지는 않지만, 에스트라디올을 줄무늬체 내에 투여하면 회전 행동이 유발되고 감각운동수행이 항진된다[50]. 이는 세포막 수용체 를 통한 비유전체 기전에 의해 작용한다고 볼 수 있다. 에스트로겐은 쥐의 중격 측 좌핵에서 도파민 분비를 강화하며, 에스트로겐 전처치는 D1 혹은 D2 수용체의 결 합을 통해 도파민에 반응하는 새줄무늬체 신경세포(neostriatal neuron)의 발화율을 증가시킨다[51, 52].

많은 연구에서 에스트로겐이 흑질선조체의 도파민 시스템의 강력한 조절자로 작 용한다고 제시되고 있으나, 용량, 형태, 투여 기간 등에 따라 다양한 효과를 보이고 있으며, 호르몬 대치요법으로 파킨슨병 증상의 심각도와 발생에 영향을 준다고 보 고되고 있다[53]. 뿐만 아니라 정신분열병 치료에서 에스트로겐의 병합 치료 효과 에 대한 보고도 제시되고 있다[54].

(4) 노르아드레날린 시스템

뇌줄기(brainstem)의 카테콜아민 신경세포는 적은 수의 ER을 함유하며, 생식선절제술(gonadectomy) 이후 에스트로겐 처치 시 타이로신 수산화효소(tyrosine hydroxylase) mRNA 농도에 영향을 준다[7]. A1, A2 노르아드레날린 신경세포는 ERα를 발현하고, 전초기유전자(immediate early gene)의 발현은 에스트로겐에 의존적이다[55, 56]. 갈라딘(galanin)은 노르아드레날린의 분비를 감소시키는데, 쥐의 청색반점에는 많은 노르아드레날린 신경세포에서 갈라딘이 동시 발현되고, 에스트로겐 치료가 갈라딘 mRNA의 발현을 증가시키므로 에스트로겐이 갈라딘의 분비를 증가시켜 타이로신 수산화효소 발현에 대한 영향 없이도 노르아드레날린에 영향을 미칠 수 있다고 추정되고 있다[57].

4) 에스트로겐과 정서, 인지 및 행동

에스트로겐을 비롯한 성 호르몬이 기분 및 여러 신경정신질환에 영향을 미친다는 사실은 한 세기 이전부터 보고되고 있지만, 정확하게 어느 시점에서 어떤 식으로 영향을 미치는지는 매우 복잡한 과정이 관여될 것으로 여겨지며 이에 대해서는 아직까지도 완전하게 밝혀지지 않았다. 조현병과 같은 정신증 질환들에서는 에스트로겐이 전반적으로는 신경보호적인 역할을 할 것으로 여겨지고 있다. 예를 들면, 에스트로겐의 수치가 높은 시기의 여성들은 같은 병을 앓고 있는 남성들에 비해서 좀 더 가벼운 증상을 보이거나 좀 더 양호한 예후를 갖는 것으로 나타났다[58, 59, 60]. 우울 장애나 불안장애에서는 에스트로겐의 역할이 모호한 편이다. 우울증의 경우에는 남성에 비해 여성이 2배 가량 흔한데, 남성의 평생 유병율이 12.7%인데 비해 여성의 평생 유병율은 21%에 이르는 것으로 알려져 있다[61, 62]. 불안장애의 경우에는 남성의 평생 유병율이 19.2%인데 비해 여성의 경우에는 30.5%에 이르는 것으로 알려져 있다[62]. 이는 절대적인 에스트로겐 농도보다는 에스트로겐의 기복이나 급격한 하락이 우울이나 불안 증상의 위험을 높인다는 증거들이 쌓여 가고 있고, 특정 여성들이 이러한 호르몬 변화에 다른 사람들보다 좀 더 취약한 것으로 나타나고 있다. 월경전불쾌장애는 명확하게 월경주기 상 후기 황체기에 해당하는 시기의 갑작스런 에스트로겐 수치의 강하와 연관이 되어 있으며, 월경전불쾌장애를 가진 환자는 다른 기분장애의 동반이 많다는 것이 잘 알려져 있다[63].

에스트로겐 수치의 변화를 보이는 시기에 기분 증상이 쉽게 나타날 수 있음을 보여 주는 대표적인 시기는 산후 기간이다[64]. 출산 이후 며칠 이내에 보일 수 있는 가벼운 기분 취약성에 해당하는 산후 '우울기분(blues)'은 매우 흔하다[65]. 주요 우울장애 정도의 심각도를 보이는 산후우울증의 경우에는 출산 이후 1개월에 약 10%가 앓게 되고, 출산 1년까지 최대 20%가 경험하는 것으로 조사되었다[64, 66, 67]. 이 외에도 임신 기간, 폐경기 역시 우울 증상 및 불안 증상에 영향을 미치는 것으로 알려졌다[68].

폐경기로 들어서면서 에스트로겐은 점차 감소하게 된다. 여성들이 폐경기를 경험하는 평균 나이는 51세인 것으로 알려져 있다[69]. 이 무렵의 중년기 여성(45~55세)은 같은 연령의 남성에 비해 주요우울장애를 4~5배가량 많이 앓는 것으로 알려져 있다[70, 71, 72, 73]. 특히, 이전에 산후우울증이나 월경전불쾌장애와 같은 우울장애의 기왕력이 있었던 여성의 경우에는 폐경기 무렵에 우울 증상을 앓게 될 위험이 더욱 증가하는 것으로 알려져 있다[74, 75].

핀란드 북부에서 시행된 대규모 코호트 연구의 결과에 따르면 초경을 시작하는 나이가 늦어질수록 31세가 되는 시점에서 우울증을 앓게 될 위험도가 2~3배가량 커지는 것으로 나타났다[76]. 이는 좀 더 오랜 기간 동안 에스트로겐에 노출되었을 때 이후 우울증에 대해서 저항 효과가 있는 것을 시사하는 소견이라고 할 수 있겠다.

에스트로겐은 우리 뇌의 변연계, 일주기 리듬, 수면 질에 영향을 미친다. 동물 연구에 의하면 에스트로겐은 생체 일주기를 짧게 하고, 활동 시작 시점을 앞당기고, 휴지기를 길게 하는 것으로 알려져 있다. Leibenluft(1993)과 같은 학자는 폐경기의 에스트로겐 감소가 호르몬의 일주기를 교란함으로써 기분에 영향을 미치게 되는 것이라는 가설을 주장하였다[77]. 연구자들은 여성들이 피부 온도의 상승이 있기 조금 전에 잠에서 깨어나게 되는데, 이는 홍조를 일으키는 중추적인 사건 발생과 관련이 있을 것이라는 점을 시사한다. Erlich는 홍조는 중추 온도조절(central thermostat)을 낮춤으로써 일어나게 된다는 이론을 펼쳤다. 체온을 조절하는 신경핵은 성샘자극호르몬방출 호르몬(gonadotropin-releasing-hormone)을 포함하는 시상하부핵에 인접해 있다.

3. 에스트로겐의 치료적 사용

폐경기 여성의 에스트로겐 요법에 대한 치료적 이득을 놓고 학계의 논란은 계속되고 있다. 북미폐경학회에서는 2012년 호르몬 치료에 대한 입장 발표를 통해서 에스트로겐 치료 대비 에스트로겐-프로게스테론 치료의 이득 및 잠재적인 위험성 등에 대해서 그 동안의 임상 결과 및 연구 결과를 고찰하여 발표하였으며, 이에 대해서 최신 지견을 반영하여 정기적으로 내용을 업데이트 하고 있다.

호르몬 치료에 대한 대규모 이중맹검무작위 연구인 Women's Health Initiative(WHI) 연구를 통해 많은 결과가 보고되었다. 하지만 이를 완전히 일반화하기에는 여러 가지 제한점이 있다. 이 연구에서는 경구형 에스트로겐 1가지 제제(conjugated estrogens)와 경구형 프로게스테론 1가지 제제(medroxyprogesterone acetate)를 이용하여 연구를 수행하였다. 대다수의 연구가 폐경 후 증상에 초점을 맞춰 수행했던 것과는 달리, WHI 연구는 50세부터 79세의 건강한 폐경기 여성을 대상으로 예방 연구를 수행한 것이 특징이다.

1) 호르몬 치료를 통한 이득 대비 위험

(1) 혈관 운동성 증상
호르몬 치료를 통해서 가장 효과적으로 치료할 수 있는 증상은 폐경기와 관련된 혈관 운동성 증상과 이러한 증상과 결부되어 나타날 수 있는 수면 질의 감소, 과민함, 집중력 저하가 있으며, 이로 인한 삶의 질의 저하이다[78, 79]. 중등도 및 심한 혈관 운동성 증상을 치료하기 위해 대부분의 에스트로겐 제제가 효과적인 것으로 알려져 있다. 하지만 골다공증 치료를 위한 초저용량 경피용 패치 제제(ultra low-dose estradiol transdermal patch)는 이러한 증상의 치료를 위한 임상적 사용적응증을 인정받지는 못했다[80]. 프로게스테론 단독 제제 역시 이러한 증상의 치료에 효과적인 것으로 알려져 있다[81].

(2) 질 증상
에스트로겐 치료는 음부 또는 질의 위축 및 건조, 성교 통증 등의 증상에 도움이 될 수 있다[82]. 전신적인 에스트로겐 요법과 국소적인 에스트로겐 요법 모두 이러한 증상의 호전에 도움이 되는 것으로 알려져 있고, 이러한 치료적 적응증에 대한 승인을 받은 상태이다. 일부 저용량의 전신적 에스트로겐 요법만으로는 증상 호전에 충분치 않을 수 있으므로 이러한 때에는 국소적인 에스트로겐 요법을 함께 병합하여 사용하는 것이 필요하다[83]. 에스트로겐 요법의 유일한 이유가 질 위축 때문인 경우에는 국소적인 에스트로겐 사용법이 더 권장된다. 저용량의 에스트로겐을 국소적으로 사용하는 경우에는 프로게스테론 병합 요법을 필요로 하지 않는다. 보통 저용량의 에스트로겐 국소 요법만으로는 자궁 내막의 비후 위험성은 크지 않은 것으로 알려져 있다[84]. 하지만 1년 이상의 장기간의 사용이 초래하는 결과에 대해서는 여전히 연구 결과가 부족한 상태이다.

(3) 성 기능

에스트로겐 요법이 성적인 흥미, 성적 흥분, 오르가즘 반응에 미치는 영향은 폐경 후 발생하는 다른 증상에 대한 치료와는 구별될 수 있겠으나, 이에 대한 연구 결과는 충분치 않다[85]. 저용량의 국소적인 에스트로겐 요법을 시행하는 경우 음부 및 질의 윤활을 좋게 하고, 질 조직으로의 혈류 및 감각을 증가시킴으로써 성적 만족도를 올릴 수 있다. WHI 연구의 분석 결과에서는 호르몬 치료와 성적 활동의 지속성과는 의미 있는 상관 관계를 보이지는 않았다[86]. 아직까지는 성기능에 대한 치료를 위해서나 리비도(성욕) 증가를 위한 치료적 목적으로 에스트로겐 요법이 추천되지는 않는다[87].

(4) 비뇨기계 건강

국소적인 에스트로겐 요법은 과민성 방광을 가진 일부 여성에게 도움이 될 수 있다[88]. 일부 무작위 대조연구에서는 에스트라디올 링(estradiol ring)을 사용한 환자들이 옥시부티닌(oxybutynin) 치료제를 사용한 비교군과 동등한 치료 효과를 보인 것으로 나타났다[89]. 전신적인 호르몬 요법은 긴장성 요실금(stress incontinence)을 악화시킬 수도 있고 완화시킬 수도 있는 것으로 알려져 있다[90, 91]. 초저용량 경피용 에스트라디올 요법은 요실금 증상을 악화시키지도 완화시키지도 않는 것으로 알려져 있다[92]. 대규모 무작위 대조 연구에서는 호르몬 요법에 의해 신장 결석이 증가한다고 보고하였다. 일부 연구에서는 질 내 에스트로겐의 국소적 요법을 적용할 경우에 요로감염의 위험이 줄어들 수 있다고 보고하였다[93, 94]. 비뇨기계 증상의 치료를 위한 에스트로겐 요법에 대해서는 아직까지 승인을 인정받지는 못했다.

(5) 삶의 질

아직까지 삶의 질과 관련된 에스트로겐 요법의 적용에 대한 승인은 인정받지 못했지만, 호르몬 요법을 할 경우에는 증상 경감을 통한 건강 관련 삶의 질이 증진되는 것으로 나타났다[78, 95]. 하지만 특별한 증상을 호소하지 않는 여성들은 에스트로겐 요법이 건강 관련 삶의 질을 호전시킨다는 명확한 증거가 없다[96, 97, 98].

(6) 골다공증

표준 용량을 이용한 호르몬 요법은 폐경 이후의 골절을 줄이는 것으로 나타났다[99, 100]. 저용량의 에스트로겐 요법만으로도 골밀도를 호전시키거나 유지하는 데 도움이 되는 것으로 나타났다. 호르몬 요법을 중단했을 때는 효과가 떨어질 수 있기 때문에 골밀도를 유지할 수 있는 다른 대체할 수 있는 골다공증 치료를 연속할 수 있도록 해야 한다[101, 102]. 조기 폐경을 경험하는 여성은 특별한 적응 금기증이 없다면 골다공증 치료를 위해서 호르몬 요법이 다른 골다공증 전문 치료보다 더 나은 선택이 될 수 있다[103]. 이러한 경우에는 정상적인 폐경 나이에 이를 때까지 호르몬 요법을 유지하다가 재평가를 하는 것이 필요하다. 하지만 단순히 조기 폐경을 한 여성이나 수술적 난소 적출을 받은 여성이 65세 이후에 좀 더 골절 위험이 높아진다는 뚜렷한 증거는 없다.

(7) 심혈관계 질환

① 관상동맥질환

대부분의 관찰 연구에서는 전신적인 에스트로겐 요법을 시행한 경우에 관상동맥질환의 위험이 감소하는 것을 지지하는 결과를 보여 주었다[104]. 하지만 호르몬 요법이 심장에 미치는 영향을 조사하고자 했던 대다수의 무작위 대조연구에서는 이러한 결과가 재현되지는 않았다[105]. 이는 관찰 연구에 참여했던 대상자들과 무작위 대조연구에 참여했던 대상자들의 특성의 차이에서 비롯되었을 수 있다. 연구 기저 시점에서 대상자들의 심혈관계 위험 인자의 정도가 달라서 이에 따른 결과가 영향을 받을 수 있을 것으로 사료된다.

또 호르몬 치료를 폐경 시기와 얼마나 근접하여 시작했는지에 따라서 달라질 수 있다[106, 107]. 대개의 관찰 연구에서 호르몬 치료를 시작한 것은 폐경 2~3년 이내인 55세 이전이었던 것에 반해, 무작위 대조연구에 참여했던 대상자들은 평균 63~64세에 호르몬 요법을 시작한 대상자들로 폐경 이후 10여 년이 경과한 시점이다. 이러한 결과를 토대로 이른 시기에 호르몬 치료를 시작하였거나 좀 더 폐경기 무렵에 시작할 경우 심혈관계 질환의 위험도를 낮출 수 있을 것으로 기대되고 있다[108]. WHI 연구는 폐경기 무렵에 호르몬 요법을 시작한 대상자의 심혈관계 위험도가 위약군에 비해서 유의하게 감소하였으나, 폐경 이후 10년이 경과한 시점에서 호르몬 요법을 시작한 대상자는 오히려 위험도가 증가함을 보고하였다[106].

몇몇 관찰 연구에서는 오랫동안 호르몬 요법을 시행받는 경우에는 동맥경화성 플라크(atheromatous plaque)의 부담 및 관상동맥질환의 발생과 밀접한 관련이 있는 것으로 알려진 관상동맥 내 칼슘 축적을 줄이는 것으로 알려져 있다[109, 110]. 초음파를 이용한 경동맥 플라크의 두께를 측정한 관찰 연구에서도 호르몬 치료를 받는 환자에게 플라크가 덜 축적되는 것으로 보고되었다[111, 112].

② 뇌졸중

WHI 연구에서는 에스트로겐 요법 및 에스트로겐-프로게스테론 병합 요법은 허혈성 뇌졸중의 위험도를 높이고, 출혈성 뇌졸중에는 큰 영향을 미치지 않는 것으로 나타났다[113]. Nurses' Health Study(NHS) 연구에서는 50~59세 대상자들의 최근 에스트로겐-프로게스테론 병합 요법을 시행한 군에서 유의하게 뇌졸중의 위험도가 증가하지 않았으나, 에스트로겐 단독 요법을 시행한 경우에는 약 1.5배가량의 위험도가 증가함을 관찰하였다[114]. 이 연구에서 대상자들의 수가 많지는 않았지만 저용량의 에스트로겐 요법을 시행받았던 대상자는 뇌졸중 위험도가 증가하지 않았다.

(8) 정맥 혈전

관찰 연구 및 무작위 대조연구 모두에서 경구 호르몬 요법을 시행한 대상자들은 정맥 혈전이 증가함을 보고하였다[115, 116]. 정맥 혈전 발생은 호르몬 요법 시행 이후에 증가하는 것으로 나타났으며, WHI 연구에 의하면 60세 이전에 호르몬 요법을 시작한 대상자들에 비해 60세 이후에 호르몬 요법을 시작한 대상자들의 위험도가 더 높은 것으로 나타났다[116]. 특히 BMI 30 이상의 비만 여성은 3배 이상 위험도가 증가하는 것으로 나타났다[101]. BMI와 관계없이 호르몬 치료와 함께 정맥 혈전의 위험도는 2배 가량 올라가고, 호르몬 치료를 중단한 이후에는 위험도는 다시 기저 시점으로 회복되는 것으로 나타났다[102].

이전에 정맥 혈전 기왕력이 있고, 비만인 여성 혹은 제5인자 레이던 돌연변이 (factor V Leiden mutation)를 가진 여성은 호르몬 치료와 함께 특히 정맥 혈전의 위험도가 증가한다[116, 117]. 제한적인 연구들이기는 하지만 경구 에스트로겐이 경피 에스트로겐 투여보다 환자의 정맥 혈전 위험도를 더 낮출 것으로 예상된다. 하지만 이에 대한 무작위 대조연구 결과는 없다. 이전 연구들은 프로게스테론이 피떡 (clotting)을 생성하는 데 기여함으로써 비임신 여성이 혈전 발생을 높일 수 있음에 대해서 보고하였다[118, 119].

최근에는 관상동맥 질환의 예방을 위해서 호르몬 치료가 권장되지는 않는다. 50 ~59세의 여성이 호르몬 요법을 시작하거나 폐경 10년 이내에 폐경기 증상 치료를 위해 호르몬 요법을 시작한 경우에는 특별히 관상동맥질환의 위험도를 높이지는 않을 것으로 보인다.

일부 새로운 연구 결과들은 폐경 초기에 에스트로겐 요법을 시작함으로써 관상동맥질환의 위험도를 낮출 수 있다고 보고하였다.

(9) 당뇨

대규모 무작위 대조연구에서는 호르몬 요법이 제2형 당뇨의 발생을 줄일 수 있다고 보고하였다. WHI 연구 결과를 보면 에스트로겐-프로게스테론 요법을 시행한 대상자들에서 약 20%가량 제2형 당뇨의 발생이 감소함을 보고하였고, 에스트로겐 요법만을 시행한 대상자들도 약 12%의 감소를 보였다[120]. 폐경 여성에서 시행된 다른 연구에서는 호르몬 치료 대상자들의 공복 혈당이 감소하였으나, 심혈관 위험도를 높이는 것과 관련이 있는 것으로 알려진 식후 2시간 혈당은 상승하는 소견을 보였다[121]. 따라서 지금까지의 연구 결과를 종합해 보면 폐경기 무렵 혹은 폐경 이후에 단지 제2형 당뇨를 예방하기 위한 목적만으로 호르몬 치료를 권유하는 것은 부적절하다고 볼 수 있겠다.

(10) 자궁내막암

폐경 이후의 여성에서는 에스트로겐 요법의 용량 및 기간에 따라 자궁내막암의
위험도가 증가하는 것으로 알려져 있다. 체계적 문헌 고찰을 통한 메타 분석 결과
호르몬 요법을 시행한 환자들에서 자궁내막암의 위험도는 약 2.3배 증가하였으며,
10년 이상 시행한 경우에는 위험도가 9.5배까지 증가하는 것으로 조사되었다[122].
이러한 위험도는 호르몬 요법 중단 이후에도 수년간 지속되는 것으로 알려졌다. 이
러한 위험도 상승을 상쇄하는 방법은 프로게스테론 병합 요법을 시행하는 것이 권
장된다. 또, 자궁내막암의 기왕력이 있는 환자에게 호르몬 요법은 추천되지 않는
다. 프로게스테론 단독 요법은 혈관 운동성 증상 조절을 위해서 사용될 수 있겠으
나 장기 치료에 대한 결과는 아직 뚜렷하지 않다.

(11) 유방암

유방암 진단은 에스트로겐-프로게스테론 요법을 3~5년 간 시행한 환자들에서
증가한다[123]. WHI 연구는 프로게스테론을 지속적(continuous)으로 사용한 대상자
들과 순차적(sequential)으로 사용한 대상자들의 위험도 차이가 달라지는지 여부를
확인할 수 없었으나, 일부 관찰 연구에서는 프로게스테론을 지속적으로 사용한 대
상자들에서 유방암의 위험이 더 증가할 수 있음을 보고하였다. 또, 프로게스테론을
소량으로 병합한 호르몬 치료를 짧게 시행할 때는 유방암 위험도가 높지 않았으나,
장기적으로 시행한 대상자들에서 유방암 위험도가 증가함을 보고 하였다[124].

에스트로겐-프로게스테론 요법과 에스트로겐 요법 중에서는 유방 세포를 증가
시키고, 유방통과 유방 촬영 시 밀도를 증가시켜 유방 촬영의 해석을 어렵게 함으
로써 유방암 진단을 늦추는 상황을 야기할 수도 있다[123, 125]. 호르몬 요법에 의해
서 기존에 너무 작아서 진단되지 않았던 암의 진행을 촉진할 수도 있다. 혹은 이렇
게 진단이 어려울 정도로 작은 암 세포는 호르몬 치료의 자극 없이는 결코 진행하
지 않았을지도 모른다. 호르몬 치료를 통해서 증가했던 유방암 위험도는 치료 중단
3년 후에 소멸되는 것으로 나타났다[126]. 하지만 WHI 추적 연구 결과, 연구 개시
11년째 유방암 관련 사망률을 조사하니 에스트로겐-프로게스테론 요법을 받은 대
상자들에서 증가하는 것으로 나타났다[127].

호르몬 요법의 시작 시기와 폐경 시기와의 시간적 간격이 유방암 위험에 미치는
영향을 조사하였을 때, WHI 연구에서는 폐경 직후에 호르몬 요법을 시작한 대상자

들이 약 5년 간 호르몬 요법을 받았을 때보다 2.75배가량 유방암이 발생할 수 있는 것으로 나타났다[128]. 반면에 폐경 이후 5년이 경과한 후에 호르몬 요법을 시작한 대상자는 유방암 위험도가 그렇게 높게 나타나지는 않았다. 프랑스에서 시행한 연구에서도 3년 이내에 호르몬 요법을 시행한 그룹이 폐경 이후 더 오랜 기간이 경과하여 호르몬 요법을 받은 그룹에 비해 유방암 발생의 위험이 더 증가함을 보고하였다[124]. 이러한 결과는 심혈관 질환, 뇌졸중, 정맥 혈전, 사망율과 관련된 연구에서 호르몬 요법을 좀 더 이른 시기에 혹은 폐경 직후에 시작했을 때 더 안전하다는 결과와는 다르다.

① 유방암 기왕력 환자의 호르몬 요법

유방암 기왕력이 있는 환자의 호르몬 요법은 재발 위험을 높일 수 있는 것으로 알려져 있다[129]. 일부 관찰 연구에서는 유방암 기왕력 환자에서 유방암 재발이 높지 않다고 보고하였으나, 이는 연구 등록 대상자들을 상대적으로 위험도가 낮은 군으로 선별한 선택적 삐뚤림의 결과일 수 있을 것으로 사료된다[130, 131, 132].

(12) 난소암

대규모 관찰 연구에서는 호르몬 요법을 오랫동안 시행한 경우에는 난소암의 발생이 증가할 수 있음을 보고하였다.

2) 에스트로겐 요법 제제, 치료 기간, 중단

에스트로겐 경구 제제로는 경구 결합 에스트로겐(Oral Conjugated Estrogen) 0.3~0.45mg이나 미분화 17A 에스트라디올(Micronized 17A-estradiol) 0.5mg이 있다. 에스트로겐 패치 제제로는 경피 17A 에스트라디올 패치(Transdermal 17A-estradiol patch) 0.014~0.0375mg가 있다. 그 밖의 제제로는 저용량 에스트로겐을 국소적으로 사용할 때에는 크림, 스프레이, 겔 타입의 제제를 사용할 수 있다.

(1) 호르몬 요법의 치료 기간

호르몬 요법의 치료 기간이 길어질수록 유방암 및 유방암으로 인한 사망률이 증가할 수 있음으로 밝혀졌다[123, 127]. 에스트로겐 요법의 경우 폐경기가 얼마 지나지 않은 시기에 시작한 경우에는 유방암 발생의 위험도를 올리지 않는 것으로 나타났으며, 호르몬 요법의 중단 이후에는 유방암 발생의 위험도가 감소하는 것으로 나타났다[125]. 15~20여 년 동안 에스트로겐 요법을 시행받은 경우에는 유방암 발생 위험이 증가할 수 있으나, 에스트로겐-프로게스테론 복합 요법을 시행받은 여성들에 비해서는 적은 정도였다[133].

이른 시기에 에스트로겐 요법을 시작하는 경우 잠재적으로 관상동맥질환 및 심혈관질환에 대한 치료적 이득이 있을 수 있다. WHI 연구에 의하면, 50대 여성이 에스트로겐 요법을 시행받은 경우에는 심혈관 질환 및 심근경색의 위험도는 감소하면서 특별히 유방암의 위험도는 증가하지 않은 것으로 나타났다[102]. 무작위 대조 연구에서도 5년 이상의 호르몬 요법을 시행받은 여성의 경우에는 심혈관 질환의 위험도가 낮아지는 것으로 나타났다[134]. 하지만 이러한 연구 결과를 통해 최종적인 결론을 내리기에는 성급한 면이 있으며, 호르몬 치료로 인한 유방암 발생 위험에 관여할 수 있는 여러 가지 요인을 함께 고려해야 할 것이다. 또한, 폐경기가 한참 경과한 시점에서 호르몬 치료를 시작한 여성은 시작 시점에서 심혈관 질환의 위험성이 증가할 수 있다. 장기적인 호르몬 요법의 시행은 대상 여성들의 증상, 선호도, 치료적 이득 및 해악에 대한 평가에 기반을 두고 결정되어야 할 것이다.

잠재적인 호르몬 요법의 이득 및 해악에 대해서 충분히 인지를 하고 있고, 임상적인 감독하에 치료가 이뤄지고 있다면 최소 용량을 사용하는 에스트로겐-프로게스테론 복합 요법을 다음과 같은 상황에서 연장하여 시행해 볼 수 있다[135]. 첫째, 치료적 이득이 충분히 잠재적인 위험을 뛰어넘는다고 판단이 되는 여성이 치료 중단에 실패한 경우, 둘째, 골절 발생에 대한 고위험군에서 다른 치료가 부작용으로 인해 시도하기 어려운 경우이다.

(2) 호르몬 요법의 중단

3년 동안 에스트로겐-프로게스테론 요법을 시행받았던 대상자들은 3년 동안 치료를 시행받은 이후 중단했을 경우, 심혈관 질환의 발생, 골절, 대장암의 위험이 치료를 받지 않은 여성들과 동등한 것으로 나타났다[101]. 치명적인 폐암 발생을 포함하여 전체 암 발생의 위험도는 에스트로겐-프로게스테론 요법 군에서 증가하는 것으로 알려졌다[57, 126]. 자궁이 없는 여성이 3년 동안 에스트로겐 요법을 시행받은 경우에는 심혈관 질환, 심부정맥혈전, 뇌졸중, 골반 골절, 대장암, 사망율의 유의

한 증가는 없었다. 또한, 증가한 유방암 위험도는 오히려 감소하는 양상을 보였다
[102].

호르몬 요법의 중단은 일시적으로 골절 위험도를 높일 수 있는 것으로 알려져 있
다. 하지만 WHI 연구에서 4년 동안 추적 관찰한 결과 골절에 대한 누적 발생률에
서는 에스트로겐 요법을 시행받은 대상자와 위약 투여를 받은 대상자 사이에 차이
가 없는 것으로 나타났다[102].

호르몬 치료 중단 이후 사망율은 에스트로겐 단독 치료 그룹에서 1.02배, 에스트
로겐-프로게스테론 병합 치료 그룹에서는 1.04배로 두 그룹 모두에서 경도로 위험
도가 증가하는 것으로 나타났다[101, 102]. 이는 호르몬 치료 기간 동안 증가되었던
암 발생과 관련이 있을 것으로 사료된다.

혈관 운동성 증상은 호르몬 치료 기간이나 연령과 관계없이 치료 중단 이후 50%
재발하는 것으로 나타났다[136, 137]. 증상 재발에 있어서 서서히 끊는 것과 일시에
중단하는 것 사이에는 큰 차이가 없었다[138].

참고문헌

[1]   Kuiper GG, Carlsson B, Grandien K, Enmark E, Ha Ggblad J, Nilsson S, et al. Comparison of the ligand binding specificity and transcript tissue distribution of estrogen receptors alpha and beta. *Endocrinology*. 1997;138:863-70.

[2]   Bulun SE, Monsavais D, Pavone ME, Dyson M, Xue Q, Attar E, et al. Role of estrogen receptor-beta in endometriosis. *Semin Reprod Med*. 2012;30:39-45.

[3]   Wedren S, Lovmar L, Humphreys K, Magnusson C, Melhus H, Syvanen AC, et al. Estrogen receptor alpha gene polymorphism and endometrial cancer risk-a case-control study. *BMC Cancer*. 2008;8:322.

[4]   Gennari L, Merlotti D, De Paola V, Calabro A, Becherini L, Martini G, et al. Estrogen receptor gene polymorphisms and the genetics of osteoporosis: a HuGE review. *Am J Epidemiol*. 2005;161:307-20.

[5]   Maguire P, Margolin S, Skoglund J, Sun XF, Gustafsson JA, Borresen-Dale AL, et al. Estrogen receptor beta (ESR2) polymorphisms in familial and sporadic breast cancer. *Breast Cancer Res Treat*. 2005;94:145-52.

[6]   Bjornstrom L, Sjoberg M. Mechanisms of estrogen receptor signaling: convergence of genomic and nongenomic actions on target genes. *Mol Endocrinol*. 2005;19:833-42.

[7]   McEwen BS, Alves SE. Estrogen actions in the central nervous system. *Endocr Rev*. 1999;20:279-307.

[8]   Wise PM. Estrogens and neuroprotection. *Trends Endocrinol Metab*. 2002;13:229-30.

[9]   Watson CS, Pappas TC, Gametchu B. The other estrogen receptor in the plasma membrane: implications for the actions of environmental estrogens. *Environ Health Perspect*. 1995;103 Suppl 7:41-50.

[10]   Behl C. Oestrogen as a neuroprotective hormone. *Nat Rev Neurosci*. 2002;3:433-42.

[11]   Mooradian AD. Antioxidant properties of steroids. *J Steroid Biochem Mol Biol*. 1993;45:509-11.

[12] Behl C, Skutella T, Lezoualc'h F, Post A, Widmann M, Newton CJ, et al. Neuroprotection against oxidative stress by estrogens: structure-activity relationship. *Mol Pharmacol*. 1997;51:535-41.

[13] Behl C, Moosmann B. Oxidative nerve cell death in Alzheimer's disease and stroke: antioxidants as neuroprotective compounds. *Biol Chem*. 2002;383:521-36.

[14] Behl C, Widmann M, Trapp T, Holsboer F. 17-beta estradiol protects neurons from oxidative stress-induced cell death in vitro. *Biochem Biophys Res Commun*. 1995;216:473-82.

[15] Singer CA, Rogers KL, Strickland TM, Dorsa DM. Estrogen protects primary cortical neurons from glutamate toxicity. *Neurosci Lett*. 1996;212:13-6.

[16] Garcia-Segura LM, Cardona-Gomez P, Naftolin F, Chowen JA. Estradiol upregulates Bcl-2 expression in adult brain neurons. *Neuroreport*. 1998;9:593-7.

[17] Hawk T, Zhang YQ, Rajakumar G, Day AL, Simpkins JW. Testosterone increases and estradiol decreases middle cerebral artery occlusion lesion size in male rats. *Brain Res*. 1998;796:296-8.

[18] Azcoitia I, Sierra A, Garcia-Segura LM. Estradiol prevents kainic acid-induced neuronal loss in the rat dentate gyrus. *Neuroreport*. 1998;9:3075-9.

[19] Behl C, Holsboer F. The female sex hormone oestrogen as a neuroprotectant. *Trends Pharmacol Sci*. 1999;20:441-4.

[20] Zwain IH, Yen SS. Neurosteroidogenesis in astrocytes, oligodendrocytes, and neurons of cerebral cortex of rat brain. *Endocrinology*. 1999;140:3843-52.

[21] Gibbs RB, Aggarwal P. Estrogen and basal forebrain cholinergic neurons: implications for brain aging and Alzheimer's disease-related cognitive decline. *Horm Behav*. 1998;34:98-111.

[22] Singh M, Meyer EM, Millard WJ, Simpkins JW. Ovarian steroid deprivation results in a reversible learning impairment and compromised cholinergic function in female Sprague-Dawley rats. *Brain Res*. 1994;644:305-12.

[23] Singer CA, McMillan PJ, Dobie DJ, Dorsa DM. Effects of estrogen replacement on choline acetyltransferase and trkA mRNA expression in the basal forebrain of aged rats. *Brain Res*. 1998;789:343-6.

[24] Westlind-Danielsson A, Gould E, McEwen BS. Thyroid hormone causes sexually

distinct neurochemical and morphological alterations in rat septal-diagonal band neurons. *J Neurochem.* 1991;56:119-28.

[25] Hortnagl H, Hansen L, Kindel G, Schneider B, el Tamer A, Hanin I. Sex differences and estrous cycle-variations in the AF64A-induced cholinergic deficit in the rat hippocampus. *Brain Res Bull.* 1993;31:129-34.

[26] Lauder JM. Ontogeny of the serotonergic system in the rat: serotonin as a developmental signal. *Ann N Y Acad Sci.* 1990;600:297-313; discussion 4.

[27] Steiner M, Pearlstein T. Premenstrual dysphoria and the serotonin system: pathophysiology and treatment. *J Clin Psychiatry.* 2000;61 Suppl 12:17-21.

[28] Rapkin AJ, Mikacich JA, Moatakef-Imani B, Rasgon N. The clinical nature and formal diagnosis of premenstrual, postpartum, and perimenopausal affective disorders. *Curr Psychiatry Rep.* 2002;4:419-28.

[29] Watts AG, Stanley HF. Indoleamines in the hypothalamus and area of the midbrain raphe nuclei of male and female rats throughout postnatal development. *Neuroendocrinology.* 1984;38:461-6.

[30] Kawakami M, Yoshioka E, Konda N, Arita J, Visessuvan S. Data on the sites of stimulatory feedback action of gonadal steroids indispensable for luteinizing hormone release in the rat. *Endocrinology.* 1978;102:791-8.

[31] Haleem DJ, Kennett GA, Curzon G. Hippocampal 5-hydroxytryptamine synthesis is greater in female rats than in males and more decreased by the 5-HT1A agonist 8-OH-DPAT. *J Neural Transm Gen Sect.* 1990;79:93-101.

[32] Dickinson SL, Curzon G. 5-Hydroxytryptamine-mediated behaviour in male and female rats. *Neuropharmacology.* 1986;25:771-6.

[33] Rosecrans JA. Differences in brain area 5-hydroxytryptamine turnover and rearing behavior in rats and mice of both sexes. *Eur J Pharmacol.* 1970;9:379-82.

[34] Krege JH, Hodgin JB, Couse JF, Enmark E, Warner M, Mahler JF, et al. Generation and reproductive phenotypes of mice lacking estrogen receptor beta. *Proc Natl Acad Sci USA.* 1998;95:15677-82.

[35] Biegon A, Reches A, Snyder L, McEwen BS. Serotonergic and noradrenergic receptors in the rat brain: modulation by chronic exposure to ovarian hormones. *Life Sci.* 1983;32:2015-21.

[36] Paech K, Webb P, Kuiper GG, Nilsson S, Gustafsson J, Kushner PJ, et al. Differential ligand activation of estrogen receptors ERalpha and ERbeta at AP1 sites. *Science.* 1997;277:1508-10.

[37] Bression D, Michard M, Le Dafniet M, Pagesy P, Peillon F. Evidence for a specific estradiol binding site on rat pituitary membranes. *Endocrinology.* 1986;119:1048-51.

[38] Li X, Schwartz PE, Rissman EF. Distribution of estrogen receptor-beta-like immunoreactivity in rat forebrain. *Neuroendocrinology.* 1997;66:63-7.

[39] Alves SE, Weiland NG, Hayashi S, McEwen BS. Immunocytochemical localization of nuclear estrogen receptors and progestin receptors within the rat dorsal raphe nucleus. *J Comp Neurol.* 1998;391:322-34.

[40] Shughrue PJ, Komm B, Merchenthaler I. The distribution of estrogen receptor-beta mRNA in the rat hypothalamus. *Steroids.* 1996;61:678-81.

[41] Biver F, Lotstra F, Monclus M, Wikler D, Damhaut P, Mendlewicz J, et al. Sex difference in 5HT2 receptor in the living human brain. *Neurosci Lett.* 1996;204:25-8.

[42] Rubinow DR, Schmidt PJ, Roca CA. Estrogen-serotonin interactions: implications for affective regulation. *Biol Psychiatry.* 1998;44:839-50.

[43] Mueck AO, Seeger H, Kasspohl-Butz S, Teichmann AT, Lippert TH. Influence of norethisterone acetate and estradiol on the serotonin metabolism of postmenopausal women. *Horm Metab Res.* 1997;29:80-3.

[44] Halbreich U, Rojansky N, Palter S, Tworek H, Hissin P, Wang K. Estrogen augments serotonergic activity in postmenopausal women. *Biol Psychiatry.* 1995;37:434-41.

[45] Klaiber EL, Broverman DM, Vogel W, Peterson LG, Snyder MB. Individual differences in changes in mood and platelet monoamine oxidase (MAO) activity during hormonal replacement therapy in menopausal women. *Psychoneuroendocrinology.* 1996;21:575-92.

[46] Simerly RB, Zee MC, Pendleton JW, Lubahn DB, Korach KS. Estrogen receptor-dependent sexual differentiation of dopaminergic neurons in the preoptic region of the mouse. *Proc Natl Acad Sci USA.* 1997;94:14077-82.

[47] Becker JB, Snyder PJ, Miller MM, Westgate SA, Jenuwine MJ. The influence of estrous cycle and intrastriatal estradiol on sensorimotor performance in the female rat. *Pharmacol Biochem Behav.* 1987;27:53-9.

[48] Camp DM, Becker JB, Robinson TE. Sex differences in the effects of gonadectomy on amphetamine-induced rotational behavior in rats. *Behav Neural Biol*. 1986;46:491-5.

[49] Becker JB, Ramirez VD. Sex differences in the amphetamine stimulated release of catecholamines from rat striatal tissue in vitro. *Brain Res*. 1981;204:361-72.

[50] Simerly RB, Chang C, Muramatsu M, Swanson LW. Distribution of androgen and estrogen receptor mRNA-containing cells in the rat brain: an in situ hybridization study. *J Comp Neurol*. 1990;294:76-95.

[51] Thompson TL, Moss RL. Estrogen regulation of dopamine release in the nucleus accumbens: genomic- and nongenomic-mediated effects. *J Neurochem*. 1994;62:1750-6.

[52] Arnauld E, Dufy B, Pestre M, Vincent JD. Effects of estrogens on the responses of caudate neurons to microiontophoretically applied dopamine. *Neurosci Lett*. 1981;21:325-31.

[53] Marder K, Tang MX, Alfaro B, Mejia H, Cote L, Jacobs D, et al. Postmenopausal estrogen use and Parkinson's disease with and without dementia. *Neurology*. 1998;50:1141-3.

[54] Rao ML, Kolsch H. Effects of estrogen on brain development and neuroprotection--implications for negative symptoms in schizophrenia. *Psychoneuroendocrinology*. 2003;28 Suppl 2:83-96.

[55] Simonian SX, Herbison AE. Differential expression of estrogen receptor and neuropeptide Y by brainstem A1 and A2 noradrenaline neurons. *Neuroscience*. 1997;76:517-29.

[56] Simonian SX, Delaleu B, Caraty A, Herbison AE. Estrogen receptor expression in brainstem noradrenergic neurons of the sheep. *Neuroendocrinology*. 1998;67:392-402.

[57] Tseng JY, Kolb PE, Raskind MA, Miller MA. Estrogen regulates galanin but not tyrosine hydroxylase gene expression in the rat locus ceruleus. *Brain Res Mol Brain Res*. 1997;50:100-6.

[58] Riecher-Rossler A, Hafner H. Schizophrenia and oestrogens-is there an association? *Eur Arch Psychiatry Clin Neurosci*. 1993;242:323-8.

[59] Seeman MV. The role of estrogen in schizophrenia. *J Psychiatry Neurosci.* 1996;21:123-7.

[60] Grigoriadis S, Seeman MV. The role of estrogen in schizophrenia: implications for schizophrenia practice guidelines for women. *Can J Psychiatry.* 2002;47:437-42.

[61] Weissman MM, Bland R, Joyce PR, Newman S, Wells JE, Wittchen HU. Sex differences in rates of depression: cross-national perspectives. *J Affect Disord.* 1993;29:77-84.

[62] Kessler RC, McGonagle KA, Zhao S, Nelson CB, Hughes M, Eshleman S, et al. Lifetime and 12-month prevalence of DSM-III-R psychiatric disorders in the United States. Results from the National Comorbidity Survey. *Arch Gen Psychiatry.* 1994;51:8-19.

[63] Yonkers KA. The association between premenstrual dysphoric disorder and other mood disorders. *J Clin Psychiatry.* 1997;58 Suppl 15:19-25.

[64] Hendrick V, Altshuler LL, Suri R. Hormonal changes in the postpartum and implications for postpartum depression. *Psychosomatics.* 1998;39:93-101.

[65] Gale S, Harlow BL. Postpartum mood disorders: a review of clinical and epidemiological factors. *J Psychosom Obstet Gynaecol.* 2003;24:257-66.

[66] Campbell SB, Cohn JF. Prevalence and correlates of postpartum depression in first-time mothers. *J Abnorm Psychol.* 1991;100:594-9.

[67] Robinson GE, Stewart DE. Postpartum psychiatric disorders. *Cmaj.* 1986;134:31-7.

[68] Pigott TA. Gender differences in the epidemiology and treatment of anxiety disorders. *J Clin Psychiatry.* 1999;60 Suppl 18:4-15.

[69] McKinlay SM, Brambilla DJ, Posner JG. The normal menopause transition. *Maturitas.* 1992;14:103-15.

[70] Kessler RC, McGonagle KA, Swartz M, Blazer DG, Nelson CB. Sex and depression in the National Comorbidity Survey. I: Lifetime prevalence, chronicity and recurrence. *J Affect Disord.* 1993;29:85-96.

[71] Schmidt PJ, Roca CA, Bloch M, Rubinow DR. The perimenopause and affective disorders. *Semin Reprod Endocrinol.* 1997;15:91-100.

[72] Hay AG, Bancroft J, Johnstone EC. Affective symptoms in women attending a menopause clinic. *Br J Psychiatry.* 1994;164:513-6.

[73] Schmidt PJ, Haq N, Rubinow DR. A longitudinal evaluation of the relationship between reproductive status and mood in perimenopausal women. *Am J Psychiatry*. 2004;161:2238-44.

[74] Grigoriadis S, Kennedy SH. Role of estrogen in the treatment of depression. *Am J Ther*. 2002;9:503-9.

[75] Payne JL. The role of estrogen in mood disorders in women. *Int Rev Psychiatry*. 2003;15:280-90.

[76] Herva A, Jokelainen J, Pouta A, Veijola J, Timonen M, Karvonen JT, et al. Age at menarche and depression at the age of 31 years: findings from the Northern Finland 1966 Birth Cohort Study. *J Psychosom Res*. 2004;57:359-62.

[77] Leibenluft E. Do gonadal steroids regulate circadian rhythms in humans? *J Affect Disord*. 1993;29:175-81.

[78] Barnabei VM, Cochrane BB, Aragaki AK, Nygaard I, Williams RS, McGovern PG, et al. Menopausal symptoms and treatment-related effects of estrogen and progestin in the Women's Health Initiative. *Obstet Gynecol*. 2005;105:1063-73.

[79] National Institutes of Health State-of-the-Science Conference statement: management of menopause-related symptoms. *Ann Intern Med*. 2005;142:1003-13.

[80] Maclennan AH, Broadbent JL, Lester S, Moore V. Oral oestrogen and combined oestrogen/progestogen therapy versus placebo for hot flushes. *Cochrane Database Syst Rev*. 2004:Cd002978.

[81] Schiff I, Tulchinsky D, Cramer D, Ryan KJ. Oral medroxyprogesterone in the treatment of postmenopausal symptoms. *JAMA*. 1980;244:1443-5.

[82] Suckling J, Lethaby A, Kennedy R. Local oestrogen for vaginal atrophy in postmenopausal women. *Cochrane Database Syst Rev*. 2006:Cd001500.

[83] North American Menopause Society. The role of local vaginal estrogen for treatment of vaginal atrophy in postmenopausal women: 2007 position statement of The North American Menopause Society. *Menopause*. 2007;14:355-69;quiz 70-1.

[84] Sturdee DW, Panay N. Recommendations for the management of postmenopausal vaginal atrophy. *Climacteric*. 2010;13:509-22.

[85] Wierman ME, Nappi RE, Avis N, Davis SR, Labrie F, Rosner W, et al. Endocrine aspects of women's sexual function. *J Sex Med*. 2010;7:561-85.

[86] Gass ML, Cochrane BB, Larson JC, Manson JE, Barnabei VM, Brzyski RG, et al. Patterns and predictors of sexual activity among women in the Hormone Therapy trials of the Women's Health Initiative. *Menopause*. 2011;18:1160-71.

[87] Davis SR, Guay AT, Shifren JL, Mazer NA. Endocrine aspects of female sexual dysfunction. *J Sex Med*. 2004;1:82-6.

[88] Cody JD, Jacobs ML, Richardson K, Moehrer B, Hextall A. Oestrogen therapy for urinary incontinence in post-menopausal women. *Cochrane Database Syst Rev*. 2012;10:Cd001405.

[89] Nelken RS, Ozel BZ, Leegant AR, Felix JC, Mishell DR, Jr. Randomized trial of estradiol vaginal ring versus oral oxybutynin for the treatment of overactive bladder. *Menopause*. 2011;18:962-6.

[90] Townsend MK, Curhan GC, Resnick NM, Grodstein F. The incidence of urinary incontinence across Asian, black, and white women in the United States. *Am J Obstet Gynecol*. 2010;202:378.e1-7.

[91] Hendrix SL, Cochrane BB, Nygaard IE, Handa VL, Barnabei VM, Iglesia C, et al. Effects of estrogen with and without progestin on urinary incontinence. *JAMA*. 2005;293:935-48.

[92] Waetjen LE, Brown JS, Vittinghoff E, Ensrud KE, Pinkerton J, Wallace R, et al. The effect of ultralow-dose transdermal estradiol on urinary incontinence in postmenopausal women. *Obstet Gynecol*. 2005;106:946-52.

[93] Maalouf NM, Sato AH, Welch BJ, Howard BV, Cochrane BB, Sakhaee K, et al. Postmenopausal hormone use and the risk of nephrolithiasis: results from the Women's Health Initiative hormone therapy trials. *Arch Intern Med*. 2010;170:1678-85.

[94] Raz R, Stamm WE. A controlled trial of intravaginal estriol in postmenopausal women with recurrent urinary tract infections. *N Engl J Med*. 1993;329:753-6.

[95] Barnabei VM, Grady D, Stovall DW, Cauley JA, Lin F, Stuenkel CA, et al. Menopausal symptoms in older women and the effects of treatment with hormone therapy. *Obstet Gynecol*. 2002;100:1209-18.

[96] Michael YL, Gold R, Manson JE, Keast EM, Cochrane BB, Woods NF, et al. Hormone therapy and physical function change among older women in the Women's Health

Initiative: a randomized controlled trial. *Menopause.* 2010;17:295-302.

[97] Brunner RL, Gass M, Aragaki A, Hays J, Granek I, Woods N, et al. Effects of conjugated equine estrogen on health-related quality of life in postmenopausal women with hysterectomy: results from the Women's Health Initiative Randomized Clinical Trial. *Arch Intern Med.* 2005;165:1976-86.

[98] Hays J, Ockene JK, Brunner RL, Kotchen JM, Manson JE, Patterson RE, et al. Effects of estrogen plus progestin on health-related quality of life. *N Engl J Med.* 2003;348:1839-54.

[99] Cauley JA, Robbins J, Chen Z, Cummings SR, Jackson RD, LaCroix AZ, et al. Effects of estrogen plus progestin on risk of fracture and bone mineral density: the Women's Health Initiative randomized trial. *JAMA.* 2003;290:1729-38.

[100] Jackson RD, LaCroix AZ, Gass M, Wallace RB, Robbins J, Lewis CE, et al. Calcium plus vitamin D supplementation and the risk of fractures. *N Engl J Med.* 2006;354:669-83.

[101] Heiss G, Wallace R, Anderson GL, Aragaki A, Beresford SA, Brzyski R, et al. Health risks and benefits 3 years after stopping randomized treatment with estrogen and progestin. *JAMA.* 2008;299:1036-45.

[102] LaCroix AZ, Chlebowski RT, Manson JE, Aragaki AK, Johnson KC, Martin L, et al. Health outcomes after stopping conjugated equine estrogens among postmenopausal women with prior hysterectomy: a randomized controlled trial. *JAMA.* 2011;305:1305-14.

[103] Vesco KK, Marshall LM, Nelson HD, Humphrey L, Rizzo J, Pedula KL, et al. Surgical menopause and nonvertebral fracture risk among older US women. *Menopause.* 2012;19:510-6.

[104] Ouyang P, Michos ED, Karas RH. Hormone replacement therapy and the cardiovascular system lessons learned and unanswered questions. *J Am Coll Cardiol.* 2006;47:1741-53.

[105] Toh S, Hernandez-Diaz S, Logan R, Rossouw JE, Hernan MA. Coronary heart disease in postmenopausal recipients of estrogen plus progestin therapy: does the increased risk ever disappear? A randomized trial. *Ann Intern Med.* 2010;152:211-7.

[106] Rossouw JE, Prentice RL, Manson JE, Wu L, Barad D, Barnabei VM, et al.

Postmenopausal hormone therapy and risk of cardiovascular disease by age and years since menopause. *JAMA*. 2007;297:1465-77.

[107] Prentice RL, Langer R, Stefanick ML, Howard BV, Pettinger M, Anderson G, et al. Combined postmenopausal hormone therapy and cardiovascular disease: toward resolving the discrepancy between observational studies and the Women's Health Initiative clinical trial. *Am J Epidemiol*. 2005;162:404-14.

[108] Salpeter SR, Walsh JM, Greyber E, Salpeter EE. Brief report: Coronary heart disease events associated with hormone therapy in younger and older women. A meta-analysis. *J Gen Intern Med*. 2006;21:363-6.

[109] Akhrass F, Evans AT, Wang Y, Rich S, Kannan CR, Fogelfeld L, et al. Hormone replacement therapy is associated with less coronary atherosclerosis in postmenopausal women. *J Clin Endocrinol Metab*. 2003;88:5611-4.

[110] Barrett-Connor E, Laughlin GA. Hormone therapy and coronary artery calcification in asymptomatic postmenopausal women: the Rancho Bernardo Study. *Menopause*. 2005;12:40-8.

[111] Tremollieres FA, Cigagna F, Alquier C, Cauneille C, Pouilles J, Ribot C. Effect of hormone replacement therapy on age-related increase in carotid artery intima-media thickness in postmenopausal women. *Atherosclerosis*. 2000;153:81-8.

[112] Grady D, Rubin SM, Petitti DB, Fox CS, Black D, Ettinger B, et al. Hormone therapy to prevent disease and prolong life in postmenopausal women. *Ann Intern Med*. 1992;117:1016-37.

[113] Wassertheil-Smoller S, Hendrix SL, Limacher M, Heiss G, Kooperberg C, Baird A, et al. Effect of estrogen plus progestin on stroke in postmenopausal women: the Women's Health Initiative: a randomized trial. *JAMA*. 2003;289:2673-84.

[114] Grodstein F, Manson JE, Stampfer MJ, Rexrode K. Postmenopausal hormone therapy and stroke: role of time since menopause and age at initiation of hormone therapy. *Arch Intern Med*. 2008;168:861-6.

[115] Canonico M, Oger E, Plu-Bureau G, Conard J, Meyer G, Levesque H, et al. Hormone therapy and venous thromboembolism among postmenopausal women: impact of the route of estrogen administration and progestogens: the ESTHER study. *Circulation*. 2007;115:840-5.

[116] Cushman M, Kuller LH, Prentice R, Rodabough RJ, Psaty BM, Stafford RS, et al. Estrogen plus progestin and risk of venous thrombosis. *JAMA*. 2004;292:1573-80.

[117] Herrington DM, Vittinghoff E, Howard TD, Major DA, Owen J, Reboussin DM, et al. Factor V Leiden, hormone replacement therapy, and risk of venous thromboembolic events in women with coronary disease. *Arterioscler Thromb Vasc Biol*. 2002;22:1012-7.

[118] Canonico M, Alhenc-Gelas M, Plu-Bureau G, Olie V, Scarabin PY. Activated protein C resistance among postmenopausal women using transdermal estrogens: importance of progestogen. *Menopause*. 2010;17:1122-7.

[119] Canonico M, Plu-Bureau G, Scarabin PY. Progestogens and venous thromboembolism among postmenopausal women using hormone therapy. *Maturitas*. 2011;70:354-60.

[120] Bonds DE, Lasser N, Qi L, Brzyski R, Caan B, Heiss G, et al. The effect of conjugated equine oestrogen on diabetes incidence: the Women's Health Initiative randomised trial. *Diabetologia*. 2006;49:459-68.

[121] Espeland MA, Hogan PE, Fineberg SE, Howard G, Schrott H, Waclawiw MA, et al. Effect of postmenopausal hormone therapy on glucose and insulin concentrations. PEPI Investigators. Postmenopausal Estrogen/Progestin Interventions. *Diabetes Care*. 1998;21:1589-95.

[122] Grady D, Gebretsadik T, Kerlikowske K, Ernster V, Petitti D. Hormone replacement therapy and endometrial cancer risk: a meta-analysis. *Obstet Gynecol*. 1995;85:304-13.

[123] Chlebowski RT, Hendrix SL, Langer RD, Stefanick ML, Gass M, Lane D, et al. Influence of estrogen plus progestin on breast cancer and mammography in healthy postmenopausal women: the Women's Health Initiative Randomized Trial. *JAMA*. 2003;289:3243-53.

[124] Fournier A, Mesrine S, Boutron-Ruault MC, Clavel-Chapelon F. Estrogen-progestagen menopausal hormone therapy and breast cancer: does delay from menopause onset to treatment initiation influence risks? *J Clin Oncol*. 2009;27:5138-43.

[125] Stefanick ML, Anderson GL, Margolis KL, Hendrix SL, Rodabough RJ, Paskett ED,

et al. Effects of conjugated equine estrogens on breast cancer and mammography screening in postmenopausal women with hysterectomy. *JAMA*. 2006;295:1647-57.

[126] Chlebowski RT, Schwartz AG, Wakelee H, Anderson GL, Stefanick ML, Manson JE, et al. Oestrogen plus progestin and lung cancer in postmenopausal women (Women's Health Initiative trial): a post-hoc analysis of a randomised controlled trial. *Lancet*. 2009;374:1243-51.

[127] Chlebowski RT, Anderson GL, Gass M, Lane DS, Aragaki AK, Kuller LH, et al. Estrogen plus progestin and breast cancer incidence and mortality in postmenopausal women. *JAMA*. 2010;304:1684-92.

[128] Prentice RL, Chlebowski RT, Stefanick ML, Manson JE, Langer RD, Pettinger M, et al. Conjugated equine estrogens and breast cancer risk in the Women's Health Initiative clinical trial and observational study. *Am J Epidemiol*. 2008;167:1407-15.

[129] Holmberg L, Iversen OE, Rudenstam CM, Hammar M, Kumpulainen E, Jaskiewicz J, et al. Increased risk of recurrence after hormone replacement therapy in breast cancer survivors. *J Natl Cancer Inst*. 2008;100:475-82.

[130] Col NF, Kim JA, Chlebowski RT. Menopausal hormone therapy after breast cancer: a meta-analysis and critical appraisal of the evidence. *Breast Cancer Res*. 2005;7:R535-40.

[131] Durna EM, Wren BG, Heller GZ, Leader LR, Sjoblom P, Eden JA. Hormone replacement therapy after a diagnosis of breast cancer: cancer recurrence and mortality. *Med J Aust*. 2002;177:347-51.

[132] Marttunen MB, Hietanen P, Pyrhonen S, Tiitinen A, Ylikorkala O. A prospective study on women with a history of breast cancer and with or without estrogen replacement therapy. *Maturitas*. 2001;39:217-25.

[133] Colditz GA, Rosner B. Cumulative risk of breast cancer to age 70 years according to risk factor status: data from the Nurses' Health Study. *Am J Epidemiol*. 2000;152:950-64.

[134] Prentice RL, Manson JE, Langer RD, Anderson GL, Pettinger M, Jackson RD, et al. Benefits and risks of postmenopausal hormone therapy when it is initiated soon after menopause. *Am J Epidemiol*. 2009;170:12-23.

[135] The 2012 hormone therapy position statement of: The North American Menopause

Society. *Menopause*. 2012;19:257-71.

[136] Ockene JK, Barad DH, Cochrane BB, Larson JC, Gass M, Wassertheil-Smoller S, et al. Symptom experience after discontinuing use of estrogen plus progestin. *JAMA*. 2005;294:183-93.

[137] Brunner RL, Aragaki A, Barnabei V, Cochrane BB, Gass M, Hendrix S, et al. Menopausal symptom experience before and after stopping estrogen therapy in the Women's Health Initiative randomized, placebo-controlled trial. *Menopause*. 2010;17:946-54.

[138] Haimov-Kochman R, Barak-Glantz E, Arbel R, Leefsma M, Brzezinski A, Milwidsky A, et al. Gradual discontinuation of hormone therapy does not prevent the reappearance of climacteric symptoms: a randomized prospective study. *Menopause*. 2006;13:370-6.

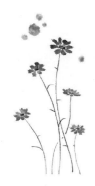

제3장
프로게스테론과 뇌
(Progesterone and Brain)

  성 호르몬 중 프로게스테론이 중추신경계에 미치는 효과와 작용기전과 더불어 뇌기능을 직접적으로 조절하고 행동을 조정하는 신경전달체계와의 상호작용을 알아본다. 프로게스테론을 단지 여성 생식 호르몬으로만 보는 것은 오류이며, 남녀 모두에게 프로게스테론의 상당량이 부신피질자극 호르몬(adrenocorticotropic hormone, ACTH)의 조절 하에 부신피질에서 생성된다. 또한 여성의 프로게스테론은 난포기 동안에는 부신피질에서 생성되다가 배란을 하면서 접어드는 황체기에는 난소에서 생성된다. 이러한 과정이 없는 남성에서도 프로게스테론은 발견되며, 이 프로게스테론은 부신피질에서 온 것이다. 에스트로겐과 프로게스테론의 중추신경계에 미치는 영향(정서, 인지기능 및 신경보호 효과 등)을 이해하도록 한다. 현재까지 다양한 연구가 진행되었으나 아직 일관된 결론이 나지 않은 연구들이 많기 때문에 각 분야에서의 대표적인 연구결과들을 소개하도록 한다. 그리고 프로게스테론을 실제 치료에 적용한 임상연구들에서의 효과는 어떠한지에 대해서 현재까지의 연구결과들을 고찰해 보고자 한다.

1. 프로게스테론이란

성선 스테로이드(gonadal steroid)로도 알려져 있는 성 스테로이드(sex steroid)들은 스테로이드 호르몬을 의미하며, 이는 성 호르몬(sex hormone)이라고도 한다. 스테로이드 계열이 아닌 호르몬들로 황체형성 호르몬(luteinizing hormone), 난포자극 호르몬(follicular stimulating hormone), 생식샘자극호르몬분비 호르몬(gonadotropin-releasing hormone)들이 있지만 이러한 호르몬들은 성과 관련된 역할들을 맡고 있음에도 성 호르몬이라고 하지 않는다. 성 호르몬의 일종으로 임신을 위하여 자궁을 준비시켜 주고, 유지시켜주는 기능을 하는 호르몬들을 통칭하여 프로게스토겐(progestogen)이라고 부른다. 이들 중에서 프로게스테론(Progesterone, P4)은 체내에서 배란 후의 난소의 황체, 임신 중의 태반, 부신 및 신경계에서 생산되는 호르몬을 지칭한다. 프로게스테론은 천연에서 생성되는 호르몬이며, 합성을 통해서 만들어진 프로게스테론 호르몬 제제들은 프로게스틴(progestin)이라고 별도로 부른다. 이들은 모두 각각의 구조와 대사물질에 따라서 각기 다른 활성을 갖는다[1]. 또한 이들은 그들의 수용체 결합 특성, 투여 용량, 투약 경로에 따라서도 각기 다른 조직에서 구분되는 활성을 갖고 있다[2]. 프로게스테론은 흔히들 여성 생식 호르몬으로 생각하며 임신에서 역할을 하는 것으로만 잘 알려져 있지만, 프로게스테론과 그 대사물인 알로프레그나놀론(allopregnanolone)은 남녀 모두 부신(adrenal gland)에서 생성되므로 남성 호르몬이기도 하다는 사실은 상대적으로 간과되곤 한다.

난포기 동안에는 프로게스테론의 분비를 부신피질자극 호르몬으로 촉진할 수 있지만, 황체기에는 프로게스테론은 황체형성 호르몬에 대한 반응으로 증가한다. 이러한 과정이 없는 남성에서 순환하는 프로게스테론은 부신피질에서 온 것이다. 젊고 건강한 남성의 경우 프로게스테론의 농도가 낮은 것으로 보고되지만, 염증, 저혈당과 같은 다양한 스트레스 인자로 인해 프로게스테론의 농도는 증가한다. 최근의 연구에서 남자는 외상성 뇌손상을 겪은 후에 혈중 순환하는 프로게스테론의 농도가 거의 24nM까지 급증하는 것이 관찰되었으나 이러한 증가는 일시적이고, 곧 24~48시간 내에 원래의 평상시 수치인 2~3nM로 회복되었다고 한다. 남성은 연령이 증가한다고 해서 프로게스테론의 기저 수치가 감소하지는 않으며, 이는 여성의 난포기 및 폐경기의 프로게스테론 수치와 유사하다고 한다([그림 3-1] 참조).

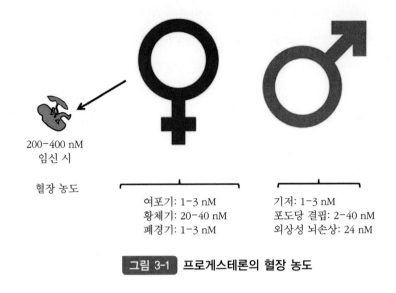

200-400 nM
임신 시

혈장 농도

여포기: 1-3 nM
황체기: 20-40 nM
폐경기: 1-3 nM

기저: 1-3 nM
포도당 결핍: 2-40 nM
외상성 뇌손상: 24 nM

그림 3-1 프로게스테론의 혈장 농도

2. 프로게스테론이 뇌에 영향을 미치는 생물학적 기전

1) 중추신경계의 프로게스테론의 수용체

전통적인 세포의 핵에 있는 수용체들은 1970년대에 최초로 밝혀지기 시작했는데, 다른 대부분의 스테로이드처럼 특정 세포의 수용체들에 결합을 해서 활성화를 통해 효과를 발휘한다. 프로게스테론의 생리적인 효과들은 일차적으로 세포핵 내의 프로게스테론 수용체(progesterone receptor, PR)를 거쳐서 일어난다. PR은 핵에 결합하는 수용체 중에서 전사인자 상과(transcription factor superfamily)에 속하며, 대표적으로는 2가지 아형(isoform)으로 PR-A(94kDa 크기)와 PR-B(114kDa 크기)가 존재한다. PR-A 아형은 PR-B 아형의 N 터미널에서의 164개의 아미노산이 빠져 있는 형태이다. 이들은 단일유전자로부터 전사를 통해서 대체 촉진제(alternate promoter)로 생산되며, 구조적으로는 서로 관계가 있지만, 기능적으로는 달라서 유사한 스테로이드 호르몬 및 DNA 결합 활성도를 갖지만, 생체 내 및 생체 외에서 각기 다른 전사 활성도를 가지며[2], 인간을 포함하는 대부분의 척추동물에서 발견되고 있다. 재미있게도 세 번째의 이성질체인 PR-C도 또한 인간에서 발견이 되었다. 이러한 각기 다른 구조들을 갖는 PR 이성질체의 존재는 프로게스테론에 대해서 각기 고유한 조직에 특이적인 반응들이 일어나게 하며, 따라서 조직들에 따라 고유한 프로게스테론에 의존적인 목표 유전자들의 조절을 가능하게 한다[3]. PR-A와 PR-B는 대부분의 조직에서 공동발현(coexpression)되며, 에스트라디올은 이들의 발현을 상향조절(upregulation)하는 반면, 프로게스테론은 하향조절(downregulation) 한다. 스테로이드들은 전통적인 유전체 기전(genomic mechanism)을 통해서 유전자 전사와 단백질 합성을 조절하는 고유의 세포 내 수용체들—리간드에 의해 활성화되는 전사 인자(ligand-activated transcription factor)—을 활성화시켜서 상대적으로 느리고 장기간의 작용을 통해 신경세포에 영향을 끼쳐 많은 신경펩티드들, 신경전달물질들 및 그들의 수용체들의 합성, 분비 및 대사를 조절한다. 더 구체적으로는 프로게스테론이 비활성화된 복합체로 열-충격단백질(heat-shock protein, HSP) 및 샤프론 단백질(p29, p56)과 묶여 있는 PR에 결합을 한다. 그러면 전사인자들이 구조적 변화(conformational change)를 일으키면서 HSP와 샤프론 단백질이 결합에서 해리(dissociation)된다. 그러면 PR이 이합체화(dimerization)를 하게 되고, 인산화(phosphorylation)를 거쳐서 목표 DNA에서의 호르몬 반응 요소(hormone response element, HRE)에 결합하며, 이들이 다른 보조인자(cofactor)들과 일반 전사 인자(general transcription factor, GTF)들이 촉진자(promoter) 영역에 결합하여 활성화된 전사 복합체(transcriptionally active complex)를 만든다. 이 복합체가 목표 유전자의 전사를 유도하여 발현을 조절하게 된다[3]. 이는 효과가 나타날 때까지의 잠복기도 길고 일단 효과가 나타나면 지속 시간도 길다. PR들은 에스트라디올(E2)에 의하여(E2 priming) 극적으로 증가하며, 뇌에서 다양한 부위에 위치한다. E2에 의하여 유도되지 않은 PR들도 소뇌와 대뇌피질에 일부 존재한다.

동시에 스테로이드들은 비유전체 기전을 통해서 세포막에 위치하는 이온채널 수용체(cell membrane-bound ion-channel linked receptor) 또는 G-단백질 연관 수용체(G-protein coupled receptor)와의 상호작용을 통해서 빠르게 작동하는 세포막에의 효과도 갖고 있다. 이러한 비전통적인 빠른 작용의 대표적인 예로는 프로게스테론이 GABA A 수용체에 알로스테릭 효현제로 작용하는 것이다. 이 경우에는 스테로이드 호르몬의 효과는 아주 빠르고 짧게 나타나서 신경세포에서의 전기생리학적 특성이 수밀리 초에서 수분 단위로 변하는 것을 이러한 예로 들 수 있다. 이는 아마도 막 관련 수용체들이 자극받아서, 제2메신저가 활성화되는 것과 관련이 있다[4]. 이러한 빠른 기전들을 통해서 전기적 활성도(electrical excitability), 시냅스의 기능 및 구조적 특징들을 조절하는 것으로 생각된다. 이러한 빠른 효과들의 경우에도 세포 내 형질도입 경로(transduction pathway)와의 상호작용은 함께 일어난다. PR들은 뇌에서 에스트로겐 수용체가 있는 부위와 동일한 다수의 장소에 존재한다. 이러한 부위들로는 편도, 해마, 대뇌 피질, 기저 전뇌(basal forebrain), 소뇌, 청반(locus ceruleus), 중뇌 솔기핵(midbrain rafe nuclei), 신경아교 세포(glial cell) 및 중앙 회질 (central gray matter) 등이 있다. 이렇게 다양한 부위에 존재한다는 것은 프로게스테론이 다양한 생리적 및 병리적 상태에서 인지기능 및 기억과정을 조절하는 데 관여함을 의미하는 것이다.

2) 뇌에서의 프로게스테론의 합성과 대사

프로게스테론은 자궁내막이나 유방과 같은 생식기관에서만이 아니라 또한 몇몇 비생식기관에서도 역할을 한다는 것이 밝혀졌다. 프로게스테론은 중추 및 말초 신경계에서도 합성되기 때문에 신경스테로이드(neurosteroid)로 간주된다. 신경계는 스테로이드 호르몬들의 주된 표적 기관이다. 다른 스테로이드 호르몬들처럼 프로게스테론은 콜레스테롤에서 합성되며, 프로게스테론의 형성은 2개의 연속적인 효소 작용을 통해서 이루어진다. 스테로이드의 합성 과정에서 스테로이드산생 급성 조절 단백질(Steroidogenic acute regulatory protein)의 역할이 중요한데, 이는 미토콘드리아 내에서의 콜레스테롤의 이동 역할을 한다[5]. 우선, 미토콘드리아 내부에서 시토크롬 효소(P450 side-chain cleavage cytochrome, P450scc)에 의해 콜레스테롤 곁사슬이 잘려서 프레그네놀론(pregnenolone)으로 변환된다. 이후에 스테로이드를 생성하는 세포의 유형에 따라서 미토콘드리아나 세포질그물막(endoplasmic reticulum membrane)에 위치한 3-베타-히드록시스테로이드 탈수소효소(3β-HSD)에 의해서 프레그네놀론은 프로게스테론으로 변환된다. 프로게스테론은 2가지 이형질체(isoform)를 갖는 환원효소(steroid 5α-reductase)에 의해 비가역적으로 5α-dihydroprogesterone(5α-DHP)로 변환된다. 프로게스테론과 5α-DHP 둘 다 세포 내 PR에 결합하는 리간드이며, 유전자 전사(transcription)에의 조절에 관계한다. 5α-DHP은 이후 NADPH 의존 세포질 aldo-keto 환원효소(NADPH-dependent cytosolic aldo-keto reductase, AKR)에 의하여 알로프레그나놀론으로 변환된다. 프로게스테론과 그 유도체들은 특정 생리적 또는 병리적 자극을 받으면 그에 대한 반응으로 일부 신경전달물질들과 신경펩티드(neuropeptide)들의 합성과 분비를 조절한다. 그런데 프로게스테론의 대사물인 5α-DHP의 역할에 대해서 재미있는 것은 자궁에서는 5α-DHP가 빠르게 대사되어 버리기 때문에 프로게스테론의 활성을 갖지 못하며, 5α-환원효소에 의해 5α-DHP를 생성하는 대사 경로는 결국 프로게스테론의 임신 유지 효과를 떨어뜨리는 것으로 알려져 있다. 그에 비하여 뇌에서 5α-DHP는 생물학적으로 중요한 프로게스테론의 활성 대사물로 신경내분비 기능의 조절에 관여한다[6].

앞서의 프로게스테론 및 5α-DHP과는 달리 알로프레그나놀론은 PR에 직접 결합하지는 않지만, 감마아미노부티르산 A(γ-aminobutyric acid A, GABA A) 수용체의 강력한 양성 조절자(positive modulator)로 기능한다[6]. 즉, 알로프레그나놀론은 GABA A 수용체의 효현제로 기능하면서, 스트레스, 기분 및 행동들을 조절하면서 항불안, 진정, 항경련 효과들을 갖게 된다.

일반적으로 GABA A의 양성 조절자들은 고용량에서 항불안, 진정, 항경련 효과를 갖는 것으로 알려져 있다. 따라서 고용량의 알로프레그나놀론은 항불안[7], 진정/마취[8], 항경련 효과[9]를 갖는데, 반면 기분에 대해서는 부정적인 변화를 월경주기 동안에 가져오는 것은 다소 비일관적으로 보일 수도 있다. 이는 GABA A의 양성 조절자들인 벤조디아제핀, 바비튜레이트, 알코올 등이 역설적 불안 유발 효과를 일부에서 가져오는 것과 유사하다. 이러한 역설적 작용들로는 과민성, 공격성, 우울, 혼동, 폭력적 행동, 충동 조절의 어려움 등이 있다. 미다졸람(midazolam)을 투여해서 생긴 역설 반응에는 벤조디아제핀 수용체 길항제인 플루마제닐(flumazenil)을 투여하여 치료 효과가 있었다고 한다. 이러한 GABA A의 양성 조절자 투여에 의한 역설 반응은 월경전불쾌장애 환자들에게 고용량의 알로프레그나놀론 투여 시 보이는 부정적 기분 변화와 유사한 기전에 의할 것으로 생각하고 있다[10].

프로게스테론은 단지 자궁내막이나 유방과 같은 생식 기관에만 작용하는 것이 아니라, 또한 몇몇 비생식 기관(뇌)에도 작용을 한다. 뇌는 프로게스테론의 주요 표적기관이어서 뇌에서 처음에 PR가 있는 것으로 알려진 곳은 시상하부(hypothalamus)였으나, 이후에 뇌하수체(pituitary gland), 해마(hippocampus), 대뇌피질, 소뇌를 포함하는 뇌의 다양한 영역에 걸쳐서 폭넓게 분포함이 알려졌다. 이처럼 PR가 폭넓게 분포함에도 불구하고, 시상하부 밖의 뇌의 영역들에서의 PR의 농도는 훨씬 더 낮아지며, 이들에 대한 연구는 주로 시상하부에서의 생식기능에 대한 것으로 국한되어 있고, 시상하부 밖의 수용체들에 대해서는 상대적으로 주의를 덜 기울여 왔다. 시상하부 외부의 PR들이 덜 연구가 된 것에는 2가지 정도의 이유를 생각할 수 있다. 첫 번째는 시상하부의 PR들은 에스트로겐 투여로 강하게 유도가 되는 반면에, 다른 뇌의 영역에서는 유도가 되는 정도가 미약하거나 아예 유도되지 않는다는 점을 생각할 수 있다. 두 번째로는 시상하부에서의 PR는 강하게 핵에 몰려서 분포하기 때문에 전통적인 면역조직화학적 기법을 이용해서 광학 현미경 수준에서 감지가 가능하지만, 시상하부 외의 신경세포의 PR는 핵 외의 위치들에 분산하여 있어서 상대적으로 찾아내기가 어려우며 최근에 면역전자현미경 (immunoelectron microscopy)으로 위치가 확인이 되었다는 점들을 들 수 있다. 상대적으로 소수의 연구들에서 시상하부 밖의 PR들이 생식기능을 넘어 신경 활성과 뇌 기능 조절에서 더 폭넓은 역할을 하는 것에 초점을 맞추어 왔다.

이를 종합하면 뇌에서의 프로게스테론의 효과에 대한 연구의 흐름에는 주로 2가지를 볼 수 있는데, 첫 번째는 시상하부의 PR에 의하여 매개되는 생식기능에 대한 것이고, 두 번째는 알로프레그나놀론에 의한 GABA A 수용체들의 조절을 통한 정신약리학적 작용들에 대한 것이다.

3) 프로게스테론과 신경전달물질과의 관계

성 스테로이드들은 시상하부 및 시상하부 외부의 노르아드레날린성, 도파민성 및 세로토닌성 신경세포들의 활성을 조절한다([그림 3-2] 참조). 실험적으로 난소를 제거한 쥐에서는 카테콜라민성 신경세포에 기능 이상이 오면서 노르아드레날린 분비가 증가하고, 도파민 분비는 감소하였다. 에스트로겐을 투여 시에는 거꾸로 노르아드레날린의 분비가 감소하면서, 도파민성 신경세포의 활성 및 내측-기저부(medio-basal) 시상하부에서의 도파민의 분비는 증가하였다. 아드레날린 수용체 조절에 대한 에스트로겐의 효과는 α1-아드레날린 수용체 활성은 상향조절하면서 β-아드레날린 수용체 활성은 하향조절을 하는 2가지 작용을 갖고 있는 것으로 보인다[11].

아직까지 프로게스테론 및 프로게스틴의 카테콜라민계에 대한 효과가 실험적 또는 임상적 모델에서 입증되어 나온 것은 매우 적다. 프로게스테론의 카테콜라민계에 대한 효과에 대해서는 아직 연구결과가 거의 없지만, 프로게스테론과 에스

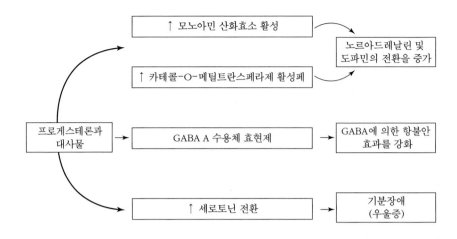

그림 3-2 각 신경전달물질에 대한 프로게스테론과 대사물의 효과

트로겐을 난소를 제거한 쥐에 투여 시 에스트로겐의 아드레날린성 신경세포에 대한 효과가 억제되어서, 노르아드레날린 분비가 증가한다는 동물 실험 결과가 있었다[12]. 토끼에게 에스트라디올과 프로게스테론을 투여했을 시 노르아드레날린의 분비를 촉진시켰고, 시상하부에서의 신경 활성을 증가시켰다고 한다. 세로토닌계도 성선 스테로이드들에 의해서 조절을 받는다. 암컷 쥐에서 시상하부의 세로토닌 함량은 발정주기 동안에 변동을 보이며, 에스트라디올은 세로토닌 수용체들에서 이상성(biphasic)으로 급성 상향조절 후 지연되어서는 하향조절이 되도록 하였다. 또한 에스트로겐은 세로토닌의 농도와 가용성을 분해하는 단가아민 산화효소(monoamine oxidase, MAO)의 분해 속도를 증가시켜서 조절할 수 있다. 동물 연구에서 프로게스테론은 난소가 제거된 쥐의 변연계 구조물들에서 세로토닌의 전환율을 증가시켰다. 스트레스에 뒤이어서 프로게스테론을 투여했더니, 쥐의 뇌 일부 영역에서 세로토닌의 대사를 변화시켜서 스트레스만 준 쥐에 비해서 스트레스 이후에 프로게스테론을 준 쥐의 뇌에서 세로토닌의 농도가 유의하게 더 높았다. 또한, 쥐의 뇌에서의 MAO와 카테콜-오-메틸트란스페라제(catechol-O-methyl transferase, COMT)의 활성도도 프로게스테론을 투여한 후에 올라갔다고 한다[13].

4) 프로게스테론과 오피오이드(opioid)와의 관계

내인성 오피오이드들 중에서 행동에 영향을 주고 진통작용, 온도 조절 및 신경 내분비계에 작용을 하는 베타 엔도르핀(beta-endorphin, β-EP)이 중요하다. 실험실 및 임상 연구들에서는 중추신경계 및 말초에서 순환하는 β-EP의 농도를 신경 내분비 기능의 지표 중 하나로 보고 있다. 에스트로겐은 직접 성선 호르몬들에 의해 조절되는 뉴로펩티드 중의 하나인 내인성 아편 유사제(opioid)의 활성을 조절하고, 오피오이드 수용체의 발현을 촉진한다. 내인성 오피오이드들은 생식샘자극호르몬분비 호르몬(Gonadotropin-releasing hormone, GnRH)을 분비하는 시상하부의 신경세포에 억제 또는 흥분성 신호들을 보낸다. 실험에 따르면 β-EP의 투여는 시상하부에서의 황체형성호르몬분비 호르몬(luteinizing hormone releasing hormone, LH-RH) 분비를 억제해서 순환하는 황체형성 호르몬의 농도를 감소시키며, 성적 활성도를 떨어뜨린다[14]. 시상하부와 뇌하수체의 β-EP 함량과 혈장 농도는 쥐에서는 발정기와 관련이 있어서, 에스트로겐과 프로게스테론이 펩타이드의 합성과 분비의 조절에서 역할을 하고 있음을 보여 준다.

동물 실험을 예로 들면, 난소 제거의 효과는 번식 능력이 있는 쥐와 비교하여 β-EP의 유의한 감소로 나타난다. 이때 에스트라디올(estradiol)을 투여하면 β-EP이 회복된다. 한편, 난소를 제거한 쥐에서 꾸준히 프로게스테론이나 다른 프로게스틴(medroxyprogesterone acetate, MPA; norethisterone enanthate, NET), 데소게스트렐(desogestrel)을 투여하는 경우, 각각 투여한 호르몬의 종류에 따라, 에스트로겐과 함께 투여를 하는지 여부에 따라, 또 뇌하수체에서도 각 위치에 따라서 시상하부와 뇌하수체의 β-EP에 대한 효과가 다르게 나타난다. 뇌하수체 전엽(anterior pituitary lobe)에 데소게스트렐을 단독으로 투여 시 β-EP의 농도를 유의하게 증가시킨다. 반면, 프로게스테론, MPA 및 NET는 단독으로 투여하여도 β-EP의 농도에 별다른 영향이 없다. 하지만 난소를 제거한 쥐에 에스트로겐과 함께 투여하게 되면 에스트로겐에 의한 β-EP 농도의 회복 효과를 되돌려서 다시 β-EP의 농도를 떨어뜨리게 된다. 뇌하수체의 신경중간엽(neurointermediate lobe)에서는 번식능력이 있는 쥐와 비교 시 난소 제거를 한 쥐에서 역시 β-EP의 유의한 감소가 나타난다는 점과 에스트로겐 단독 투여에 의한 β-EP 농도의 회복 효과가 있는 점은 유사하다. 하지만 에스트로겐과 프로게스테론을 함께 투여 시 에스트로겐에 의한 β-EP 농도의 회복효과를 되돌리지 못하는 것으로 나타났다. 즉, 위치에 따라서도 효과가 다른 것을 알수 있다.

5) 주요대사물질인 알로프레그나놀론의 작용

몇몇 연구들에서 우울, 불안, 과민성 및 정서와 같은 심리적 기능 및 증상들이 신경스테로이드들, 특히 알로프레그나놀론의 합성과 분비에서의 변동과 관련이 있을 수 있음을 보여 주고 있다. 프로게스테론의 항스트레스 및 항불안 효과는 프로게스테론이 직접 세포 내 PR에 효과를 나타내기보다는 알로프레그나놀론으로 전환되어서 알로프레그나놀론이 GABA A 수용체에 작용함으로써 매개되는 것으로 보인다[15]. 알로프레그나놀론은 프로게스테론에서 3-α, 5-α가 환원된 대사물로, 혈액 속에 순환하는 물질들은 중추신경계보다는 주로 생식샘, 부신 피질에서 나온다. 이러한 알로프레그나놀론과 같은 신경스테로이드들에서의 작용의 일차적인 분자 수준에서의 목표가 되는 것은 GABA A 수용체의 염화 통로(chloride channel)이다. GABA A 수용체들은 뇌에서 억제성 신경전달의 대부분에 관여한다. 구조적으로 이 수용체들은 다양한 하부단위(α1-6, β1-4, γ1-3, δ, ε, θ, ρ1-3)로 구성된 오보격 통로(pentametric channel)들로 구성된다. 이는 리간드 개폐형 염화통로(ligand-gated chloride channel)로, GABA에 의해 활성화되면 염화 이온들의 유입을 통해서 신경세포를 과분극시킨다. 위치에 따라서 GABA A 수용체는 시냅스 및 시냅스 외부의 수용체로 구분된다. 시냅스 수용체들(γ 하부단위 포함)은 뇌에 흔히 존재하고, 시냅스 외부 수용체들(δ 하부단위 포함)은 해마, 시상, 시상하부, 편도체 및 소뇌에 존재한다. 프로게스테론의 정신약리학적 작용에서 중요한 기전은 알로프레그나놀론에 의한 GABA A 수용체들의 양성 알로스테릭 조절(allosteric modulation)이다. 알로프레그나놀론을 포함한 신경스테로이드들은 GABA A 수용체들의 강력한 양성 알로스테릭 효현제이다. 작용 방향은 농도에 영향을 받는데, 고농도에서는 신경스테로이드들은 직접 GABA A 수용체들을 활성화시키는 반면, 저농도에서는 수용체 통로에 위치한 신경스테로이드 결합면(neurosteroid binding site)—알로스테릭부위—에 결합해서 GABA A 수용체에서의 흐름을 강화시킨다. 직접 GABA A 수용체를 활성화시키기 위해 필요한 신경스테로이드의 농도는 뇌에서 관찰되는 내인성 신경스테로이드의 생리학적인 농도 범위보다 더 높다. 그러나 외부에서 신경스테로이드가 투여될 경우에는 뇌에서 직접 GABA A 수용체를 활성화시킬 수 있는 농도에 도달할 수 있다. 따라서 전체적인 신경스테로이드 치료 시의 억제 효과는 알로스테릭 효현제로서의 효과와 GABA 수용체의 직접적인 활성화 효과가 함께 나타나게 된다. 이러한 점은 신경스테로이드의 작용을 복잡하게 만드는 원인이 되며, 생리적인 저농도에서는 알로스테릭 효현제로 작용하면서, GABA 강화의 최대 효과는 알로스테릭 부위가 완전히 점유될 때 한계에 도달하지만, 더 고농도에서는 직접 GABA 수용체에 효현제로 작용하기 때문에 이러한 한계를 넘어서게 된다[16].

알로프레그나놀론은 이러한 작용들을 통해서 스트레스를 조절하고, 항불안, 진정 및 항경련 작용을 보여 준다[15]. GABA 조절제로서 알로프레그나놀론은 실제로 GABA 수용체의 벤조디아제핀 결합면과 상호작용을 하는 것은 아니지만, 벤조디아제핀과 유사한 효능을 갖고 있다. 따라서 포유류의 뇌에서는 강력한 신경억제제로 작용해서 항불안제와 유사한 신경화학적 효과들을 발휘한다. 스트레스를 받을 때에는 증가해서 스트레스의 효과들을 끄는(turning off) 역할을 하는 것으로 보인다. 뇌에서 알로프레그나놀론의 농도는 급성 스트레스, 임신, 항우울제 및 불안 유발 약물을 투약 시에 증가하고, 반대로 만성적인 스트레스, 분만 및 우울감을 느낄 시에는 감소한다.

3. 프로게스테론의 효과: 정서, 인지, 신경 보호 및 정신증에서의 효과

1) 정서: 스트레스 반응, 불안

스트레스는 삶의 일부분이다. 이에 스트레스와 관련된 2개의 주요한 체계가 연구되어 왔다. 교감 신경계와 글루코코르티코이드 호르몬과 관련된 시상하부-뇌하수체-부신 축(hypothalamus-pituitary-adrenal axis, HPA 축)이다. 최근까지 대부분의 연구들은 HPA 축에서 분비되는 침에서 쉽게 측정 가능한 글루코코르티코이드 호르몬인 코티솔에 초점을 맞추어 왔다. 그러나 많은 다른 스트레스 관련 호르몬들이 존재한다. 과거의 몇몇 연구들에서는 이미 신경스테로이드들의 합성과 분비에서의 변동과 우울, 불안, 과민과 같은 심리적 증상들 사이에서의 관계를 보고한 바가 있다. 성선 호르몬들은 시상하부 및 시상하부 외부의 아드레날린성, 도파민성, 세로토닌성 뉴런들의 활성을 조절한다[13].

이 중 대표적인 프로게스테론은 포유류에서의 생식 기능에 대해 잘 알려져 있지만, 또한 스트레스와 심리상태에도 중요한 역할을 한다. 프로게스테론은 다른 스테로이드 호르몬인 알로프레그나놀론으로 대사되는데, 이 호르몬은 신경세포에 작용을 해서 앞서 기술한 바와 같은 스트레스 조절, 항불안, 진정 및 항경련 작용을 발휘한다[15]. 프로게스테론과 알로프레그나놀론은 말초의 분비 기관, 즉 난소나 부신뿐만 아니라 뇌 자체에서도 생산된다. 알로프레그나놀론은 개인차는 있을 지더라도 배란 월경주기 동안에 규칙적으로 변동을 보인다는 것은 분명한 사실이다. 혈중 농도는 월경주기의 황체기 동안에는 증가하나, 알로프레그나놀론을 생성하는 기관인 난소의 황체가 형성되지 않는 무배란 월경주기에는 낮은 농도로 유지된다.

기분장애는 가임기 여성에 영향을 미치는 흔한 건강 문제이다. 우울증이 가장 흔하여 14~21%의 평생 유병률을 가지며, 월경전불쾌장애의 경우 3~8%에 달하고, 이보다는 좀 더 경미한 형태인 월경전증후군의 경우 가임기 여성의 25%에서 경험한다는 보고가 나올 정도로 흔하다[10]. 프로게스테론과 알로프레그나놀론은 기분과 불안장애, 구체적으로는 주요우울장애, 월경전불쾌장애, 범불안장애, 외상후 스트레스장애 등등에서 관련이 있다. 월경전불쾌장애로 고통받는 일부 여성은 황체기 동안에 부정적인 기분이 점차 심해져서, 월경주기의 마지막 수일 동안이나 월경이 시작되는 첫날에 최고조에 달하게 된다[10]. 알로프레그나놀론이 황체기 동안에 증가하는 것과 월경전불쾌장애/월경전증후군에서의 증상 발현 간의 관계는 아주 뚜렷하다. 이 증상은 배란기에 시작되어서 황체기 동안에 혈중 프로게스테론이 증가함과 더불어 심해져 월경주기의 마지막 5일 동안이나 월경이 시작되는 첫날에 최고조에 달했다가, 알로프레그나놀론의 농도가 가장 낮아지는 시점에서 증상이 호전되기 시작하여 혈중 농도 최저점에 도달한 후 3~4일이 지나 증상이 사라진다[17]. 이처럼 알로프레그나놀론의 최고 농도와 증상 최고점 사이에 시간 차이가 존재하는 것은 단백질의 합성이 일어나고, 이것이 증상 발현에 중요함을 보여 주는 것이다. 무배란기에는 황체가 형성되지 않고, 따라서 프로게스테론이나 알로프레그나놀론이 형성되지 않으며, 이 시기에는 증상의 주기성도 사라진다.

또한 경구 프로게스테론 치료의 부정적인 기분에 대한 효과는 혈중 알로프레그나놀론의 농도와 뒤집어진 U자형의 관련성을 보인다. 경구 프로게스테론 치료를

받으면서 혈중 알로프레그나놀론 농도가 생리적인 황체기의 농도인 1.5~2nmol/L
일 때에는 기분에 대한 부정적인 효과가 가장 크지만, 이보다 더 낮거나 높은 고용
량에서는 기분에 대한 부정적인 효과가 더 적었다[18].

동물 실험에서 알로프레그나놀론과 다른 신경스테로이드들은 스트레스와 불안,
수면, 성 행동 및 기억에 영향을 미치는데, 이 모든 것은 우울의 증상과 관련이 있
다. 여러 연구는 주요우울장애, 외상후 스트레스장애, 월경전증후군 또는 월경전불
쾌장애 환자들의 혈장 및 뇌척수액에서 알로프레그나놀론의 농도가 떨어져 있는
것을 보여 주고 있다. 재미있는 것은 이러한 우울증 환자들의 감소된 농도가 선택
적 세로토닌 재흡수 억제제나 다른 항우울제의 투여로 정상화된다는 것이다. 알로
프레그나놀론 주사는 설치류에서 항우울제 유사 효과들을 발휘하며, 설치류의 우
울증 모델로 장시간 사회적 격리를 시킨 설치류에서 선택적 세토로닌 재흡수 억제
제는 알로프레그나놀론의 감소를 정상화시켰다. 따라서 임상적으로 유의한 주요
우울장애에서 알로프레그나놀론의 감소는 하나의 특징이라고도 볼 수 있으며, 알
로프레그나놀론은 우울증과 관련이 있다는 것이다. 그렇지만 이러한 호르몬 감소
와 정신병리 사이에 어떠한 인과관계가 있는지까지는 아직 불분명하다. 현재로서
는 프로게스테론과 알로프레그나놀론이 둘 다 스트레스에 반응을 보여서(stress-
responsive) 스트레스를 급성으로 받는 동안에는 증가하고, 스트레스 감소 효과
(stress-reducing)가 있어서 스트레스와 불안을 줄여 준다는 것이 동물 실험들에서
의 결과로 확인된 단계이다.

일반적으로 에스트로겐과 여성의 기분 증상의 경감 및 안녕감 사이에 관련이 있
다고 보고되어 온 반면에, 프로게스테론들의 효과는 부정적이다. 실제로는 기분 및
행동상의 변화와 호르몬의 변동은 여성의 생리주기 동안에 밀접한 관계를 가지고
일어난다. 일반적으로 난포기 및 배란전기 동안에는 다행감이 높아지며 이 두 시기
에 에스트라디올의 순환 농도가 더 높다는 특징을 갖고 있다. 배란이 시작된 이후
에는 순환하는 프로게스테론의 농도가 증가하면서 부정적인 기분 증상이 점차적으
로 증가하게 된다. 이 증상들은 중간 황체기에 최대의 프로게스테론 농도에 도달한
지 5~6일 지나서 최고치에 다다르게 된다. 이 증상들은 월경 직전 마지막 5일 동
안에 가장 심해져서 많은 여성에게 월경전증후군을 유발하게 된다. 자연적으로든
생식샘자극호르몬분비 호르몬 작용제의 투여로 인위적으로 유도하였던, 비배란주
기(non-ovulatory cycle)에는 이러한 증상들의 변동성이 사라진다. 여성에게 프로

게스테론/알로프레그나놀론을 투여하는 것은 월경전불쾌장애와 유사한 부정적인 기분을 유발한다. 이러한 것은 에스트로겐/프로게스테론 호르몬 대치 요법을 받은 폐경 후 여성들의 연구에서 입증되었다[19]. 이러한 기분에 대한 부정적인 효과는 특히 기존에 월경전불쾌장애가 있었던 여성에서 더욱 크다고 한다[20].

성 스테로이드 호르몬들의 인위적 투여는 가임기 여성을 대상으로 하는 호르몬 투여와 폐경기 여성에서의 호르몬 대치 치료(hormone replacement therapy, HRT)로 나누어 볼 수 있으며, 에스트로겐과 프로게스틴들 사이의 상호작용에 대해서는 정신생리적 기능, 기분, 안녕감 및 인지 기능의 조절 측면에서 주의를 기울여야 한다[13].

2) 인지기능

에스트로겐 및 프로게스테론과 같은 성 호르몬들은 인지기능에 영향을 미쳐서 촉진을 시킬 수도 또는 억제를 할 수도 있다. 에스트로겐과 기억 간의 관계는 상대적으로 잘 알려져 있는 반면에 프로게스테론과 기억 사이의 관계는 좀 더 이론의 여지가 많다. 프로게스테론은 학습 이전에 꾸준히 투여를 했을 때 기억력을 떨어뜨리는 것으로 보고된 반면에, 훈련을 받은 후에 단기 투여 시에는 인지기능을 향상시키는 것으로 보고되었다. 따라서 프로게스테론의 기억에 대한 영향을 볼 때에는 투여 방식에 대한 고려가 함께 뒤따라야 한다[21].

프로게스테론의 전구물질인 프레그네놀론은 인지기능을 유지하고 쥐의 해마 세포들을 글루타메이트와 아밀로이드 펩티드에 의해 유도된 세포사(cell death)로부터 보호한다. 프레그네놀론은 또한 시냅스 전후면에 작용해서 GABA, 글루타메이트, 노르아드레날린, 도파민 및 세로토닌과 같은 신경전달물질의 시냅스에서의 분비를 조절해 신경전달에 영향을 끼친다.

알츠하이머 치매에서 주된 원인 인자인 베타 아밀로이드 펩티드(Aβ25-35)는 쥐의 생체 내 전전두엽 피질과 해마에서 프로게스테론이 저농도일 때 축적이 가속화되는 것이 발견되었으며, 이는 프로게스테론이 또한 학습과 기억에 필수적임을 보여 주는 것이다.

프로게스테론의 대사물인 알로프레그나놀론의 경우 알츠하이머 치매가 있는 환자들의 전전두엽 피질과 측두엽 피질에서 농도가 떨어져 있는 것이 관찰되었다. 게다가 알로프레그나놀론은 야생 들쥐의 해마-의존적인 학습과 기억을 회복시키는 효과가 있는 것이 보고되었다[22].

3) 신경 보호 효과

프로게스테론과 그 대사물들은 현재 이러한 신경 보호 작용에 대하여 연구가 활발히 진행되고 있다. 프로게스테론은 중추신경계에서 중요한 역할을 하는 것으로 알려져 있는데, 수초(myelin) 형성과 A형 GABA 수용체(GABA A receptor)의 기능 조절에 관여한다[23]. 프로게스테론은 쥐의 신경세포에서의 수초 합성을 활성화시키는 것으로 밝혀졌다. 처음에는 슈반 세포에서 합성되는 프로게스테론은 손상 이후에 새로운 미엘린초(myelin sheath)의 형성을 촉진한다는 것이 말초신경에서 밝혀졌다. 프로게스테론은 말초 신경에서의 수초화를 2가지 구별되는 신호 기전을 통해서 조절하며, 이는 세포 내의 PR이나 세포막의 GABA A 수용체들을 통하는 것으로 둘 다 슈반 세포에서 일어난다. 프로게스테론은 중추신경계에서 희소돌기아교세포(oligodendrocyte)에 의한 수초화를 촉진한다[24]. 또한 프로게스테론은 손상 이후에 치료가 24시간 동안 지연될 때 발생하게 되는 부종을 줄이는 데에도 여전히 효과가 있다. 부종을 줄이는 것에 추가하여 프로게스테론 치료는 또한 이차적인 신경 변성을 예방하여 준다. 프로게스테론은 축색 절단, 척수의 타박상 손상 및 뇌 허혈 이후에도 신경보호 효과를 갖는 것으로 알려졌다. 뇌에서 프로게스테론의 생산이 증가하는 것은 신경 세포들의 손상에 대한 반응의 일부로도 나타난다. 프로게스테론은 글루타메이트에 의해 유도되는 세포사(cell death) 및 외상성 뇌손상에 대한 강력한 신경 보호 효과를 갖고 있다[4].

여성의 성 호르몬의 신경 보호 효과들을 보여 주는 많은 연구 결과가 있다. 프로게스테론은 17β-에스트라디올과 함께 뇌유래신경영양인자(brain-derived neurotrophic factor, BDNF)의 조절에 관여한다. BDNF는 특정 독성 자극에 대해서 신경 보호 작용을 갖는 것으로 알려져 있다. 더 나아가서 17β-에스트라디올에 의한 신경 보호 작용이 프로게스테론에 의해서 조절되는지 여부까지는 충분히 연구되지 못했다. 이러한 연구가 적은 탓에 아직 기존의 연구 결과가 일치하지 않는 것으로 생각된다. 에스트로겐처럼 프로게스테론은 신경영양인자(neurotrophin)의 활성화를 포함하는 몇몇 다양한 신경 보호 기전들을 자극한다. 또한, 프로게스테론의 환원된 대사물인 알로프레그나놀론은 프로게스테론의 신경 보호 효과를 부분적으로 매개하는 것으로 알려져 있다. BDNF는 일부 독성 자극에 대해서 신경 보호 효과를 갖는데, 프로게스테론은 BDNF를 자극해서 신경 영양 효과를 발휘한다. 프로게스테론의 단독 투여는 BDNF의 전령 리보핵산(messenger RNA)과 단백질의 농도를 증가시켰으며, 운동 신경세포의 변성 시 특징인 염색질용해를 보이는 세포의 숫자를 감소시켰다. 이러한 점은 척수 손상에서 임상적으로 유용할 것으로 생각된다. 이처럼 프로게스테론의 신경 보호 및 친수초화(promyelinating) 제제로서의 치료적 가능성에 대해서는 현재 임상 연구들을 통해서 평가되고 있는 중이다[4].

한편, 프로게스테론은 에스트로겐의 작용에 대해서 길항 효과를 가지기도 하는 것으로 보여서, 카이네이트(kainite) 독성, 비N-메틸-D-아스파르트산(NMDA) 독성, 미토콘드리아 독성에 대한 에스트로겐의 신경 보호 효과를 되돌리는 것으로 보고되기도 하였다. 이러한 길항 교화에 내재한 생물학적 기전에도 신경영양인자가 관여할 것이 제안되고 있다[4].

4) 도파민 경로에의 조절을 통한 정신증에서의 효과

조현병은 성적으로 차이가 있어서 주로 남성에게 영향을 미치는 질병이다. 질병에서 성적인 차이는 주로 성 스테로이드인 에스트라디올과 프로게스테론과 관련이 있는 것으로 생각된다. 광범위한 연구에 따르면 에스트로겐은 여성의 신경보호 효과를 갖고 있어서, 여성에서 조현병이 더 적고, 조현병의 발병 연령이 더 적은 것에 기여하는 것으로 보인다. 반면, 프로게스테론은 연구의 초점이 맞추어지지 못하였다. 프로게스테론은 에스트라디올의 전구체이며, 따라서 조현병에서 잠재적인 보호 효과를 갖고 있을 것으로 보인다. 이미 일부 연구들에서는 조현병 환자들의 혈중 프로게스테론 농도에 대한 연구를 진행하였는데, 결과들이 일관되지는 않지만 최소한 조현병이 있는 환자들, 특히 월경주기에 있는 여성의 황체기 중반에 혈중 프로게스테론 농도의 조절 이상이 있다는 일부 증거는 있다[25]. 현재로서는 아직 조현병에서 프로게스테론과 에스트라디올의 작용을 구분할 수 있을 정도의 충분한 연구 결과가 쌓이지는 않았으며, 추가적인 연구가 필요하다. 동물 모델을 사용한 전임상 연구 및 분자 생물학적 연구들에 따르면 프로게스테론은 조현병에 관련된 핵심 신경전달물질인 도파민 경로에 조절 역할을 갖는 것으로 보인다[26].

4. 프로게스테론의 치료적 사용

현재까지 임상적으로 사용 가능한 프로게스토겐이 PR-A나 PR-B에 특이적으로 결합을 할 수 있는지 그리고 이것이 어떠한 임상적 중요성을 갖는지는 아직도 불분명하다. 합성 프로게스토겐으로는 테스토르테론에서 나온 유도체들, 프로게스테론이나 히드록시프로게스테론에서 나온 유도체들 및 스피로놀락톤(spironolactone)에서 나온 드로스피레논(drospirenone) 등이 있다. 이러한 분자들은 다른 스테로이드 수용체들(안드로겐 수용체, 글루코코르티코이드 수용체, 광물코르티코이드 수용체 및 인간 에스트로겐 수용체)과도 상호작용을 한다. 그러나 좀 더 높은 선택성을 갖는 새로운 세대의 프로게스토겐들을 개발하는 것은 중요한 도전과제이다[2].

1) 합성 프로게스테론의 종류

다양한 종류의 프로게스토겐이 사용 가능하며 각 물질은 뇌에서 다양한 효과를 발휘한다. 경구 피임약 및 호르몬 대치 치료에서 사용되는 프로게스토겐들에도 각기 다른 합성 화합물 그룹들이 있다[13]([그림 3-3] 참조).

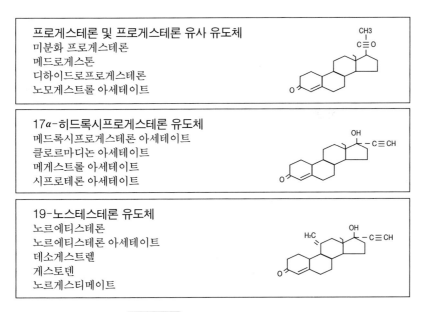

프로게스테론 및 프로게스테론 유사 유도체
미분화 프로게스테론
메드로게스톤
디하이드로프로게스테론
노모게스트롤 아세테이트

17α-히드록시프로게스테론 유도체
메드록시프로게스테론 아세테이트
클로르마디논 아세테이트
메게스트롤 아세테이트
시프로테론 아세테이트

19-노스테스테론 유도체
노르에티스테론
노르에티스테론 아세테이트
데소게스트렐
게스토덴
노르게스티메이트

그림 3-3　**프로게스토겐의 종류**

첫 번째로, 19-노르테스테론 유도체들로 17β-ethinyl 기를 포함하고 있으며, 2가지 그룹으로 나뉜다. 13-methylenic 기를 포함하고 있는 그룹(노르에티스테론, 노르에신드론, 노르에티노드렐), 그리고 13-ethylenic 기를 포함하고 있는 그룹(레보노르게스트렐과 안드로겐 활성이 더 낮은 유도체들인 데소게스트렐, 게스토덴, 노르게스티메이트)이다. 그리고 두 번째로는 17β-히드록시프로게스테론 유도체들로 시프로테론 아세테이트(cyproterone acetate)가 있는데, 이는 오히려 항안드로겐 효과를 갖고 있다.

2) 프로게스테론 투여 관련 임상연구 결과

여성의 프로게스테론 혈중 농도는 가임기에서 폐경기로의 폐경 이행기를 거치면서 감소하는 것으로 알려져 있지만, 프로게스테론의 변화에 대한 지식은 아직도 제한적이다. 폐경에 따른 증상들의 프로게스테론 치료 근거의 대부분은 임상적인 관찰에서 나온다. 폐경기 증후군의 경우, 그 원인은 생식선의 박동성 분비가 난소 주기성을 상실하면서 일정한 분비로 변화하다가 결국 난소의 에스트로겐 분비가 줄면서 혈정에서 감소되고, 또한 난포 생산이 중지되면서 더 이상 황체에 의한 프로게스테론이 생산되지 않으므로 프로게스테론의 농도도 감소하게 된다. 따라서 폐경기 증상의 치료에는 감소되는 호르몬들의 대치가 이루어지게 된다. 여기에서 중요한 점은 폐경기에는 에스트라디올과 프로게스테론 두 호르몬이 함께 감소하는 특징을 이해하는 것이다. 폐경기 증상의 치료에 대한 임상연구들은 주로 에스트로겐 치료를 단독 또는 프로게스테론과 병합하는 것에 초점이 맞춰져 있다. 경구용 피임약물들, 특히 프로게스타겐의 정신생리학적 및 행동학적 기능에 대한 효능을 연구한 것은 아주 제한적이다. 일부 후향성 연구들에서 경구용 피임약물의 중단 원인을 찾아보았는데, 거의 30%에서 부정적인 기분 변화를 보고하였다. 저용량의 프로게스타겐을 처방받은 여성들이 고용량에 비해서 더 적은 증상들을 경험하였다. 증상들은 여성이 복합 제제들을 복용하자마자 나타나기 시작해서 치료가 중단될 때까지 그 정도가 점점 더 심해졌다고 한다. 각기 다른 유형의 프로게스타겐 중에서도 13-ethylenic 기를 포함하고 있는 약물들이 증상 유발 효과가 덜하였다. 투약한 프로게스타겐의 대사 후에 생성된 화합물 유도체가 주로 이러한 정신생리 작용을 나타내는 것으로 보인다. 예를 들어, 경구로 투약된 미분화 프로게스테론

(micronized progesterone)은 알로프레그나놀론으로 대사되고, 알로프레그나놀론의 농도가 높을수록 진정작용을 유발하게 된다[13].

호르몬 대치 치료에서 각기 다른 프로게스타겐이 에스트로겐과 조합하여 사용된다. 천연의 프로게스테론 또는 합성의 프로게스틴이 다양하게 사용되는데, 가장 일반적으로 사용되는 프로게스테론 유도체는 시프로테론 아세테이트, 메드록시프로게스테론(medroxyprogesterone), 메드로게스톤(medrogestone), 디하이드로게스테론(dehydrogesterone)이 있고, 19-노르테스토스테론(19-nortestosterone) 유도체로는 노르에티스테론(noretisterone), 노르에티스테론 아세테이트(noretisterone acetate), 레보노르게스트렐(levo norgestrel)이 있다[13].

최초의 대규모 호르몬 치료법에 대한 임상 연구로는 프로게스테론과 결합 말 에스트로겐(conjugated equine estrogen, CEE)을 사용한 폐경 후 에스트로겐/프로게스틴 중재 연구(postmenopausal estrogen/progestin interventions trial, PEPI)이다. 이 연구에서는 프로게스테론이 MPA와는 같은 성질을 갖지 않으며, 에스트로겐 치료에 유용한 보조제로 사용될 수 있다는 것을 보여 주었다. 프로게스테론은 CEE의 유익한 효과인 고밀도 지질 단백질(high density lipoprotein) 증가 효과를 유지시켜 주었지만, MPA는 그렇지 않았다. 또한 CEE와 프로게스테론 치료 그룹은 CEE 단독 치료군에 비하여 더 큰 증상 호전을 보였다. CEE와 프로게스테론 병합 치료군 및 CEE 단독치료군 두 군에서 골밀도나 다른 심질환 위험 인자들에서는 유의한 차이가 없었다[1].

그러나 불행히도 폐경기 호르몬 치료요법을 조사한 여성 건강 계획 연구(Women's Health Initiative, WHI)는 의욕적이었음에도 불구하고, 호르몬 대치 요법의 유용성에 대한 의문을 갖게 한 연구이다. WHI 연구에서는 2개의 큰 대규모 위약 통제 치료군(에스트로겐 단독군과 CEE와 MPA 병합 치료군)을 갖고 있었다. 이 연구에서는 프로게스테론을 치료에 포함시키지 않았고, 프로게스틴 중 MPA를 사용하였다. 그러나 원래 2005년까지 계획되었던 연구는 CEE와 MPA 병합 치료를 받는 여성군에서 연구 도중에 유방암의 빈도가 증가하여 2002년에 조기 종료되고 말았다[1, 27]. 본 연구에 따르면, 50~79세의 폐경 여성 16,608명에게 CEE와 MPA를 병합 투여하였을 때 침윤성 유방암의 빈도가 26% 증가, 심혈관 및 관상동맥 질환으로 인한 사망률은 29% 증가, 뇌졸중의 위험성은 41% 증가, 혈액응고 장애질환은 200% 증가하였다[28]. 후속의 여성 건강 계획 기억 연구(Women's Health Initiative

Memory study)에서는 병합 호르몬 요법은 치매의 위험도를 2배 증가시킨다고 하였다[29]. 이러한 연구 결과로 미루어 호르몬 대체 요법이 골다공증 및 골절 예방, 폐경 증상의 개선의 장점이 있지만, 다양한 문제점을 갖기 때문에 좀 더 정교한 호르몬 대체 요법 기법의 개발이 필요하게 되었다.

폐경기 증상들을 치료하기 위해서 프로게스테론 단독치료를 하는 것은 소규모의 작은 연구들에서만 이루어졌다. 저용량의 경피 프로게스테론을 초기 폐경후기 여성에게 1년 동안 사용한 연구에서는 혈관운동(vasomotor) 증상들이 위약군에 대비하여 호전되지만, 골밀도를 증가시키지는 않았다[30]. 프로게스토겐들 각각이 프로게스테론과 동일한 신경내분비 효과를 갖지는 않는다는 것이 밝혀졌으므로 각각의 종류에 따라서도 연구결과들을 구분할 필요가 있다. 폐경기의 증상들에 대해서 프로게스테론을 사용한 13개의 연구들을 체계적으로 리뷰한 연구가 있어서 그 결과들을 요약해 보면 다음과 같다[1].

(1) 폐경기 증상들

혈관운동증상들은 프로게스테론 치료에 반응하는 것으로 보인다. 고용량의 경구 프로게스테론으로 치료받은 여성은 혈관운동증상의 빈도와 정도에서 호전이 있었으며, 고용량의 경피 프로게스테론도 역시 유의한 호전이 있었다. 관찰 코호트 연구에서 프로게스테론 단독 치료는 프로게스테론과 에스트로겐의 병합치료보다 더 효과적으로 기분증상을 경감시켰다[31]. 저용량의 경피 프로게스테론의 경우에는 치료 전 증상의 심각도에 따라 반응이 다른데, 치료 전 증상이 심한 군에서는 유의한 호전을 보였다[32].

(2) 골밀도

임상 연구들에 따르면, 1~3년 정도 프로게스테론으로 치료한 그룹에서는 위약군과 비교하여 골밀도의 감소 효과를 보이지 않았다[33, 34].

(3) 수면

경구 프로게스테론은 수면의 구조를 바꾸지 않으면서 수면에 도움이 된다[35]. 프로게스테론으로 치료하는 동안 입면 후 각성시간(awake after sleep onset, WASO)이 감소하여 수면 효율이 높아지면서도 총 수면 시간은 증가하였다[36].

(4) 인지

단기간(21일간)에 프로게스테론을 사용(수면 시 경구로 300mg)한 결과 인지기능은 위약군에 대비하여 유의하게 호전되지는 못했으며 정보처리 속도에도 효과가 없었다고 한다[36].

(5) 피부

프로게스테론의 도포는 피부의 탄성을 증가시켜서 피부의 노화를 줄여 준다[37].

(6) 혈중 지질

장기·단기간의 경구 또는 경피 프로게스테론의 사용은 위약군과 비교하여 혈중 지질 농도에 별다른 효과를 보이지 않았다[34, 38].

(7) 부작용

606명의 환자들을 참여시킨 13개의 프로게스테론 단독 치료 연구들을 종합하여 보았을 때 부작용은 거의 보고되지 않았으며, 위약군과 프로게스테론 치료군들 사이에 부작용은 거의 차이 없이 나타났다.

3) 결론

프로게스테론은 폐경기 증상들을 경감시키고 인지기능과 혈중 지질 농도 및 심혈관 위험 인자들에 영향을 미치지 않으면서 수면을 호전시키는 것으로 알려져 있다. 동시에 골 손실을 감소시키고 피부의 탄력성을 유지하는 데에도 효과가 있다는 보고가 있으나 이는 추가적인 연구를 요한다. 프로게스테론의 무작위 대조연구에서 연구 표본의 숫자가 작고 용량 및 용법이 다양한 점 및 평가 방법이 제각각인 점들이 결론을 하나로 내리기 어렵게 만들고 있다. 폐경기 증상들, 특히 혈관 운동증상들은 프로게스테론 치료로 좋아지는 것으로 가장 일관되게 나타나는 증상들이나, 호소하는 증상 수준이 낮은 경우에는 치료에 대한 반응률도 낮은 것으로 보인다.

참고문헌

[1] Spark MJ, Willis J. Systematic review of progesterone use by midlife and menopausal women. *Maturitas.* 2012;72(3):192-202.

[2] Pluchino N, Luisi M, Lenzi E, Centofanti M, Begliuomini S, Freschi L, et al. Progesterone and progestins: effects on brain, allopregnanolone and beta-endorphin. *J Steroid Biochem Mol Biol.* 2006;102(1-5):205-13.

[3] Mani S. Progestin receptor subtypes in the brain: the known and the unknown. *Endocrinology.* 2008;149(6):2750-6.

[4] Baudry M, Bi X, Aguirre C. Progesterone-estrogen interactions in synaptic plasticity and neuroprotection. *Neuroscience.* 2013;239:280-94.

[5] Waterman MR. A rising StAR: an essential role in cholesterol transport. *Science.* 1995;267(5205):1780-1.

[6] Schumacher M, Mattern C, Ghoumari A, Oudinet JP, Liere P, Labombarda F, et al. Revisiting the roles of progesterone and allopregnanolone in the nervous system: resurgence of the progesterone receptors. *Prog Neurobiol.* 2014;113:6-39.

[7] Wieland S, Lan NC, Mirasedeghi S, Gee KW. Anxiolytic Activity of the Progesterone Metabolite 5-Alpha-Pregnan-3-Alpha-Ol-20-One. *Brain Res.* 1991;565(2):263-8.

[8] Timby E, Balgard M, Nyberg S, Spigset O, Andersson A, Porankiewicz-Asplund J, et al. Pharmacokinetic and behavioral effects of allopregnanolone in healthy women. *Psychopharmacology.* 2006;186(3):414-24.

[9] Landgren S, Wang MD, Backstrom T, Johannes S. Interaction between 3 alpha-hydroxy-5 alpha-pregnan-20-one and carbachol in the control of neuronal excitability in hippocampal slices of female rats in defined phases of the oestrus. *Acta Physiol Scand.* 1998;162(1):77-88.

[10] Backstrom T, Bixo M, Johansson M, Nyberg S, Ossewaarde L, Ragagnin G, et al. Allopregnanolone and mood disorders. *Prog Neurobiol.* 2014;113:88-94.

[11] Plotsky PM, Cunningham ET, Jr., Widmaier EP. Catecholaminergic modulation

of corticotropin-releasing factor and adrenocorticotropin secretion. *Endocr Rev.* 1989;10(4):437-58.

[12] Etgen AM, Karkanias GB. Estrogen regulation of noradrenergic signaling in the hypothalamus. *Psychoneuroendocrinology.* 1994;19(5-7):603-10.

[13] Genazzani AR, Stomati M, Morittu A, Bernardi F, Monteleone P, Casarosa E, et al. Progesterone, progestagens and the central nervous system. *Hum Reprod.* 2000;15 Suppl 1:14-27.

[14] Aleem FA, McIntosh TK. Menopausal syndrome: plasma levels of beta-endorphin in post-menopausal women measured by a specific radioimmunoassay. *Maturitas.* 1985;7(4):329-34.

[15] Wirth MM. Beyond the HPA Axis: Progesterone-Derived Neuroactive Steroids in Human Stress and Emotion. *Front Endocrinol (Lausanne).* 2011;2:19.

[16] Reddy DS, Estes WA. Clinical Potential of Neurosteroids for CNS Disorders. *Trends Pharmacol Sci.* 2016;37(7):543-61.

[17] Backstrom T, Andreen L, Birzniece V, Bjorn I, Johansson IM, Nordenstam-Haghjo M, et al. The role of hormones and hormonal treatments in premenstrual syndrome. *CNS Drugs.* 2003;17(5):325-42.

[18] Andreen L, Bixo M, Nyberg S, Sundstrom-Poromaa I, Backstrom T. Progesterone effects during sequential hormone replacement therapy. *Eur J Endocrinol.* 2003;148(5):571-7.

[19] Andreen L, Sundstrom-Poromaa I, Bixo M, Andersson A, Nyberg S, Backstrom T. Relationship between allopregnanolone and negative mood in postmenopausal women taking sequential hormone replacement therapy with vaginal progesterone. *Psychoneuroendocrinology.* 2005;30(2):212-24.

[20] Segebladh B, Borgstrom A, Nyberg S, Bixo M, Sundstrom-Poromaa I. Evaluation of different add-back estradiol and progesterone treatments to gonadotropin-releasing hormone agonist treatment in patients with premenstrual dysphoric disorder. *Am J Obstet Gynecol.* 2009;201(2).

[21] Barros LA, Tufik S, Andersen ML. The role of progesterone in memory: an overview of three decades. *Neurosci Biobehav Rev.* 2015;49:193-204.

[22] Rossetti MF, Cambiasso MJ, Holschbach MA, Cabrera R. Oestrogens and

Progestagens: Synthesis and Action in the Brain. *J Neuroendocrinol.* 2016;28(7).

[23] Inoue T, Akahira J, Suzuki T, Darnel AD, Kaneko C, Takahashi K, et al. Progesterone production and actions in the human central nervous system and neurogenic tumors. *J Clin Endocrinol Metab.* 2002;87(11):5325-31.

[24] Pluchino N, Cubeddu A, Giannini A, Merlini S, Cela V, Angioni S, et al. Progestogens and brain: an update. *Maturitas.* 2009;62(4):349-55.

[25] Sun J, Walker AJ, Dean B, van den Buuse M, Gogos A. Progesterone: The neglected hormone in schizophrenia? A focus on progesterone-dopamine interactions. *Psychoneuroendocrinology.* 2016;74:126-40.

[26] Palermoneto J, Dorce VAC. Influences of Estrogen and/or Progesterone on Some Dopamine Related Behavior in Rats. *Gen Pharmacol.* 1990;21(1):83-7.

[27] Schumacher M, Guennoun R, Ghoumari A, Massaad C, Robert F, El-Etr M, et al. Novel perspectives for progesterone in hormone replacement therapy, with special reference to the nervous system. *Endocr Rev.* 2007;28(4):387-439.

[28] Rossouw JE, Anderson GL, Prentice RL, LaCroix AZ, Kooperberg C, Stefanick ML, et al. Risks and benefits of estrogen plus progestin in healthy postmenopausal women: principal results From the Women's Health Initiative randomized controlled trial. *JAMA.* 2002;288(3):321-33.

[29] Shumaker SA, Legault C, Rapp SR, Thal L, Wallace RB, Ockene JK, et al. Estrogen plus progestin and the incidence of dementia and mild cognitive impairment in postmenopausal women: the Women's Health Initiative Memory Study: a randomized controlled trial. *JAMA.* 2003;289(20):2651-62.

[30] Leonetti HB, Longo S, Anasti JN. Transdermal progesterone cream for vasomotor symptoms and postmenopausal bone loss. *Obstet Gynecol.* 1999;94(2):225-8.

[31] Ruiz AD, Daniels KR, Barner JC, Carson JJ, Frei CR. Effectiveness of compounded bioidentical hormone replacement therapy: an observational cohort study. *BMC Womens Health.* 2011;11:27.

[32] Stephenson K, Neuenschwander PF, Kurdowska AK, Pinson B, Price C. Transdermal progesterone: effects on menopausal symptoms and on thrombotic, anticoagulant, and inflammatory factors in postmenopausal women. *Int J Pharm Compd.* 2008;12(4):295-304.

[33] Liu JH, Muse KN. The effects of progestins on bone density and bone metabolism in postmenopausal women: a randomized controlled trial. *Am J Obstet Gynecol.* 2005;192(4):1316-23; discussion 23-4.

[34] Benster B, Carey A, Wadsworth F, Griffin M, Nicolaides A, Studd J. Double-blind placebo-controlled study to evaluate the effect of pro-juven progesterone cream on atherosclerosis and bone density. *Menopause Int.* 2009;15(3):100-6.

[35] Caufriez A, Leproult R, L'Hermite-Baleriaux M, Kerkhofs M, Copinschi G. Progesterone prevents sleep disturbances and modulates GH, TSH, and melatonin secretion in postmenopausal women. *J Clin Endocrinol Metab.* 2011;96(4):E614-23.

[36] Schussler P, Kluge M, Yassouridis A, Dresler M, Held K, Zihl J, et al. Progesterone reduces wakefulness in sleep EEG and has no effect on cognition in healthy postmenopausal women. *Psychoneuroendocrinology.* 2008;33(8):1124-31.

[37] Holzer G, Riegler E, Honigsmann H, Farokhnia S, Schmidt JB. Effects and side-effects of 2% progesterone cream on the skin of peri- and postmenopausal women: results from a double-blind, vehicle-controlled, randomized study. *Br J Dermatol.* 2005;153(3):626-34.

[38] Wren BG, Champion SM, Willetts K, Manga RZ, Eden JA. Transdermal progesterone and its effect on vasomotor symptoms, blood lipid levels, bone metabolic markers, moods, and quality of life for postmenopausal women. *Menopause.* 2003;10(1):13

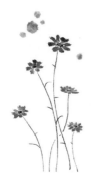

제4장

테스토스테론과 뇌
(Testosterone and Brain)

1. 서론

여성의 안드로겐(androgen)은 난소와 부신 및 말초조직에서 생성된다. 주요 안드로겐 중 테스토스테론(testosterone)은 남녀 모두에서 생리에 중요한 역할을 하는 성 스테로이드 호르몬이다. 이는 다양한 분자생물학적 기전을 통해 신체의 형태학적 발달 및 정서, 행동 및 인지기능에 영향을 준다고 알려져 있다.

신경생물학적 기전을 살펴보면, 테스토스테론 및 관련 대사물질들은 중추신경계 내에서 세포 내의 수용체와 결합하여 작용하는 시간이 느리고, 오래 지속되는 유전적 작용(genomic action)과 더불어 세포막 결합 수용체에 작용하여 빠른 효과를 나타내는 비유전적 작용(non-genomic action)을 한다. 또한 많은 신경전달물질에 영향을 미친다.

테스토스테론은 여성 질환의 병태생리에 주요한 역할을 한다. 난소와 부신에서 생성되는 테스토스테론은 연령에 따라 감소하여 여성 건강에 뚜렷한 영향을 줄 수 있다. 폐경 전과 비교하였을 때, 상대적으로 폐경 후 여성에서 테스토스테론 결핍은 성기능, 성욕, 심리적 안녕감, 기분 및 인지기능 등에 장해를 유발할 수 있다.

뇌하수체 저하증, 부신 부전, 조기난소부전 및 양측난소절제술을 받은 여성에게 안드로겐의 결핍이 초래될 가능성은 매우 높다. 그 밖에 신경성 식욕부진, 에스트로겐 투여, 글루코코르티코이드 투여, 연령에 따른 감소 등에 의해 안드로겐 감소를 보일 수 있다

여성에서의 안드로겐 결핍 증후군을 어떻게 정의할 것인지에 관해서는 아직도 논란이 있고, 안드로겐 치료의 장기 효과와 부작용에 관한 자료도 부족한 실정이다.

임상적으로 테스토스테론은 폐경 후 또는 난소제거술을 받은 여성의 성기능 호전을 위해 사용되어 왔다. 남성을 대상으로 한 테스토스테론의 역할 및 치료에 대한 연구들은 많은 반면, 여성을 대상으로 한 연구는 매우 미비한 실정이고, 테스토스테론 치료에 대한 임상 연구도 제한적이다. 일부 연구에서 테스토스테론이 항 우울, 항 불안 효과가 있다고 보고한다.

특히 안드로겐이 여성의 기분에 미치는 영향에 관한 임상연구는 상당히 부족한 상태로, 기존의 연구들은 기분이 주 변수가 아닌 경우가 많고, 대단위 위약 대조연구들이 많지 않은 실정이다. 또한 안드로겐이 인지 기능에 미치는 영향에 관한 연구 결과가 보고되고 있으나, 그 결과에 대해서는 아직도 논란의 여지가 있다.

이 장에서는 여성에서의 안드로겐과 테스토스테론의 생성 및 대사과정, 뇌에서 안드로겐의 작용, 안드로겐이 기분 및 인지에 미치는 영향, 그리고 여성에서의 안드로겐의 치료에 대하여 고찰해 보고자 한다.

2. 테스토스테론의 합성과 대사

테스토스테론은 종종 남성 호르몬으로 불리지만, 사실은 남녀 모두에서 성욕뿐만 아니라 인지, 정서, 행동을 조절할 수 있다. 남성의 테스토스테론의 혈장 농도는 여성에 비해 약 10배가 높다. 그러나 여성은 실제로 테스토스테론에 상당히 예민하다. 여성은 테스토스테론의 1/2이 난소에서 생성되고, 나머지는 부신 피질에서 생성되며, 이 중 소량은 뇌, 지방조직, 근육과 같은 다양한 말초 조직에서 생합성된다.

테스토스테론을 포함한 소량의 스테로이드는 뇌에서 콜레스테롤(cholesterol) 또는 스테로이드 전구체(steroidal precursors)로부터 새로이 합성되는데, 이를 소위 신

경스테로이드(neurosteroids)라고 일컫는다[1, 2].

콜레스테롤은 테스토스테론을 포함한 모든 스테로이드 호르몬의 전구체이다. 세포 내로 흡수된 콜레스테롤은 먼저 STAR(steroidogenic acute regulatory protein)이라는 콜레스테롤 수송단백질에 의해 미토콘드리아 내부로 들어가게 된다. 미토콘드리아 내부에서 콜레스테롤은 콜레스테롤 측쇄 분절 효소(P450 SCC)에 의해 프리그네놀론(pregnenolone)으로 만들어진다. 프리그네놀론은 3-베타-하이드록시 스테로이드 탈수소효소(3β-hydroxysteroid dehydrogenase, 3β-HSD)에 의해 프로게스테론(progesterone)으로 변환된다. 또한 프로게스테론은 17-알파-수산화효소(17α-hydroxylase)에 의해 17-알파-히드록시프로게스테론(17α-hydroxyprogesterone)으로 전환된다.

프리그네놀론은 17-알파-수산화효소에 의해 17-알파-수산화프레그네놀론(17α-hydroxypregnenolone)으로 변환되고, 이는 디하이드로에피안드로스테론(dehydroepiandrosterone, DHEA)으로 변환되어 전신으로 순환된다. 부신 피질에서 DHEA의 대부분은 황산염 전이효소(sulfotransferase)에 의해 디하이드로에피안드로스테론 황산염(dehydroepiandrosterone sulfate, DHEA-S)의 형태로 전환된다. 그러나 DHEA의 소량은 고환과 난소에서 생성되며, 하나의 신경스테로이드로서 뇌에서도 합성된다. DHEA은 3β-HSD에 의해 안드로스테네디온(androstenedione)으로, 이후 다시 17-베타-하이드록시 스테로이드 탈수소효소(17β hydroxysteroid dehydrogenase, 17β-HSD)에 의해 테스토스테론으로 변환한다. 테스토스테론은 5-알파-환원효소(5α-reductase)에 의해 보다 강력한 안드로겐인 디하이드로테스토스테론(dehydrotestosterone, DHT)으로 전환된다.

DHT는 알도-케토 환원요소 패밀리1멤버 C2(aldo-keto reductase family1 member C2, AKR1C2)에 의해 5-알파-안드로스탄-3-알파(5α-androstane-3α), 17-베타-디올(17β-diol)(3α-diol)로 대사되거나 또는 알도-케토 환원요소 패밀리1멤버 C1(aldo-keto reductase family1 member C1, AKR1C1)에 의해 5-알파-안드로스탄-3-베타(5α-androstane-3β), 17-베타-디올(17β-diol)(3β-diol)로 대사된다.

3-알파-디올(3α-diol)은 안드로겐 수용체에 대한 친밀도가 낮아 감마 아미노부티르산(gamma aminobutyric acid, GABA) A 수용체에 결합하여 신경스테로이드 효현제로 작용한다[3]. 또한 안드로스테네디올(androstenediol)을 포함한 신경스테로이드는 GABA 수용체에서 염소이온 통로의 개방 빈도 혹은 시간을 증가시키는 알

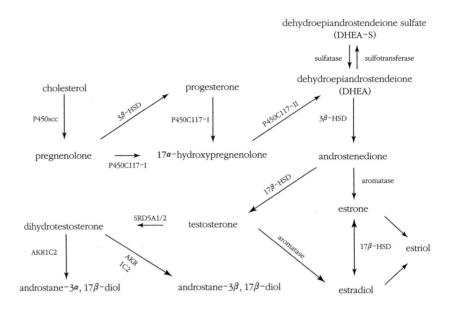

그림 4-1 콜레스테롤로부터의 안드로겐 생합성

* AKR, aldo-keto reductase; HSD, hydroxysteroid dehydrogenase; P450ssc, cytochrome P450-linked side-chain cleavage enzyme; SRD, steroid reductase

로스테릭 조정자(allosteric modulator)로 작용한다[4, 5]. 반면, 3-베타-디올(3β-diol)은 대부분 에스트로겐(estrogen) 수용체 β에 결합하여 작용하는 것으로 보인다[6]. P450 효소인 방향화효소(aromatase)는 테스토스테론을 에스트라디올(estradiol)로 전환시킬 수 있다([그림 4-1] 참조).

3. 여성의 안드로겐과 테스토스테론

여성의 안드로겐은 난소와 부신에서 만들어진다. 주요 안드로겐은 테스토스테론, 디하이드로테스토스테론(dihydrotestosterone, DHT), 안드로스테네디온(androstenedione), 디하이드로에피안드로스테론(dehydroepiandrosterone, DHEA), 디하이드로에피안드로스텔론 황산염(dehydroepiandrosterone sulfate, DHEA-S)이다.

안드로스테네디온은 난소에서 생성되는 주요 안드로겐이며, DHEA는 부신에서 생성되는 주요 안드로겐이다. 그러나 안드로스테네디온의 상당 부분은 또한 부신에서 생성된다. DHEA, DHEA-S 및 안드로스테네디온은 안드로겐의 효과를 발휘하기 위해서는 테스토스테론 또는 DHT로 전환되어야 한다.

폐경 전 여성의 테스토스테론은 부신(25%)과 난소(25%)에서 생성되며, 나머지 50%는 지방조직, 근육과 같은 말초 조직에서 안드로스테네디온과 다른 안드로겐 전구체로부터 생성된다. 그러나 폐경 후에는 난소에서의 생성이 50% 감소되고, 부신에서의 생성은 10%까지 저하된다[7].

여성의 혈중 테스토스테론 정상 농도는 남성의 혈중 농도에 비해 약 10배 정도 낮다. 테스토스테론 농도는 월경주기에서 초기 난포기 동안에 가장 낮은 농도를 보이며, 배란기 주위에서 가장 높은 농도를 보이고, 황체기 동안에는 초기 난포기에 비해 높은 농도를 보인다. 또한 일중주기 리듬을 보여 이른 아침 시간에 농도가 높다. 난소 절제술을 받은 경우 테스토스테론 혈중농도는 50% 감소한다[8].

혈중 테스토스테론의 약 75~80%는 성 호르몬 결합 글로불린(sex hormone-binding globulin, SHBG)과 결합되어 있고, 20~25%는 알부민과 약하게 결합되어 있다. 생물학적 활성 테스토스테론(biologically activated testosterone), 소위 단백질과 비결합한 유리 테스토스테론(free testosterone)은 전체 테스토스테론의 약 1~2% 정도이다.

난소에서의 안드로스테네디온 생성은 황체호르몬(luteinizing hormone, LH)에 의해 영향을 받으므로 생리주기에 따라 농도의 변화가 있는데, 황체기가 난포기보다 안드로스테네디온의 농도가 높다. 반면, 부신에서의 DHEA 생성은 뇌하수체와는 독립적인 것으로 보이며, 생리주기와는 상관이 없는 것으로 알려져 있다. 테스토스테론의 혈장 농도는 에스트로겐 또는 프로게스테론(progesterone) 농도보다 비교적 안정 상태로 유지되지만, 대부분 배란기 주위에서 가장 높은 농도를 보인다.

에스트로겐은 SHBG 농도를 증가시키고, 테스토스테론은 방향화(aromatized)되어 에스트라디올로 전환된다. 이러한 방향화는 나이가 들어감에 따라 증가하고, 테스토스테론의 효과를 변화시킨다.

총 테스토스테론과 유리 테스토스테론의 농도는 연령에 따라 감퇴한다[9, 10, 11, 12]. 테스토스테론 농도는 20~40대에 급격히 감소하며, 40대 무렵에는 20대 농도의 약 50%로 감소한다[13]. 대부분의 전향적 연구에서는 폐경에 따른 테스토스테론 농도의 유의한 변화는 없다고 보고하고 있다[10, 11].

그러나 최근 한 연구[12]에서는 20~80세 연령의 여성을 대상으로 연령별 테스토스테론 및 유리 테스토스테론 농도의 참고치를 제시하였다. 결국 연령은 테스토스테론의 농도 변화와 상관성을 가진다고 할 수 있다.

안드로스테네디온과 DHEA-S는 연령에 따라 감소를 보인다[10, 12]. DHEA-S는 연령에 따라 1년마다 1.5%씩 감소하지만, DHEA-S와 폐경 시기와의 상관성은 보이지 않는다[9]. 하지만 후기 폐경 이행기에서는 DHEA-S의 농도가 증가한다는 보고[14]와 양측난소절제술(bilateral oophorectomy)을 받은 여성에서도 후기 폐경 이행기에 DHEA-S가 증가한다는 보고가 있다[15].

안드로겐의 생물학적 활동은 표적조직에 위치한 안드로겐 수용체에 결합하여 유전자를 조절하는 능력과 생성 속도, 대사제거율 등에 좌우된다[16]. 안드로겐은 단백질과 결합하지 않은 유리 안드로겐(free androgen)이 생물학적 활성을 보인다. 또한 높은 친화력으로 테스토스테론과 결합하는 SHBG의 농도에 영향을 받는다.

SHBG 농도를 증가시키는 경우는 갑상선 항진증(hyperthyroidism), 만성간질환(chronic liver disease), 경구 피임약(oral contraceptives), 항경련제(antiepileptic drug) 복용, 에스트로겐 투여(estrogen administration), 신경성식욕부진(anorexia nervosa) 등이 있다. 반대로 SHBG 농도를 감소시키는 경우는 갑상선 기능저하증(hypothyroidism), 비만(obesity), 다낭성난소증후군(polycystic ovarian syndrome), 쿠싱증후군(cushing syndrome), 신증후군(nephrotic syndrome), 안드로겐 투여, 글루코코르티코이드(glucocorticoid) 사용 등이 있다[17, 18, 19].

안드로겐 농도 감소를 보이는 경우는 화학요법, 방사선 치료, 양측난소절제술(bilateral oophrectomy) 등에 의한 의인성 폐경, 부신절제술(adrenalectomy) 및 부신부전(adrenal insufficiency), 에스트로겐 투여(exogenous estrogen administration), 글루코코르티코이드 치료(glucocorticoid therapy), 뇌하수체 저하증(hypopituitarism), 조기난소기능상실(premature ovarian failure), 인체면역결핍 바이러스 질환(human immunodeficiency virus disease, HIV disease) 등이 있다.

그러므로 유리 또는 생체 이용 가능한 테스토스테론 농도(free or bioavailable testosterone level)가 총 테스토스테론 농도(total testosterone concentration)보다 안드로겐 상태를 보다 정확하게 반영할 수 있다.

유리 테스토스테론 수치는 총 테스토스테론과 SHBG 농도를 측정하여 산출하는 방법(free testosterone index=total testosterone/SHBG)을 사용해 왔다. 그러나 이러한 산출 방법은 SHBG 농도가 낮은 경우에는 신뢰할 수 없다. 가장 정확한 유리 테스토스테론 측정은 평형 투석법(equilibrium dialysis)이나 초미세여과법(ultrafiltration)

을 이용하는 방법이다[20, 21].

안드로겐은 난소와 부신에 의해 혈중으로 직접 분비된다. 지방조직, 근육, 지방과 같은 여러 말초 조직에서는 난소와 부신에서 생성되는 DHEA-S, DHEA, 안드로스테네디온과 같은 안드로겐 전구체부터 테스토스테론으로 전환되어 혈중으로 들어간다. 이러한 전환은 표적조직(target tissue)의 세포 내에 존재하는 여러 스테로이드의 생산을 조절하는 효소의 농도에 의해 좌우된다.

혈중 테스토스테론의 농도 측정은 어떤 특수한 표적조직에 대한 안드로겐 작용 정도를 반영하지 못할 수 있다. 이를테면, 어떤 조직에서는 분비세포 내에서 테스토스테론을 합성하여 자기세포 내에서만 이용하고 혈중에 방출하지 않는 소위 세포 내 분비(intracrine) 작용 양식을 취한다. 이러한 경우에는 안드로스테론 글루쿠론산(androsterone-glucoronide, ADT-G), 안드로스탄-3-알파(androstane-3α), 17-베타-디올-글루크론산(17β-diol-glucoronide)(3α-diol-G), 안드로스탄-3-베타(androstane-3β), 17-베타-디올-글루크론산(17β-diol-glucoronide)(3-diol-G), ADT-황산염(sulfate)과 같은 DHT의 대사물질들의 측정으로 안드로겐의 상태를 간접적으로 평가해 볼 수 있다[22, 23].

4. 뇌와 안드로겐

테스토스테론은 작동세포(effector cell) 내에서 알파-환원효소(α-reductase)에 의해 효과적 안드로겐 수용체 효현제인 디하이드로테스토스테론(dehydrotestosterone, DHT)으로 전환되어 생물학적 효과를 나타낸다. DHT는 테스토스테론뿐만 아니라 안드로스테네디온(androstenedione)과 같은 다른 안드로겐으로부터 생성된다.

안드로겐은 초기 발달 과정의 결정적 시기에 작용하여 뇌의 구조 및 행동에서 영구적 효과를 유발한다. 이러한 안드로겐의 편재 효과(organization effect)와 뇌 신경전달물질을 조절하는 급성적이고 단기적 효과를 가지는 활성화 효과(activational effect), 그 2가지 효과를 통해 인지 기능, 성적 행동, 신경 과민, 공격성, 강박적 행동 및 기분에 영향을 준다[24, 25, 26, 27].

테스토스테론의 작용 기전에는 유전적(genomic) 작용과 비유전적(nongenomic) 작용이 있다. 첫 번째로 유전적 작용은 테스토스테론과 이의 대사물들이 세포막

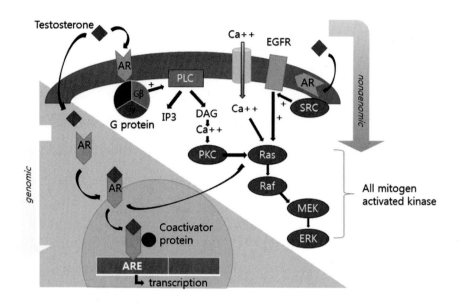

그림 4-2   테스토스테론의 유전적 및 비유전적 작용

* AR, androgen receptor; ARE, androgen response element; DAG, diacyl-glycerol; EGFR, epidermal growth factor receptor; ERK, extracellular signal-regulated kinase; IP3: inositol 1,4,5-triphoshate; MEK, mitogen-activated protein kinase; PKC, protein kinase C; PLC, Phospholipase C

을 통해 확산되어 세포 내 안드로겐 수용체와 결합하여 복합체를 형성해 동질이랑체(homodimerizer)가 되고 세포 핵(cell nucleus)으로 이동하여 안드로겐 반응요소(androgen response element, ARE)에서 전사인자(transcription factor)로 작용하여 전사를 활성 또는 억제하는 일을 가리킨다. 두 번째로 비유전적 작용은 세포막 결합 수용체, 예컨대 G 단백질 연결 수용체(G protein coupled receptor) 혹은 표피성장인자 수용체(epidermal growth factor receptor)와 같은 수용체에서 작용하여 빠르게 일어난다. 이렇듯 급속한 안드로겐의 작용은 미토겐 활성화 단백질 키나아제-세포외 신호조절인산화효소(mitogen-activated protein/kinases-extracellular signal-regulated kinases, MAPK-ERK)와 같은 세포 내 신호경로의 활성화에 의한 것으로 보인다([그림 4-2] 참조).

에스트로겐과 프로게스테론이 뇌에 미치는 효과에 대한 여러 뇌 영상 연구[28, 29]는 있지만, 안드로겐에 대한 뇌 영상 연구는 미비한 상태이다. 뇌의 안드로겐 수용체를 확인하기 위해 동물에서 여러 뇌 영상 연구가 진행되었다[30, 31]. 그러나 인간 뇌의 안드로겐 수용체를 확인하는 연구들은 부족한 상태이다. 최근에는 뇌의 방향화효소(aromatase) 분포 조사를 통해 간접적으로 안드로겐 수용체의 분포를 조사하는 연구가 발표되었다[32].

방향화효소의 분포는 종에 따라 다르다. 여러 종에서 방향화효소가 많이 분포하는 부위는 시상하부(hypothalamus), 변연계(limbic system) 부위이며, 가장 활동성이 높은 부위는 편도(amygdala), 침상핵분계선조(bed nucleus of stria terminalis)이다[33, 34, 35, 36].

인간의 뇌에서 가장 높은 방향화효소 농도를 보이는 부위는 편도, 시상(thalamus) 부위이며, 반면 중격핵(nucleus acumbens), 연수(pons), 후두측두피질(occipital temporal cortex), 조가비핵(putamen), 소뇌(cerebellum)에서는 방향화효소의 농도가 가장 낮았다[32, 37].

뇌 영상 연구(brain imaging study)는 상당히 부족한 상태이지만, 몇몇 연구에서는 테스토스테론이 공포에 의한 편도의 활성화에 영향을 줄 수 있다고 보고하면서, 젊은 남성은 편도 활성화와 테스토스테론 농도가 양의 상관관계를 보이고, 중년 여성은 테스토스테론이 편도 반응성(reactivity)을 조절한다고 보고하고 있다[38, 39]. 또 하나의 신경 영상 연구보고에서 건강한 중년 여성에서의 테스토스테론 투여는 편도와 안와전두피질(orbitofrontal cortex)의 연결(coupling)을 감소시킨다고 이야기하고 있다. 즉, 안와전두피질의 편도 조절이 감소되어 편도 활성의 증가를 유발한다는 것이다[40].

약물 투여와 관련된 기능성 뇌 자기공명영상(functional magnetic resonance imaging, fMRI) 연구에서는 테스토스테론의 농도는 해마(hippocampus)[41, 42], 대뇌섬(insula)[43], 편도[38, 39, 44, 45]의 활성화와 상관성을 보인다고 보고하고 있다.

양전자 방출단층촬영(positron emission tomography, PET) 연구에서 건강한 여성의 시상하부의 5HT-1A 수용체 결합과 디하이드로에피안드로스텔론 황산염(dehydroepiandrosterone sulfate, DHEA-S)은 뚜렷한 상관성을 보인다[46].

신경성식욕부진(anorexia nervosa) 여성에서의 테스토스테론 치료는 후방대상피질(posterior cingulate cortex), 전방대상피질(subgenual anterior cingulate), 전운동피질(premotor cortex), 우측미상엽(right caudate lobes), 우측두정엽(right parietal lobes)에서의 국소적인 당 대사를 호전시킨다고 보고된다[49].

해마는 안드로겐 수용체가 많이 분포하고 있는 뇌의 부위 중 하나이다. 동물 연구에서 해마에서의 테스토스테론의 작용이 항불안, 항우울 효과 및 신경 생성과 해마가시의 증가를 보이는 세포 보호 효과를 갖는다고 말하고 있다[48, 49]. 다시 말해 테스토스테론이 해마의 생리와 기능을 조절하는 것으로 생각된다.

테스토스테론은 방향화(aromatization)에 의해 에스트라디올로 전환된다. 실제 안드로겐의 많은 효과는 안드로겐 수용체에 의한 것보다는 에스트로겐(estrogen) 수용체에 의해 일어날 수 있다. 흥미로운 것은 남성처럼 여성도 안드로겐이 공격성, 성적 행동을 자극하는 것으로 생각되는데, 안드로겐 수용체와 에스트로겐 수용체가 이러한 효과에 관여하는 것으로 보인다.

또한 테스토스테론은 GABA, 도파민(dopamine), 세로토닌(serotonin) 등의 여러 신경전달물질에 영향을 준다.

동물 연구에서 테스토스테론은 중변연계(mesolimbic system)에서 도파민 분비의 증가를 유발할 수 있다고 보고되었다[28, 50]. 또한 테스토스테론이 선조체(striatum)의 신경 세포 안에서 도파민의 저장과 흡수를 조절한다는 연구보고도 있다[51]. 테스토스테론은 수컷 쥐에서 세로토닌 신경세포의 발화를 증가시킨다. 그러나 수컷 쥐가 생식샘절제술(gonadectomy)을 받은 뒤에는 이러한 효과가 없어진다[52]. 또한 테스토스테론을 투여하면 신선조체(neostriatum)와 측위신경핵에서 도파민과 세로토닌 분비가 증가한다[53]. 반면, 생식샘 절제술은 측위신경핵과 사이막핵에서 도파민의 농도를 저하시킨다[50].

세로토닌 신경 세포에 있는 에스트로겐 수용체 베타(estrogen receptor beta, ERβ)는 방향화효소에 의해 테스토스테론으로부터 전환된 에스트로겐의 표적 수용체가 된다[54, 55]. 그러나 방향화효소의 활성과 무관하게 테스토스테론이 직접적인 효과를 가진다는 임상 증거도 제시되고 있다[34, 56].

현재 테스토스테론과 세로토닌 사이의 상호작용 기전에 대해서는 확실히 알려져 있지 않은 상태이다. 동물 연구에서 DHT는 5-HT$_2$에 영향이 없는 것으로 나타났기 때문에 테스토스테론에서 에스트라디올로 전환되어 작용하는 것으로 생각하였다 [54, 57]. 또한 테스토스테론은 GABA에 영향을 주어 항불안 작용을 할 수 있다. 동물 연구에서 GABA A 수용체에 대한 길항제를 투여했을 시 테스토스테론의 항불안 효과가 차단된다고 보고한다[58].

그 밖에 동물 실험 연구에서 테스토스테론과 DHT는 에스트로겐과 비슷하게 신경가소성(neuronal plasticity)과 수지상극(dendritic spine)에 영향을 줄 수 있다[59, 60, 61]. 안드로겐은 베타 아밀로이드(β amyloid)의 신경 독성, 산화스트레스(oxidative stress)에 노출 후에 발생하는 신경 세포사를 감소시킬 수 있다[62, 63]. 또한 뉴리틴 (neuritin), 튜블린(tubulin)과 같은 축삭 재생에 관여하는 여러 단백질을 조절한다. 이 외에도 안드로겐 작용은 뇌유래신경영양인자(brain derived neurotrophic factor, BDNF)에 의해 강화된다는 증거가 제시되고 있다[64].

5. 안드로겐과 기분 및 인지

1) 안드로겐과 기분 증상(mood)

많은 여성은 남성에 비해 더 높은 확률로 우울증 진단을 받는다. 남성들의 경우 에는 흔히 알코올 남용 또는 강박증적 행동을 통해 그들의 우울증이 쉽게 드러나지 않아 진단을 받을 확률이 낮아진다. 여성에서 보이는 우울증의 높은 발생률은 폐경 후의 여성에서는 뚜렷하게 관찰되지 않는다[65, 66]. 생리학적 폐경은 무조건적으로 안드로겐의 결핍을 초래하지는 않는다. 왜냐하면 에스트로겐의 생성은 감소되어도 난소에서의 안드로겐 합성은 지속되기 때문이다.

특히 테스토스테론의 농도와 우울, 불안과의 관계는 생식샘저하증(hypogonadism) 이 수반된 남성에서 분명하다. 이에 대한 증거로는 생식샘저하증 남성이 정상 안드 로겐 농도를 보이는 남성에 비해 우울, 불안 장애의 빈도가 높고[67, 68], 이러한 생 식샘저하증 남성에게 테스토스테론 치료가 불안, 우울증상을 상당히 호전시켰다는 많은 연구 보고들이 제시되고 있다[68, 69]. 그러나 모든 임상연구들의 결과가 일치 하지는 않는다.

우울증에 대한 테스토스테론 효과에 관한 메타 분석[68]에서 테스토스테론 치료 는 생식샘저하증(hypogonadism) 또는 후천성 면역결핍증에 우울증이 수반된 환자 에서 항우울 효과를 보이고, 경피치료(transdermal therapy)가 주사치료보다 효과적 이라고 하면서 투여 방법이 치료 반응에 중요한 역할을 한다고 보고하고 있다.

테스토스테론 농도의 저하를 보이는 중년 우울증 남성에서 테스토스테론 치료 가 기분 증상에 미치는 영향에 대한 최근의 메타 분석[70] 결과, 테스토스테론 치료 는 생식샘저하증이 수반된 우울증 남성에서 효과적이며, 정상 생식샘 호르몬 농도 를 보이는 남성에는 효과가 없었다. 또한 주요 우울 삽화보다는 기분부전 혹은 경도 우울 증상에 효과가 크다고 보고한다.

그러나 프린스턴 합의 성명(Princeton consensus statement 2001)에 제시된 여성의 안드로겐 결핍에 대한 정의에 따르면, 성욕이나 안녕감의 저하 같은 남성 호르몬 결핍의 증상 및 징후가 존재하고, 테스토스테론이나 안드로겐의 농도가 정상 범위의 최하 사분위에 있어야 한다고 하였다. 이러한 정의의 타당성에 대해서는 많은 논쟁이 있었고, 특히 내분비 협회 분과위원회의 임상지침(endocrine society clinical practice guideline)에서는 여성에서의 안드로겐 결핍을 진단 내리는 것에 반대하였다. 왜냐하면 명확한 임상증후군의 정의가 되어 있지 않고, 총 테스토스테론(total testosterone) 또는 유리 테스토스테론에 대한 표준적 자료가 부족하기 때문이다[71].

여성에서의 테스토스테론 치료에 대한 임상 연구는 상당히 제한적이다. 테스토스테론 또는 디하이드로에피안드로스테론(dehydroepiandrosterone, DHEA)이 여성의 기분에 미치는 영향에 관한 연구는 미비한 실정이다.

대부분의 기존 연구들에서는 기분평가는 주 평가변수가 아닌 부 평가변수로 조사되었고, 우울증에 대한 엄격한 평가가 되지 않았으며, 이들 연구 대상들은 양측 난소절제술(bilateral oophorectomy), 성기능 장애(sexual dysfunction), 뇌하수체 저하증(hypopituitarism) 또는 신경성 식욕부전을 보이는 가임 연령의 여성들이었다.

난소 절제술과 자궁 절제술을 시행 후 에스트로겐 치료를 받은 수술적 폐경 여성들에게 경피 테스토스테론 패치(transdermal testosterone patch)를 투여한 결과, 성기능과 심리적 안녕감의 호전을 보였다[72].

성욕 저하를 보이는 폐경 전 여성을 대상으로 경피 테스토스테론 치료 후 심리적 안녕감(psychological well-being)의 호전을 보였다고 보고한다[73].

양측 난관 난소절제술과 자궁절제술을 받은 후 성욕감소장애(hypoactive sexual desire disorder)를 보이는 여성을 대상으로 경피 테스토스테론 치료 결과 전반적 안녕감의 호전을 보였다는 위약 대조연구 보고[74]가 있다.

뇌하수체 저하증으로 심한 안드로겐 결핍을 보이는 여성에게 저용량 경피 테스토스테론 패치를 사용한 무작위 위약 대조연구 결과 피로감 회복, 기분(벡 우울척도 점수, Beck Depression Inventory score, BDI score)의 유의한 호전을 보였다[75].

신경성 식욕부전 여성 환자에게 저용량의 경피 테스토스테론을 사용 후 우울 증상과 공간 인지기능의 호전을 보였다[76].

또한 무작위 위약 대조 연구로서 DHEA의 단독치료가 인간면역결핍 바이러스/후천성 면역 결핍증후군(human immunodeficiency virus, HIV/acquired immunodeficiency syndrome, AIDS) 여성 환자에서 보이는 우울증상 호전에 유용한 치료로 보인다는 보고[77]와 부신 기능부전(adrenal insufficiency) 여성에게 DHEA 투여가 안녕감의 호전을 보였다는 연구보고[78]가 있다. 게다가 폐경 후 여성의 디하이드로에피안드로스텔론 황산염(dehydroepiandrosterone sulfate, DHEA-S) 농도와 우울기분이 역상관성을 보인다고 보고[79]한다.

주요우울장애로 진단받은 여성의 테스토스테론 또는 안드로겐 치료 효과에 대한 연구는 거의 없는 실정이다. 2개의 소규모 시험 연구 중 한 연구는 폐경 후 우울증 여성 치료에서 벤라팍신(Venlafaxine) 항우울제에 메틸테스토스테론(methyltestosterone) 2.5mg을 단독으로 투여한 경우와 메드록시프로게스테론(medroxyprogesterone)과 에스트로겐 0.625mg, 메틸테스토스테론을 병합 투여하였을 때의 항우울 효과를 비교한 예비 연구 조사에서 테스토스테론이 우울증 치료에 증강치료제로서 갖는 유용성을 제시하였다[80].

다른 한 연구는 개방 예비 연구로서 치료저항성 우울증(treatment-resistant depression) 여성 환자 9명에게 증강요법(augmentation therapy)으로 저용량 경피 테스토스테론 패치 $300\mu g$/day 치료를 8주 동안 한 결과, 우울 정도와 피로감의 유의한 감소를 보였다[81].

이와 같이 테스토스테론의 항우울 효과에 대한 증거들이 제시되고 있지만, 아직까지는 테스토스테론이 여성의 기분에 미치는 영향에 대한 연구가 불충분한 실정이다. 향후 여성을 대상으로 하는 짜임새 있는 장기간의 위약 대조 연구를 통해 기분에 미치는 테스토스테론 치료 효과를 입증할 수 있어야 할 것이며, 나아가 여성 우울증 환자들을 대상으로 항우울제와 테스토스테론의 병합치료 또는 증강치료 효과에 대한 많은 연구가 필요할 것으로 사료된다.

2) 안드로겐과 인지(cognition)

남녀에 있어 일반적으로 지능은 비슷한 수치를 보이나, 인지 기능에는 차이가 있다고 알려져 있다. 두뇌 회전 작업(mental rotation tasks)을 하는 동안을 비교해 보면, 남성은 우반구를 우선적으로 사용하며 우뇌로 편중되어 있는 반면, 여성은 양측 반구를 사용하고 편측화가 적다.

남성은 논리적 추론(logical reasoning), 이론 수학(abstract mathematics)에 우수하지만, 여성은 인지적 공감(cognitive empathy), 언어소통(verbal communication), 감정 지능(emotional intelligence)에 있어 남성보다 우세하다. 이러한 차이는 뇌 편재에 관여하는 남성 호르몬인 테스토스테론의 작용에 의해 비롯되었다고 볼 수 있다[82]. 두뇌 회전 작업, 시공간 인지 수행에서 높은 테스토스테론 농도를 보이는 여성은 낮은 테스토스테론 농도를 보이는 여성에 비하여 수행 능력이 높은 것도 나타났다. 그러나 이와는 반대로 남성에서는 공간 인지 능력과 테스토스테론 농도는 부적 상관관계를 보인다고 보고된다[83].

여성에서의 공간 인지 능력은 월경주기에 따라 다양하게 변화할 수 있는데, 이러한 인지 능력은 배란기 주위에서 가장 우수하고, 높은 테스토스테론 농도와 관련된다[84].

출생 전기(prenatal) 동안에 테스토스테론 노출의 지표로 사용되는 두 번째 손가락과 네 번째 손가락 길이의 비율(2D/4D ratio)과 공간 인지 능력과의 관계에 관한 연구에서 출생 전기 동안에 높은 테스토스테론 농도에 노출된 여성은 낮은 2D/4D 비율을 보이며, 높은 2D/4D 비율을 보이는 여성보다 공간 및 수리 인지기능이 더 우수하고[85], 반대로 남성에서는 높은 2D/4D 비율을 보이는 남성이 시공간 인지 기능이 우수하였다. 여기서 사용된 2D/4D 비율은 흔히 출생 전 호르몬의 노출 지표로 생각되나, 최근 연구들[86, 87]에서는 반대되거나 일관성이 없는 결과를 제시하고 있기 때문에 해석에 제한점이 있다.

폐경 전 여성의 혈중 테스토스테론 농도가 높을수록 공간 및 수학능력 과제에 대한 수행능력이 좋은 것을 볼 수 있으며, 폐경 후 여성의 언어 기억은 에스트라디올(estradiol)과 테스토스테론 농도와 상관성을 보인다고 보고되고 있다[88, 89].

또한 난소 제거술을 받은 여성에서 에스트로겐과 테스토스테론 병합 치료를 받은 군은 에스트로겐 단독 치료를 받은 군에 비해 즉각 언어기억(immediate verbal memory)이 저하된다는 연구 결과[90]가 있으며, 지나치게 높은 테스토스테론 농도는 인지수행을 저하시킬 수 있다.

다낭성난소증후군을 수반한 안드로겐 과잉증 여성과 정상군의 비교에서 언어 유창성, 언어 기억, 민첩성, 시공간 작업 기억의 수행능력이 다낭성난소증후군을 가지고 있는 여성에서 유의한 악화를 보였다[91]. 더불어 다낭성난소증후군 여성을 대상으로 한 추적연구에서 에스트로겐과 사이프로테론(cyproterone) 사용을 통해 안드로겐 호르몬을 억제한 결과 언어 유창성이 호전되는 것을 보였다[92].

여성에서 시공간 기억과 테스토스테론과의 관계 역시 정적 상관성이 보인다고 제시하나, 아직은 논란의 여지가 있다. 여성의 시공간과 언어적 인지 기능에는 절대적인 성 호르몬 농도뿐만 아니라 에스트로겐과 테스토스테론 농도의 비율이 중요하다고 제시한다[93]. 이를테면 에스트로겐 농도에 비해 테스토스테론 농도가 지나치게 높으면 언어 수행 능력이 저하되고, 반대로 에스트로겐 농도가 지나치게 높으면 시공간 수행이 떨어진다.

또한 우울증이 없는 폐경 후 여성에게 테스토스테론 패치를 6개월 이상 사용한 결과 시각, 언어학습과 기억 능력이 치료를 받지 않은 대조군에 비해 의미 있는 수준의 호전을 보인다는 보고[94]와 그 밖에 낮은 유리 안드로겐 지표(free androgen index, FAI)를 보이는 여성이 우울증상을 더 많이 호소하며 인지 검사 상 수행능력이 저하된다고 보고하고 있다[95].

내인성 안드로겐은 Aβ에 대한 이화작용을 하는 효소인 네프릴라이신(neprilysin)의 상향조절(upregulation)에 관여하는 안드로겐 수용체 기전을 통해 Aβ 축적에 영향을 줄 수 있다[16, 96]. 테스토스테론은 신경보호 효과(neuroprotective effect)뿐 아니라 혈관내피 기능(endothelial function)에 긍정적 효과를 가지고 있으며 혈관확장제로 작용한다[97, 98].

사후 뇌 조직에 대한 환자 대조군 연구에서 알츠하이머병을 수반한 폐경 후 여성을 대조군과 비교하였을 때, 80세 이상에서는 알츠하이머군이 정상대조군보다 안드로겐(androgen)과 에스트로겐 농도가 낮았으며, 또한 테스토스테론 농도와 베타아밀로이드(β-amyloid, Aβ)가 역상관성을 보인다고 보고하였다[99]. 이는 곧 테스토스테론이 신경보호 역할을 할 수 있다는 것을 시사한다.

디하이드로에피안드로스테론 황산염(dehydroepiandrosterone sulfate, DHEA-S) 농도가 높은 여성이 단순 집중력과 작업 기억 수행검사에 높은 점수를 보인다는 연구결과가 있다[100]. 같은 맥락에서 노인 여성의 DHEA-S와 간이정신상태검사 점수가 유의한 상관성을 보인다는 보고[101]도 있으나 이와는 반대로 상관이 없다는 보고[26, 102]도 있어 아직까지는 논란의 여지가 있다.

인지기능에 미치는 디하이드로에피안드로테론(dehydroepiandrosterone, DHEA)에 관한 연구들의 결과는 일관성이 없으며, 대부분의 연구가 의미 있는 결과라고 판단하기에는 DHEA의 투여기간이 너무 짧은 편이었다. 코크란 자료분석(Cochrane

Database System Review)[103]에서 DHEA 치료는 치매가 없는 50세 이상의 중년 또는 노인의 인지 기능에 효과적인 증거가 없다고 결론을 내렸다. 또한 체계적 고찰 및 메타분석[104]에서 폐경 후 여성에서의 DHEA 사용은 성욕 호전에 유의한 효과가 없다고 언급하고 있다.

여성에서의 테스토스테론이 인지에 미치는 영향에 대해서는 아직 명확히 밝혀지지 않은 상태이며, 앞으로 이에 대한 지속적인 더 많은 연구가 필요할 것으로 생각된다.

6. 여성의 안드로겐 치료

1) 여성의 안드로겐 치료

현재로서는 여성의 안드로겐 치료 적응증이 확실하게 정립되지 않은 상태이다. 그러나 치료 결과에서 논란의 여지가 있음에도 불구하고, 안드로겐 농도가 낮은 여성 또는 안드로겐 결핍으로 임상적 증상을 보이는 여성에게는 안드로겐 치료가 중요한 해결책으로 보인다.

여성에서의 혈중 안드로겐의 정상 범위를 측정하는 것은 매우 어려운데, 세포 내에서 안드로겐이 활성 호르몬으로 변화를 하며, 측정 방법 자체도 복잡하기 때문이다[10]. 또한 안드로겐 치료에 있어서도 환자에 따른 적절한 치료 용량을 측정하는 데 어려움이 있을 뿐 아니라 치료에 따른 부작용에 대해서도 주의해야 할 필요가 있다.

여성의 안드로겐 결핍 장애(female androgen insufficiency disorder)의 개념은 2001년도에 처음으로 사용되었다[105]. 안드로겐 결핍은 어느 연령에서도 발생할 수 있으나, 낮은 안드로겐 농도로 인한 임상적 증후와 증상은 폐경 후기에 가장 뚜렷하게 나타나는 것으로 생각된다.

안드로겐 결핍 증후군(androgen deficiency syndrome)은 안녕감의 감소 또는 불쾌 기분, 지속적인 설명할 수 없는 피로감, 성욕 감소 등을 포함한 성기능 변화, 혈관 운동 불안정, 또는 질 분비 감소, 골밀도 저하 및 근력 저하, 인지기능 및 기억 변화 등의 증상과 증후를 포함한다. 이러한 임상적 증상과 더불어 안드로겐 결핍 증후군에서 유리 테스토스테론의 농도는 가임 연령의 정상 범위의 최저 사분위수에 해당되거나 그 이하로 낮은 테스토스테론 농도를 보인다는 보존적 정의(conservative definition)가 제시되었다.

에스트로겐이 여성의 기분과 안녕감에 미치는 지배적 영향으로 인해, 폐경 전 여성에서의 안드로겐의 감소 효과는 감춰질 수 있다. 이렇듯 만성적으로 감소된 안드로겐의 임상적 양상은 수년에 걸쳐 지속될 수 있기 때문에 정상 노화에 따른 증후와 증상과 쉽게 혼동될 수 있다.

내분비 학회의 임상 실제 지침(Endocrine Society clinical practice guideline)에 따르면 안드로겐 결핍의 진단에 대해서 명확히 정의 내리기에는 아직 부족한 부분이 있다. 왜냐하면 안드로겐 농도와 증후나 증상 간의 상호 관계에 대한 자료가 부족하기 때문인데, 이를 근거로 하여 건강한 여성에서 안드로겐 결핍 증후군 진단을 내리는 것은 현재 추천되지 않고 있다[106].

내분비 학회(Endocrine Society)에 의한 여성에서의 안드로겐 치료 지침에 의하면, 성욕감소장애(hypoactive sexual desire disorder)를 제외한 성기능 장애, 불임, 인지기능 저하, 심혈관계 기능장애, 대사기능장애, 골건강 또는 안녕감을 위한 테스토스테론이나 디하이드로에피안드로테론(dehydroepiandrosterone, DHEA) 치료는 금기시 되고 있다. 특히 DHEA 치료의 경우, 효능과 장기 사용의 안정성에 대한 근거가 부족하기 때문에 여성에서의 사용을 제한한다.

뇌하수체 저하증(hypopituitarism), 부신 부전(adrenal insufficiency), 양측난소절제술(bilateral oophorectomy) 등으로 인해 안드로겐 농도가 낮은 여성에서는 일반적인 안드로겐 치료가 권장되지 않는데, 증상과 테스토스테론 농도와의 상관성이 현재까지는 확립되어 있지 않기 때문이다. 부신 부전이 있는 여성에서의 DHEA 치료 또한 효과와 안정성에 제한이 있기 때문에 권고되지 않고 있다.

성욕 감소 장애 여성의 테스토스테론 치료에 대한 지침으로 첫 번째는 성욕 감소 장애를 진단받은 폐경 후 여성에게 테스토스테론 투여를 3~6개월가량 시도하는 방법이 있다. 이 치료를 통한 테스토스테론 농도 목표치는 폐경 전 테스토스테론의 정상 수치 범위를 유지하는 것이다. 두 번째로 테스토스테론 처방을 하게 되면 약물 과용을 방지하기 위해 기존의 테스토스테론 농도와 치료 시작 후 3~6주 후에 농도 측정을 한다. 세 번째로 테스토스테론 치료를 지속하게 될 경우 지나친 사용이나 안드로겐 과다 징후를 측정하기 위해 매 6개월마다 테스토스테론 농도 측정이 권고된다. 마지막으로 6개월 동안의 테스토스테론 치료에 반응하지 않는 경우 치료의 중단을 고려하여야 한다[106].

안드로겐 치료와 모니터링 지침은 다음과 같다. 첫 번째, 남성을 위해 만들어진 테스토스테론 제제나 여성을 위해 만들어졌으나 효용성과 안정성이 입증되지 않은 약제의 사용은 금지된다. 두 번째, 만약 여성에서 테스토스테론 치료를 하게 될 경우, 기존의 테스토스테론 농도를 측정하고, 경피 패치(transdermal patch), 겔(gel), 크림(cream)과 같은 사용이 승인된 비경구 제제의 사용을 권고한다. 세 번째, 약물 과용 또는 안드로겐 과다 징후를 평가하기 위해 치료 시작 후 3~6주, 그리고 매 6개월마다 테스토스테론 농도 측정을 해야 한다. 마지막으로 6개월 간의 테스토스테론 치료에 반응하지 않는 경우 치료를 중단할 것을 권고한다는 것이다. 그러나 현재까지 여성에서 24개월 이상의 테스토스테론 치료에 대한 효용성 및 안정성에 대한 자료는 없는 실정이다[106].

많은 대조연구[73, 107, 108, 109, 110]에서 테스토스테론 치료가 성욕과 성기능에 효과적이라고 제시하고 있지만, 안드로겐의 낮은 농도와 낮은 성욕과의 관계는 아직 확실히 결론지어지지 않았다[111]. 즉, 여성의 낮은 성기능을 예측할 수 있는 테스토스테론의 농도에 대한 기준은 현재까지 없다고 할 수 있다[112].

내분비 학회[71]에서는 수술로 인해 폐경이 된 여성과 같은 일부 선택된 여성들에서 테스토스테론 치료의 단기효과가 있다는 증거는 있지만, 적응증이 부적절하고, 장기간의 안정성에대한 연구자료가 부족하기 때문에 테스토스테론의 일반화된 사용을 반대하고, 북미폐경학회(North American Menopause Society)[113]에서는 자료는 불충분하지만, 성욕 감퇴로 고통받는 폐경 후 여성은 테스토스테론 치료에 있어 후보자가 될 수 있다고 주장한다. 또한 테스토스테론 단독 치료는 추천되지 않지만, 에스트로겐과 테스토스테론 병합치료를 사용할 수 있다고 말하고 있다. 두 학회에서의 합의는 다음과 같다.

- 테스토스테론 농도가 저하된 상태에서는 테스토스테론 치료가 합당하다.
- 테스토스테론 혈중 농도와 성기능 간의 관계는 명확하거나 절대적이지 않다.
- 수술로 인한 폐경이 된 여성이 에스트로겐 치료를 받고 있는 데에도 성욕이 감소된 경우 테스토스테론 치료는 성욕이 호전될 수 있다.
- 테스토스테론은 폐경 전 정상수치 범위 내에서 성기능의 객관적이고 주관적인

변화를 보일 수 있는 정도의 용량을 사용해야 한다.
- 안드로겐 치료가 인지, 골 대사, 심혈관 기능, 그리고 체 성분에 주는 효과는 현재까지는 불확실하다.
- 아직 장기간 안정성을 평가할 수 있는 자료가 부족한 실정이다.
- 테스토스테론 치료를 시작할 때는 치료에 대한 잠재적 이득과 가능성 있는 부작용에 대해 충분하고 상세한 설명이 우선되어야 한다.

테스토스테론 치료의 가장 흔한 부작용은 다모증, 여드름이며, 남성화는 비교적 드물다. 그 밖에 체액 저류, 적혈구 증가증, 간 손상, 수면 무호흡, 고밀도 지질단백질 감소 등의 문제가 있을 수 있으며, 심혈관, 유방 및 자궁에의 잠재적 부작용 또한 고려해야 한다. 이러한 점들로 인하여 여성에서의 테스토스테론 사용에 대한 자료들은 사용자의 안정성을 보장하기 위한 측면에서 대부분 단기 사용(2년 미만)에 대한 것으로 제한되어 있다.

이러한 부작용과 안정성은 투여 용량과 호르몬 농도, 치료 기간 및 투여 방법에 좌우될 수 있다. 비경구 투여 방법인 경피 테스토스테론 패치, 겔 등의 투여는 심혈관 부작용의 증거는 없는 상태이고, 고용량의 경구 테스토스테론 투여는 간독성 가능성이 발생할 수 있지만, 저용량에서는 문제가 없다. 테스토스테론이 유방에 미치는 영향에 대해서는 장기간 사용에 대한 연구가 필요하지만, 경피 치료(transdermal therapy)는 유방암의 위험성 증가에 영향을 미치지 않는다.

미국에서는 여성을 위한 테스토스테론 제제가 폐경기 홍조증상 치료를 위해 에스트로겐과 병합치료제로 식품의약국(Food Drug Administration, FDA)에서 승인되었다가 더 이상 사용되지 않고 있다. 현재는 여성을 위해 승인된 안드로겐 치료는 없는 실정이다. 유럽에서는 인트린사(Intrinsa)로 명하는 테스토스테론 패치제제를 사용하고 있으나 미국 FDA의 승인은 받지 못하고 있다.

많은 연구에서 외과적 폐경으로 에스트로겐 치료를 받는 여성 및 에스트로겐을 사용하지 않는 폐경 여성들[108, 114]의 테스토스테론 효능을 제시하고 있다. 패치제제와 더불어 영국과 호주에서는 피하 테스토스테론 이식이 사용된다. 또한 호주에서는 1% 테스토스테론 크림(testosterone cream)의 사용이 승인되었다[115].

건강한 폐경 후 여성에게 4.4mg의 테스토스테론이 포함된 0.4g 겔을 사용함으로써 폐경 전 여성의 테스토스테론을 높은 정상범위 정도로 증가시켰다고 보고된

바 있다[116]. 이와 같이 경피 치료는 일정한 생리적 테스토스테론 농도를 유지하면
서 동시에 부작용이 적은 효과적 치료제로 보인다. 그러나 국내에서는 여성을 위한
테스토스테론 제제가 없는 실정이다. 한국에서 사용 가능한 남성을 위한 테스토스
테론 제제는 〈표 4-1〉에 제시하였다.

〈표 4-1〉 한국에서 사용 가능한 테스토스테론 제제

종류	테스토스테론 용량	투약 방법
Testosterone undecanoate	40mg	경구
Testosterone undecanoate	250mg/ml	근육 주사
Testosterone gel	1 or 2%	피부 도포
Testosterone enanthate	250mg/ml	근육 주사

* KIMS에서 발췌

　티보론(tibolone, 상품명 Livial)은 안드로겐 효과가 필요한 폐경 후 여성에게 아주
훌륭한 약물제제이다. 티보론은 에스트로겐, 프로게스테론 및 안드로겐과 유사한
효과를 보이기 때문에 이론적으로는 폐경 후 여성에게 이상적인 호르몬 제제라고
할 수 있다. 티보론은 홍조 증상을 줄이고, 성기능 및 질 건조를 호전시키며, 기분
및 기억력을 호전시킨다고 보고된다[117, 118, 119, 120]. 티보론의 유방암 발생 효과
에 대해서는 아직 확실치 않으나, 유방 조직에 대한 자극 효과는 아주 적은 것으로
보인다[121, 122].

　테스토스테론 투여의 금기사항은 안드로겐 의존성 암, 심한 여드름, 심한 다모
증, 탈모, 임산부 또는 수유하는 여성이다.

　건강한 폐경 후 여성에서 노화에 따른 성기능 및 안녕감 감소의 향상을 위하여
확정적으로 경구 DHEA 사용을 할 수 있을 만한 자료는 매우 적다. 이러한 관점
에서 내인성 디하이드로에피안드로스텔론 황산염(dehydroepiandrosterone sulfate,
DHEA-S)의 농도와 노화 과정, 기관의 질환의 상관성에 대한 연구들 및 외인성
DHEA-S 투여에 따른 뇌기능, 성욕, 심혈관 건강 및 대사증후군에 대한 효과에 대
한 연구들에서 보고되는 결과들은 아직까지 논란의 여지가 많다는 점에서 상당히
주목할 만한 사안이라고 할 수 있다.

　낮은 DHEA-S 농도는 폐경 전, 폐경 후 여성의 성기능과 뚜렷한 상관 관계를 보

인다[111]. 또한 내인성 DHEA-S 농도가 높은 여성이 집행기능, 집중력, 작업기억과 같은 인지기능 점수가 높다는 연구결과도 있다[100]. 그럼에도 불구하고 안드로겐 결핍 증후군의 정의를 위한 DHEA-S 농도의 절단점은 확립되지 않은 상태이다. 임상적으로 DHEA-S 치료의 용량뿐 아니라 치료로 인해 효과를 볼 수 있는 여성의 적응증이 확실히 규명되어 있지 않은 상태이다.

안드로겐 결핍 증상이 있는 여성에 대한 DHEA 치료 반응에 관하여 추후에 많은 연구가 필요하다. 현재 폐경 후 여성에서의 DHEA 치료 효과 결과는 연구 대상 크기, 투여용량, 기간 및 투여방법 등의 방법론적 문제로 일관성이 없다. 따라서 폐경 후 여성에서의 DHEA 치료 시작 용량 선택 기준에 대한 추후 연구와 에스트로겐과 DHEA 병합치료, 그리고 항우울제와 병합치료 등에 대한 더 많은 연구가 필요할 것으로 생각된다.

결론적으로 안드로겐은 여성 생리에 중요한 역할을 한다. 여성의 테스토스테론 농도의 감소는 여성 건강에 해로운 영향을 끼칠 수 있다. 폐경 전 및 폐경 후 여성의 안드로겐 결핍은 성기능, 성욕 저하, 안녕감 감소, 에너지 및 인지기능의 감퇴를 초래할 수 있다. 안드로겐 결핍증에 대한 기준이 제시되었지만, 아직 여러 문제점이 제기되고 있다. 부작용과 안정성은 투여 용량, 혈중 농도, 치료기간, 투여방법에 달려 있다. 특히 비 경구 테스토스테론(패치, 겔 등) 치료는 심각한 부작용이 없는 것으로 보인다. 그러나 안정성에 대한 장기간의 연구가 요구되는 실정이다. 폐경 후 여성에게 충분한 에스트로겐 치료 후에도 성욕 및 성기능 저하를 보이는 경우 경피 테스토스테론 패치 치료가 도움이 될 수 있다고 하지만, 현재 여성에서 안드로겐 치료는 FDA 승인은 되지 않은 상태이다. 테스토스테론 치료를 고려할 때는 치료에 대한 잠재적 이득과 가능성 있는 부작용에 대해 충분하고 상세한 설명이 우선되어야 한다.

여성에서 테스토스테론 치료에 대한 임상 연구가 제한되어 있지만, 테스토스테론이 항불안, 항우울 효과를 보인다는 증거뿐만 아니라, 인지 기능에 미치는 영향에 관한 연구 보고들이 제시되고 있다. 그러나 아직 기분과 인지기능에 대한 연구들이 불충분한 상태로 향후 더 많은 연구가 필요한 실정이다.

2) 테스토스테론과 다른 안드로겐 농도 측정

테스토스테론의 농도가 낮을 때는 테스토스테론을 측정하는 대부분의 방법이 상당히 부정확하다고 할 수 있다. 그러나 디하이드로에피안드로스테론(dehydroepiandrosterone, DHEA)과 성 호르몬 결합 글로불린(sex hormone binding globulin, SHBG) 측정은 비교적 간단하다.

임상적으로 흔히 에스트로겐과 테스토스테론을 측정하는 방법은 면역분석(immunoassay)이다. 하지만 이 방법은 민감도가 떨어지고, 부정확하기 때문에 가스 또는 액체 크로마토그래피를 지닌 탄뎀 분광법(tanadem spectrometry with gas-chromatography or liquid chromatography)을 사용하기도 한다. 유리 테스토스테론(free testosterone)을 측정할 수 있는 가장 신뢰할 수 있는 방법으로는 평형투석법(equilibrium dialysis)[20]이나 초미세여과(ultrafiltration)[21]가 있다.

테스토스테론 농도는 일중 변화가 있기 때문에 오전 8~10시에 측정하고, 월경 주기가 규칙적인 여성은 월경 시작 후 적어도 8일 후에 측정하는 것이 좋다.

이때 유리 또는 생체이용이 가능한 테스토스테론 농도(free or bioavailable testosterone level) 측정이 중요하다. 그러나 테스토스테론은 실제 혈중에 보이지 않고 세포 내에서 만들어질 수 있기 때문에 혈중 유리 테스토스테론이 낮게 측정된다고 해서 세포 내에 존재하는 테스토스테론이 낮다고 생각해서는 안 된다.

여성의 안드로겐을 충분히 이해하기 위해서는 총 테스토스테론 농도 측정과 더불어 SHBG의 측정이 필요하다. SHBG는 테스토스테론과 높은 친화력으로 결합하며 혈중 총 테스토스테론 농도에 중요한 조절자로 작용한다. 만약 이 물질의 농도가 낮으면, 유리 테스토스테론은 쉽게 세포 내로 들어 갈 수 있다. 따라서 테스토스테론 치료 시 SHBG가 낮으면 안드로겐 과잉 상태의 위험성이 높고, 반면 지나치게 높을 때는 테스토스테론 치료 효과에 저항성이 생길 가능성이 높다.

앞서 언급하였다시피, 안드로겐 결핍 증후군(androgen deficiency syndrome)에 대한 유리 테스토스테론 또는 총 테스토스테론의 절단점은 제시되고 있지 않은 상태이다. 그러나 만약 안드로겐 결핍 증상을 보이는 여성이 젊은 여성의 정상 범위의 테스토스테론 농도보다 상한치를 보일 때는 안드로겐 결핍이 아닌 다른 원인이 있을 가능성이 높다.

테스토스테론 치료가 시작되면, 치료에 의한 테스토스테론의 과잉을 방지하기 위해 농도를 모니터링 하는 것이 중요하다.

DHEA 측정은 보통 디하이드로에피안드로스텔론 황산염(dehydroepiandrosterone sulfate, DHEA-S)을 통해 이루어지는데, DHEA-S는 반감기가 길고 보다 안정된 농도를 보이기 때문이다. DHEA-S는 월경 주기에 영향을 받지 않고, SHBG와 결합하지 않으므로, 이에 대한 면역 분석법은 비교적 간단하다. 만약 농도가 지나치게 낮은 경우에는 부신 부전(adrenal insufficiency)을 배제하기 위해 아침 코티솔 농도(morning cortisol level)를 측정해 보아야 한다.

참고문헌

[1]　Baulieu EE, Robel P, Schumacher M. Neurosteroids: beginning of the story. *International Review of Neurobiology*. 2001;46:1-32.

[2]　Melcangi RC, Garcia-Segura LM, Mensah-Nyagan AG. Neuroactive steroids: state of the art and new perspectives. *Cellular and Molecular Life Sciences: CMLS*. 2008;65(5):777-97.

[3]　Frye CA, Van Keuren KR, Erskine MS. Behavioral effects of 3 alpha-androstanediol. I: Modulation of sexual receptivity and promotion of GABA-stimulated chloride flux. *Behavioural Brain Research*. 1996;79(1-2):109-18.

[4]　Rupprecht R. Neuroactive steroids: mechanisms of action and neuropsycho-pharmacological properties. *Psychoneuroendocrinology*. 2003;28(2):139-68.

[5]　Reddy DS, Jian K. The testosterone-derived neurosteroid androstanediol is a positive allosteric modulator of GABAA receptors. *The Journal of Pharmacology and Experimental Therapeutics*. 2010;334(3):1031-41.

[6]　Pak TR, Chung WC, Lund TD, Hinds LR, Clay CM, Handa RJ. The androgen metabolite, 5alpha-androstane-3beta, 17beta-diol, is a potent modulator of estrogen receptor-beta1-mediated gene transcription in neuronal cells. *Endocrinology*. 2005;146(1):147-55.

[7]　Bolour S, Braunstein G. Testosterone therapy in women: a review. *International Journal of Impotence Research*. 2005;17(5):399-408.

[8]　Burger HG. Androgen production in women. *Fertility and Sterility*. 2002;77 Suppl 4:S3-5.

[9]　Burger HG, Dudley EC, Cui J, Dennerstein L, Hopper JL. A prospective longitudinal study of serum testosterone, dehydroepiandrosterone sulfate, and sex hormone-binding globulin levels through the menopause transition. *The Journal of Clinical Endocrinology and Metabolism*. 2000;85(8):2832-8.

[10]　Davison SL, Bell R, Donath S, Montalto JG, Davis SR. Androgen levels in adult females: changes with age, menopause, and oophorectomy. *The Journal of Clinical*

Endocrinology and Metabolism. 2005;90(7):3847-53.

[11] Fogle RH, Stanczyk FZ, Zhang X, Paulson RJ. Ovarian androgen production in postmenopausal women. *The Journal of Clinical Endocrinology and Metabolism*. 2007;92(8):3040-3.

[12] Haring R, Hannemann A, John U, Radke D, Nauck M, Wallaschofski H, et al. Age-specific reference ranges for serum testosterone and androstenedione concentrations in women measured by liquid chromatography-tandem mass spectrometry. *The Journal of Clinical Endocrinology and Metabolism*. 2012;97(2):408-15.

[13] Zumoff B, Strain GW, Miller LK, Rosner W. Twenty-four-hour mean plasma testosterone concentration declines with age in normal premenopausal women. *The Journal of Clinical Endocrinology and Metabolism*. 1995;80(4):1429-30.

[14] Crawford S, Santoro N, Laughlin GA, Sowers MF, McConnell D, Sutton-Tyrrell K, et al. Circulating dehydroepiandrosterone sulfate concentrations during the menopausal transition. *The Journal of Clinical Endocrinology and Metabolism*. 2009;94(8):2945-51.

[15] Lasley BL, Crawford SL, Laughlin GA, Santoro N, McConnell DS, Crandall C, et al. Circulating dehydroepiandrosterone sulfate levels in women who underwent bilateral salpingo-oophorectomy during the menopausal transition. *Menopause*. 2011;18(5):494-8.

[16] Cameron DR, Braunstein GD. Androgen replacement therapy in women. *Fertility and Sterility*. 2004;82(2):273-89.

[17] Vermeulen A. Plasma androgens in women. *The Journal of Reproductive Medicine*. 1998;43(8 Suppl):725-33.

[18] Guay AT. Screening for androgen deficiency in women: methodological and interpretive issues. *Fertility and Sterility*. 2002;77 Suppl 4:S83-8.

[19] Mathur R, Braunstein GD. Androgen deficiency and therapy in women. *Current Opinion in Endocrinology, Diabetes, and Obesity*. 2010;17(4):342-9.

[20] Hackbarth JS, Hoyne JB, Grebe SK, Singh RJ. Accuracy of calculated free testosterone differs between equations and depends on gender and SHBG concentration. *Steroids*. 2011;76(1-2):48-55.

[21] Van Uytfanghe K, Stockl D, Kaufman JM, Fiers T, De Leenheer A, Thienpont

LM. Validation of 5 routine assays for serum free testosterone with a candidate reference measurement procedure based on ultrafiltration and isotope dilution-gas chromatography-mass spectrometry. *Clinical Biochemistry*. 2005;38(3):253-61.

[22] Labrie F, Luu-The V, Labrie C, Belanger A, Simard J, Lin SX, et al. Endocrine and intracrine sources of androgens in women: inhibition of breast cancer and other roles of androgens and their precursor dehydroepiandrosterone. *Endocrine Reviews*. 2003;24(2):152-82.

[23] Labrie F, Belanger A, Cusan L, Candas B. Physiological changes in dehydroepiandrosterone are not reflected by serum levels of active androgens and estrogens but of their metabolites: intracrinology. *The Journal of Clinical Endocrinology and Metabolism*. 1997;82(8):2403-9.

[24] Arnold AP, Breedlove SM. Organizational and activational effects of sex steroids on brain and behavior: a reanalysis. *Hormones and Behavior*. 1985;19(4):469-98.

[25] Simerly RB, Chang C, Muramatsu M, Swanson LW. Distribution of androgen and estrogen receptor mRNA-containing cells in the rat brain: an in situ hybridization study. *The Journal of Comparative Neurology*. 1990;294(1):76-95.

[26] Cooke B, Hegstrom CD, Villeneuve LS, Breedlove SM. Sexual differentiation of the vertebrate brain: principles and mechanisms. *Frontiers in Neuroendocrinology*. 1998;19(4):323-62.

[27] Morris JA, Jordan CL, Breedlove SM. Sexual differentiation of the vertebrate nervous system. *Nature Neuroscience*. 2004;7(10):1034-9.

[28] Adams KH, Pinborg LH, Svarer C, Hasselbalch SG, Holm S, Haugbol S, et al. A database of [(18)F]-altanserin binding to 5-HT(2A) receptors in normal volunteers: normative data and relationship to physiological and demographic variables. *NeuroImage*. 2004;21(3):1105-13.

[29] van Wingen GA, van Broekhoven F, Verkes RJ, Petersson KM, Backstrom T, Buitelaar JK, et al. Progesterone selectively increases amygdala reactivity in women. *Molecular Psychiatry*. 2008;13(3):325-33.

[30] Zhou ZX, Wong CI, Sar M, Wilson EM. The androgen receptor: an overview. *Recent Progress in Hormone Research*. 1994;49:249-74.

[31] Bakker J, Pool CW, Sonnemans M, van Leeuwen FW, Slob AK. Quantitative

estimation of estrogen and androgen receptor-immunoreactive cells in the forebrain of neonatally estrogen-deprived male rats. *Neuroscience.* 1997;77(3):911-9.

[32] Biegon A, Kim SW, Alexoff DL, Jayne M, Carter P, Hubbard B, et al. Unique distribution of aromatase in the human brain: in vivo studies with PET and [N-methyl-11C] vorozole. *Synapse.* 2010;64(11):801-7.

[33] Abdelgadir SE, Roselli CE, Choate JV, Resko JA. Distribution of aromatase cytochrome P450 messenger ribonucleic acid in adult rhesus monkey brains. *Biology of Reproduction.* 1997;57(4):772-7.

[34] Roselli CE, Horton LE, Resko JA. Distribution and regulation of aromatase activity in the rat hypothalamus and limbic system. *Endocrinology.* 1985;117(6):2471-7.

[35] Roselli CE, Stadelman H, Horton LE, Resko JA. Regulation of androgen metabolism and luteinizing hormone-releasing hormone content in discrete hypothalamic and limbic areas of male rhesus macaques. *Endocrinology.* 1987;120(1):97-106.

[36] Roselli CE, Stormshak F, Resko JA. Distribution and regulation of aromatase activity in the ram hypothalamus and amygdala. *Brain Research.* 1998;811(1-2):105-10.

[37] Sasano H, Takashashi K, Satoh F, Nagura H, Harada N. Aromatase in the human central nervous system. *Clinical Endocrinology.* 1998;48(3):325-9.

[38] Derntl B, Windischberger C, Robinson S, Kryspin-Exner I, Gur RC, Moser E, et al. Amygdala activity to fear and anger in healthy young males is associated with testosterone. *Psychoneuroendocrinology.* 2009;34(5):687-93.

[39] van Wingen GA, Zylicz SA, Pieters S, Mattern C, Verkes RJ, Buitelaar JK, et al. Testosterone increases amygdala reactivity in middle-aged women to a young adulthood level. *Neuropsychopharmacology: Official Publication of the American College of Neuropsychopharmacology.* 2009;34(3):539-47.

[40] van Wingen G, Mattern C, Verkes RJ, Buitelaar J, Fernandez G. Testosterone reduces amygdala-orbitofrontal cortex coupling. *Psychoneuroendocrinology.* 2010;35(1):105-13.

[41] Mueller SC, Mandell D, Leschek EW, Pine DS, Merke DP, Ernst M. Early hyperandrogenism affects the development of hippocampal function: preliminary evidence from a functional magnetic resonance imaging study of boys with familial male precocious puberty. *Journal of Child and Adolescent Psychopharmacology.*

2009;19(1):41-50.

[42] van Wingen G, Mattern C, Verkes RJ, Buitelaar J, Fernandez G. Testosterone biases automatic memory processes in women towards potential mates. *NeuroImage*. 2008;43(1):114-20.

[43] Bos PA, Hermans EJ, Montoya ER, Ramsey NF, van Honk J. Testosterone administration modulates neural responses to crying infants in young females. *Psychoneuroendocrinology*. 2010;35(1):114-21.

[44] Hermans EJ, Ramsey NF, van Honk J. Exogenous testosterone enhances responsiveness to social threat in the neural circuitry of social aggression in humans. *Biological Psychiatry*. 2008;63(3):263-70.

[45] Manuck SB, Marsland AL, Flory JD, Gorka A, Ferrell RE, Hariri AR. Salivary testosterone and a trinucleotide (CAG) length polymorphism in the androgen receptor gene predict amygdala reactivity in men. *Psychoneuroendocrinology*. 2010;35(1):94-104.

[46] Moser U, Wadsak W, Spindelegger C, Mitterhauser M, Mien LK, Bieglmayer C, et al. Hypothalamic serotonin-1A receptor binding measured by PET predicts the plasma level of dehydroepiandrosterone sulfate in healthy women. *Neuroscience Letters*. 2010;476(3):161-5.

[47] Miller KK, Deckersbach T, Rauch SL, Fischman AJ, Grieco KA, Herzog DB, et al. Testosterone administration attenuates regional brain hypometabolism in women with anorexia nervosa. *Psychiatry Research*. 2004;132(3):197-207.

[48] Edinger KL, Frye CA. Testosterone's analgesic, anxiolytic, and cognitive-enhancing effects may be due in part to actions of its 5alpha-reduced metabolites in the hippocampus. *Behavioral Neuroscience*. 2004;118(6):1352-64.

[49] Zhang JM, Tonelli L, Regenold WT, McCarthy MM. Effects of neonatal flutamide treatment on hippocampal neurogenesis and synaptogenesis correlate with depression-like behaviors in preadolescent male rats. *Neuroscience*. 2010;169(1):544-54.

[50] Alderson LM, Baum MJ. Differential effects of gonadal steroids on dopamine metabolism in mesolimbic and nigro-striatal pathways of male rat brain. *Brain Research*. 1981;218(1-2):189-206.

[51] Shemisa K, Kunnathur V, Liu B, Salvaterra TJ, Dluzen DE. Testosterone modulation of striatal dopamine output in orchidectomized mice. *Synapse.* 2006;60(5):347-53.

[52] Robichaud M, Debonnel G. Oestrogen and testosterone modulate the firing activity of dorsal raphe nucleus serotonergic neurones in both male and female rats. *Journal of Neuroendocrinology.* 2005;17(3):179-85.

[53] de Souza Silva MA, Mattern C, Topic B, Buddenberg TE, Huston JP. Dopaminergic and serotonergic activity in neostriatum and nucleus accumbens enhanced by intranasal administration of testosterone. *European Neuropsychopharmacology: The Journal of the European College of Neuropsychopharmacology.* 2009;19(1):53-63.

[54] Fink G, Sumner B, Rosie R, Wilson H, McQueen J. Androgen actions on central serotonin neurotransmission: relevance for mood, mental state and memory. *Behavioural Brain Research.* 1999;105(1):53-68.

[55] Bethea CL, Lu NZ, Gundlah C, Streicher JM. Diverse actions of ovarian steroids in the serotonin neural system. *Frontiers in Neuroendocrinology.* 2002;23(1):41-100.

[56] Davis SR, Goldstat R, Papalia MA, Shah S, Kulkarni J, Donath S, et al. Effects of aromatase inhibition on sexual function and well-being in postmenopausal women treated with testosterone: a randomized, placebo-controlled trial. *Menopause.* 2006;13(1):37-45.

[57] Fink G, Sumner BE, McQueen JK, Wilson H, Rosie R. Sex steroid control of mood, mental state and memory. *Clinical and Experimental Pharmacology & Physiology.* 1998;25(10):764-75.

[58] Gutierrez-Garcia AG, Contreras CM, Vasquez-Hernandez DI, Molina-Jimenez T, Jacome-Jacome E. Testosterone reduces cumulative burying in female Wistar rats with minimal participation of estradiol. *Pharmacology, Biochemistry, and Behavior.* 2009;93(4):406-12.

[59] Matsumoto A, Prins GS. Androgenic regulation of expression of androgen receptor protein in the perineal motoneurons of aged male rats. *The Journal of Comparative Neurology.* 2002;443(4):383-7.

[60] Leranth C, Hajszan T, MacLusky NJ. Androgens increase spine synapse density in the CA1 hippocampal subfield of ovariectomized female rats. *The Journal of Neuroscience: The Official Journal of the Society for Neuroscience.* 2004;24(2):495-9.

[61] MacLusky NJ, Hajszan T, Prange-Kiel J, Leranth C. Androgen modulation of hippocampal synaptic plasticity. *Neuroscience*. 2006;138(3):957-65.

[62] Pike CJ. Testosterone attenuates beta-amyloid toxicity in cultured hippocampal neurons. *Brain Research*. 2001;919(1):160-5.

[63] Ahlbom E, Prins GS, Ceccatelli S. Testosterone protects cerebellar granule cells from oxidative stress-induced cell death through a receptor mediated mechanism. *Brain Research*. 2001;892(2):255-62.

[64] Fargo KN, Foecking EM, Jones KJ, Sengelaub DR. Neuroprotective actions of androgens on motoneurons. *Frontiers in Neuroendocrinology*. 2009;30(2):130-41.

[65] Steiner M, Dunn E, Born L. Hormones and mood: from menarche to menopause and beyond. *J Affect Disord*. 2003;74(1):67-83.

[66] Weissman MM, Olfson M. Depression in women: implications for health care research. *Science*. 1995;269(5225):799-801.

[67] Shores MM, Sloan KL, Matsumoto AM, Moceri VM, Felker B, Kivlahan DR. Increased incidence of diagnosed depressive illness in hypogonadal older men. *Archives of General Psychiatry*. 2004;61(2):162-7.

[68] Zarrouf FA, Artz S, Griffith J, Sirbu C, Kommor M. Testosterone and depression: systematic review and meta-analysis. *Journal of Psychiatric Practice*. 2009;15(4):289-305.

[69] Kanayama G, Amiaz R, Seidman S, Pope HG, Jr. Testosterone supplementation for depressed men: current research and suggested treatment guidelines. *Experimental and Clinical Psychopharmacology*. 2007;15(6):529-38.

[70] Amanatkar HR, Chibnall JT, Seo BW, Manepalli JN, Grossberg GT. Impact of exogenous testosterone on mood: a systematic review and meta-analysis of randomized placebo-controlled trials. *Annals of Clinical Psychiatry: Official Journal of the American Academy of Clinical Psychiatrists*. 2014;26(1):19-32.

[71] Wierman ME, Basson R, Davis SR, Khosla S, Miller KK, Rosner W, et al. Androgen therapy in women: an Endocrine Society Clinical Practice guideline. *The Journal of Clinical Endocrinology and Metabolism*. 2006;91(10):3697-710.

[72] Shifren JL, Braunstein GD, Simon JA, Casson PR, Buster JE, Redmond GP, et al. Transdermal testosterone treatment in women with impaired sexual function after

oophorectomy. *The New England Journal of Medicine.* 2000;343(10):682-8.

[73] Goldstat R, Briganti E, Tran J, Wolfe R, Davis SR. Transdermal testosterone therapy improves well-being, mood, and sexual function in premenopausal women. *Menopause.* 2003;10(5):390-8.

[74] Davis SR, van der Mooren MJ, van Lunsen RH, Lopes P, Ribot C, Rees M, et al. Efficacy and safety of a testosterone patch for the treatment of hypoactive sexual desire disorder in surgically menopausal women: a randomized, placebo-controlled trial. *Menopause.* 2006;13(3):387-96.

[75] Miller KK, Wexler TL, Zha AM, Lawson EA, Meenaghan EM, Misra M, et al. Androgen deficiency: association with increased anxiety and depression symptom severity in anorexia nervosa. *The Journal of Clinical Psychiatry.* 2007;68(6):959-65.

[76] Miller KK, Grieco KA, Klibanski A. Testosterone administration in women with anorexia nervosa. *The Journal of Clinical Endocrinology and Metabolism.* 2005;90(3):1428-33.

[77] Rabkin JG, McElhiney MC, Rabkin R, McGrath PJ, Ferrando SJ. Placebo-controlled trial of dehydroepiandrosterone(DHEA) for treatment of nonmajor depression in patients with HIV/AIDS. *The American Journal of Psychiatry.* 2006;163(1):59-66.

[78] Arlt W. Androgen therapy in women. *European Journal of Endocrinology.* 2006;154(1):1-11.

[79] Barrett-Connor E, Von Muhlen DG, Kritz-Silverstein D. Bioavailable testosterone and depressed mood in older men: the Rancho Bernardo Study. *The Journal of Clinical Endocrinology and Metabolism.* 1999;84(2):573-7.

[80] Dias RS, Kerr-Correa F, Moreno RA, Trinca LA, Pontes A, Halbe HW, et al. Efficacy of hormone therapy with and without methyltestosterone augmentation of venlafaxine in the treatment of postmenopausal depression: a double-blind controlled pilot study. *Menopause.* 2006;13(2):202-11.

[81] Miller KK, Perlis RH, Papakostas GI, Mischoulon D, Losifescu DV, Brick DJ, et al. Low-dose transdermal testosterone augmentation therapy improves depression severity in women. *CNS Spectrums.* 2009;14(12):688-94.

[82] Hines M, Golombok S, Rust J, Johnston KJ, Golding J. Testosterone during pregnancy and gender role behavior of preschool children: a longitudinal, population study.

Child Development. 2002;73(6):1678-87.

[83] Ostatníková D, Putz Z, Celec P, Hodosy J. *May testosterone levels and their fluctuations influence cognitive performance in humans*. 2002.

[84] Ostatníková D, Hodosy J, Skokňová M, Putz Z, Kúdela M, Celec P. Spatial abilities during the circalunar cycle in both sexes. *Learning and Individual Differences*. 2010;20(5):484-7.

[85] Kempel P, Gohlke B, Klempau J, Zinsberger P, Reuter M, Hennig J. Second-to-fourth digit length, testosterone and spatial ability. *Intelligence*. 2005;33(3):215-30.

[86] Medland SE, Zayats T, Glaser B, Nyholt DR, Gordon SD, Wright MJ, et al. A variant in LIN28B is associated with 2D:4D finger-length ratio, a putative retrospective biomarker of prenatal testosterone exposure. *American Journal of Human Genetics*. 2010;86(4):519-25.

[87] Valla J, Ceci SJ. Can Sex Differences in Science Be Tied to the Long Reach of Prenatal Hormones? Brain Organization Theory, Digit Ratio (2D/4D), and Sex Differences in Preferences and Cognition. *Perspectives on Psychological Science: A Journal of the Association for Psychological Science*. 2011;6(2):134-6.

[88] Gouchie C, Kimura D. The relationship between testosterone levels and cognitive ability patterns. *Psychoneuroendocrinology*. 1991;16(4):323-34.

[89] Wolf OT, Kirschbaum C. Endogenous estradiol and testosterone levels are associated with cognitive performance in older women and men. *Hormones and Behavior*. 2002;41(3):259-66.

[90] Moller MC, Bartfai AB, Radestad AF. Effects of testosterone and estrogen replacement on memory function. *Menopause*. 2010;17(5):983-9.

[91] Schattmann L, Sherwin BB. Testosterone levels and cognitive functioning in women with polycystic ovary syndrome and in healthy young women. *Hormones and Behavior*. 2007;51(5):587-96.

[92] Schattmann L, Sherwin BB. Effects of the pharmacologic manipulation of testosterone on cognitive functioning in women with polycystic ovary syndrome: a randomized, placebo-controlled treatment study. *Hormones and Behavior*. 2007;51(5):579-86.

[93] Kocoska-Maras L, Radestad AF, Carlstrom K, Backstrom T, von Schoultz B, Hirschberg AL. Cognitive function in association with sex hormones in

postmenopausal women. *Gynecological Endocrinology: The Official Journal of the International Society of Gynecological Endocrinology.* 2013;29(1):59-62.

[94] Davison SL, Bell RJ, Gavrilescu M, Searle K, Maruff P, Gogos A, et al. Testosterone improves verbal learning and memory in postmenopausal women: Results from a pilot study. *Maturitas.* 2011;70(3):307-11.

[95] Santoro N, Torrens J, Crawford S, Allsworth JE, Finkelstein JS, Gold EB, et al. Correlates of circulating androgens in mid-life women: the study of women's health across the nation. *The Journal of Clinical Endocrinology and Metabolism.* 2005;90(8):4836-45.

[96] Yao M, Nguyen TV, Rosario ER, Ramsden M, Pike CJ. Androgens regulate neprilysin expression: role in reducing beta-amyloid levels. *Journal of Neurochemistry.* 2008;105(6):2477-88.

[97] Montalcini T, Gorgone G, Gazzaruso C, Sesti G, Perticone F, Pujia A. Endogenous testosterone and endothelial function in postmenopausal women. *Coronary Artery Disease.* 2007;18(1):9-13.

[98] Worboys S, Kotsopoulos D, Teede H, McGrath B, Davis SR. Evidence that parenteral testosterone therapy may improve endothelium-dependent and -independent vasodilation in postmenopausal women already receiving estrogen. *The Journal of Clinical Endocrinology and Metabolism.* 2001;86(1):158-61.

[99] Rosario ER, Chang L, Head EH, Stanczyk FZ, Pike CJ. Brain levels of sex steroid hormones in men and women during normal aging and in Alzheimer's disease. *Neurobiology of Aging.* 2011;32(4):604-13.

[100] Davis SR, Shah SM, McKenzie DP, Kulkarni J, Davison SL, Bell RJ. Dehydroepiandrosterone sulfate levels are associated with more favorable cognitive function in women. *The Journal of Clinical Endocrinology and Metabolism.* 2008;93(3):801-8.

[101] Valenti G, Ferrucci L, Lauretani F, Ceresini G, Bandinelli S, Luci M, et al. Dehydroepiandrosterone sulfate and cognitive function in the elderly: The InCHIANTI Study. *Journal of Endocrinological Investigation.* 2009;32(9):766-72.

[102] Barrett-Connor E, Edelstein SL. A prospective study of dehydroepiandrosterone sulfate and cognitive function in an older population: the Rancho Bernardo Study.

Journal of the American Geriatrics Society. 1994;42(4):420-3.

[103] Grimley Evans J, Malouf R, Huppert F, van Niekerk JK. Dehydroepiandrosterone (DHEA) supplementation for cognitive function in healthy elderly people. *The Cochrane Database of Systematic Reviews.* 2006(4):Cd006221.

[104] Elraiyah T, Sonbol MB, Wang Z, Khairalseed T, Asi N, Undavalli C, et al. Clinical review: The benefits and harms of systemic dehydroepiandrosterone (DHEA) in postmenopausal women with normal adrenal function: a systematic review and meta-analysis. *The Journal of Clinical Endocrinology and Metabolism.* 2014;99(10):3536-42.

[105] Bachmann G, Bancroft J, Braunstein G, Burger H, Davis S, Dennerstein L, et al. Female androgen insufficiency: the Princeton consensus statement on definition, classification, and assessment. *Fertility and Sterility.* 2002;77(4):660-5.

[106] Wierman ME, Arlt W, Basson R, Davis SR, Miller KK, Murad MH, et al. Androgen therapy in women: a reappraisal: an Endocrine Society clinical practice guideline. *The Journal of Clinical Endocrinology and Metabolism.* 2014;99(10):3489-510.

[107] Shifren JL, Davis SR, Moreau M, Waldbaum A, Bouchard C, DeRogatis L, et al. Testosterone patch for the treatment of hypoactive sexual desire disorder in naturally menopausal women: results from the INTIMATE NM1 Study. *Menopause.* 2006;13(5):770-9.

[108] Davis SR, Moreau M, Kroll R, Bouchard C, Panay N, Gass M, et al. Testosterone for low libido in postmenopausal women not taking estrogen. *The New England Journal of Medicine.* 2008;359(19):2005-17.

[109] Panay N, Al-Azzawi F, Bouchard C, Davis SR, Eden J, Lodhi I, et al. Testosterone treatment of HSDD in naturally menopausal women: the ADORE study. *Climacteric: the Journal of the International Menopause Society.* 2010;13(2):121-31.

[110] Braunstein GD, Sundwall DA, Katz M, Shifren JL, Buster JE, Simon JA, et al. Safety and efficacy of a testosterone patch for the treatment of hypoactive sexual desire disorder in surgically menopausal women: a randomized, placebo-controlled trial. *Archives of Internal Medicine.* 2005;165(14):1582-9.

[111] Davis SR, Davison SL, Donath S, Bell RJ. Circulating androgen levels and self-reported sexual function in women. *JAMA.* 2005;294(1):91-6.

[112] Schwenkhagen A, Studd J. Role of testosterone in the treatment of hypoactive sexual desire disorder. *Maturitas*. 2009;63(2):152-9.

[113] The role of testosterone therapy in postmenopausal women: position statement of The North American Menopause Society. *Menopause*. 2005;12(5):496-511; quiz 649.

[114] Davis SR, Nijland EA. Pharmacological therapy for female sexual dysfunction: has progress been made? *Drugs*. 2008;68(3):259-64.

[115] Drillich A, Davis SR. Androgen therapy in women: what we think we know. *Experimental Gerontology*. 2007;42(6):457-62.

[116] Singh AB, Lee ML, Sinha-Hikim I, Kushnir M, Meikle W, Rockwood A, et al. Pharmacokinetics of a Testosterone Gel in Healthy Postmenopausal Women. *The Journal of Clinical Endocrinology & Metabolism*. 2006;91(1):136-44.

[117] Davis SR. The effects of tibolone on mood and libido. *Menopause*. 2002;9(3):162-70.

[118] Morris EP, Wilson PO, Robinson J, Rymer JM. Long term effects of tibolone on the genital tract in postmenopausal women. *British Journal of Obstetrics and Gynaecology*. 1999;106(9):954-9.

[119] Meeuwsen IB, Samson MM, Duursma SA, Verhaar HJ. The influence of tibolone on quality of life in postmenopausal women. *Maturitas*. 2002;41(1):35-43.

[120] Fluck E, File SE, Rymer J. Cognitive effects of 10 years of hormone-replacement therapy with tibolone. *Journal of Clinical Psychopharmacology*. 2002;22(1):62-7.

[121] Lundstrom E, Christow A, Kersemaekers W, Svane G, Azavedo E, Soderqvist G, et al. Effects of tibolone and continuous combined hormone replacement therapy on mammographic breast density. *American Journal of Obstetrics and Gynecology*. 2002;186(4):717-22.

[122] Lippert C, Seeger H, Wallwiener D, Mueck AO. Tibolone versus 17beta-estradiol/norethisterone: effects on the proliferation of human breast cancer cells. *European Journal of Gynaecological Oncology*. 2002;23(2):127-30.

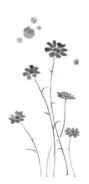

제5장

신경스테로이드
(Neurosteroids)

1. 신경스테로이드란

'신경스테로이드'는 뇌에서 합성되는 스테로이드로서, 유전체의 작용 없이 빠르게 신경의 흥분도를 조절할 수 있다. 신경스테로이드라는 용어는 디하이드로에피안드로스테론(dehydroepiandrosterone, DHEA)과 프레그네놀론(pregnenolone)이 뇌에서 합성된다는 것을 발견한 프랑스 생리학자 Etienne Bauilieurk가 1981년에 처음으로 사용되었다. 체내를 순환하는 스테로이드 호르몬은 해마와 다른 뇌 기관에서 신경스테로이드로 합성되는 전구물질이 된다[1]. 구조적인 특징에 기반하여 신경스테로이드는 알로프레그나놀론(allopregnanolone)과 알로테트라하이드로디옥시콜티코스테론(allotetrahydrodeoxycorticosterone, THDOC)과 같은 프레그난(pregnane) 신경스테로이드, 안드로스텐디올(androstanediol)과 에티오콜라놀론(etiocholanolone)과 같은 안드로스텐(androstane) 신경스테로이드, 프레그네놀론 황화물(pregnenolone sulfate, PS)과 디하이드로에피안드로스테론 황화물(dehydroepiandrosterone sulfate, DHEAS)과 같은 황화(sulfated) 신경스테로이드로 구분된다. 프로게스테론(progesterone)과 디옥시코르티코스테론(deoxycorticosterone,

DOC)은 내인성 신경스테로이드인 알로프레그나놀론(5α-pregnane-3α-ol-20-one)
과 THDOC(5α-pregnane-3α,21-diol-20-one)의 전구물질이 된다[2, 3]. 안드로스텐
디올(5α-androstane-3α,17β-diol)과 에스트라디올 등 테스토스테론으로부터 유래
된 안드로겐도 신경스테로이드로 분류할 수 있다[4]. 일반적으로 신경스테로이드의
신속 효과는 유전자 전사를 조절하는 고전적인 스테로이드 호르몬 수용체와는 관
련이 없으며, 세포 내 스테로이드 수용체에도 작용하지 않는다. 신경스테로이드는
신경원의 막 수용체와 이온 채널, 주로 GABA-A 수용체와의 상호작용을 통해 뇌
흥분도를 일차적으로 조절한다[2, 5, 6]. 따라서 신경스테로이드는 신경원 흥분도의
내인성 조절자의 역할을 하고 있다[7].

2. 신경스테로이드의 생합성과 신경전달물질의 조절

1) 신경스테로이드의 생합성

신경스테로이드는 스테로이드 호르몬인 프로게스테론, 디옥시코르티코스테론,
테스토스테론 등에서 A 고리가 빠진 대사 산물이다. 신경스테로이드의 전구체는
생식샘, 부신, 태반에서 주로 합성된다. 알로프레그나놀론, THDOC, 안드로스텐
디올 등을 포함하는 여러 신경스테로이드는 5α-환원효소(reductase)와 3α-히드록
시스테로이드 산화환원효소(hydroxysteroid oxidoreductase, 3α-HSOR)에 의해 환원
후 생성된다([그림 5-1] 참조). 5α-환원효소는 프로게스테론, 테스토스테론 및 디
옥시코르티코스테론을 5α-디히드로환원스테로이드로 전환시키며, 다음 단계로
3α-HSOR에 의해 3α-히드록실화된 신경스테로이드로 바뀐다. 테스토스테론은 아
로마테이스(aromatase) 효소에 의해 17β-에스트라디올로 전환된다. 신경스테로이
드 생합성 및 대사에 관여하는 효소는 인간의 뇌에 존재한다. 이 변환 단계는 주로
생식 내분비 조직, 간, 피부 등 말초 조직에서 일어난다[8]. 신경스테로이드는 높은
친지질성을 갖고 있으며, 뇌혈관 장벽을 손쉽게 통과할 수 있기 때문에 말초에서
합성된 신경스테로이드는 뇌에 축적되고 뇌기능에 영향을 줄 수 있게 된다[9]. 최근
연구들은 신경스테로이드 생합성 효소가 인간 뇌에도 존재한다는 사실을 지지하고
있다[8, 10, 11]. 5α-환원효소 활성은 뇌의 신경원과 아교세포 모두에서 확인되고 있

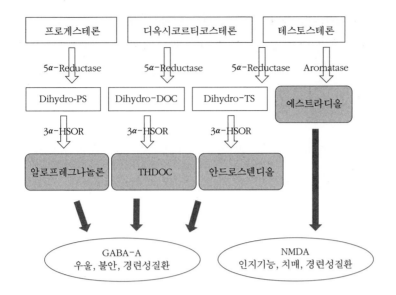

그림 5-1 중추신경계에서의 신경스테로이드 생합성 경로와 작용 수용체

* PS, 프로게스테론; DOC, 디옥시코르티코스테론; TS, 테스토스테론; THDOC, 5α-pregnane-3α, 21-diol-20-one; 3α-HSOR, 3α-hydroxysteroid oxidoreductase.

다[12, 13]. 5α-환원효소와 3α-HSOR는 해마뿐만 아니라 신피질과 피질하 백질에서도 발견되고 있다[14, 15]. 따라서 신경스테로이드는 뇌 내에서도 스테로이드 전구체로부터 형성될 가능성이 크다[16]. 스테로이드 전구체는 쉽게 뇌 내로 유입되기 때문에 말초에서 합성된 전구체는 쉽게 신경스테로이드 합성에 사용될 수 있다. 3α-HSOR의 활성도는 5α-환원효소보다 훨씬 크기 때문에, 5α-환원은 신경스테로이드의 합성에서 속도 제한(rate-limiting) 단계이다.

신경스테로이드는 아교세포와 주요한 신경원들에 의해 전구체로부터 합성된다[10, 17]. 별아교세포와 신경원은 CYP450scc(cholesterol side-chain cleavage enzyme)를 발현하는데, 이는 콜레스테롤을 신경스테로이드 합성에 필요한 프레그네놀론으로 변환시킨다[18]. 더구나 프레그네놀론을 프로게스테론으로 변환하는 데 필요한 효소인 3β-히드록시스테로이드 탈수소효소도 뇌에 존재함이 밝혀졌다[19]. 신경스테로이드의 합성은 피질, 해마, 편도체 등의 뇌 영역에서 일어난다. 이들 뇌 영역에서 신경스테로이드 합성 효소는 글루타메이트성 신경원에 위치하고, GABA성 신경원에는 위치하지 않는다[17]. 이러한 사실은 표적 수용체가 발현되는 신경원 내에서 신경스테로이드가 합성된다는 근거가 된다. 알로프레그나놀론은 부신 적출, 생식샘 적출 후 혹은 약물로 인하여 부신과 생식샘 분비가 억제된 후에도 뇌에서 유지되며, 이는 알로프레그나놀론이 뇌에서 프로게스테론의 환원에 의해 합성될 수 있음을 의미한다[20, 21]. 그러나 뇌에서 신경스테로이드 생합성에 관여하는 기전은 아직도 불분명하다.

신경스테로이드의 생합성은 말초 혹은 미토콘드리아 벤조디아제핀 수용체라고 불렀던 전위자 단백(translocator 18kD)에 의해 조절된다[22, 23]. 전위자 단백은 말초 조직과 뇌에서 광범위하게 발견되는데, 미토콘드리아 외측 막에 주로 존재하면서 콜레스테롤을 미토콘드리아 막 안쪽으로 수송하여 궁극적으로 신경스테로이드 합성을 촉진한다[24]. 이 단백은 특정 리간드에 의해 활성되며, 미토콘드리아 내로 콜레스테롤 유입을 용이하게 하여, 콜레스테롤에 대한 CYP450scc의 가용성을 증가시킨다. CYP450scc는 내측 미토콘드리아 막에 위치하여 콜레스테롤을 신경스테로이드의 핵심 전구체인 프레그네놀론으로 전환시킨다.

2) 신경스테로이드 작용 기전

일반적으로 신경스테로이드의 신속 효과는 유전자 전사를 조절하는 고전적인 스테로이드 호르몬 수용체와 관련 없이 나타난다. 그러나 뇌에서 신경스테로이드의 지속 효과는 유전체(세포 내 스테로이드 수용체)와 비유전체(이온 채널과 막 수용체) 모두에 의해 나타난다. 신경스테로이드는 세포 내 스테로이드 수용체에서는 활성을 보이지 않지만, 신경원 막 수용체와 이온 통로를 통해 뇌 흥분도를 일차적으로 조절하는데 여러 연구 결과가 이를 뒷받침한다[2]. 첫째, 신경스테로이드의 영향은 수 분 안에 신속하게 일어나는데 반하여, 세포 내 스테로이드 수용체를 통하는 스테로이드 호르몬 작용은 대체적으로 시작이 늦지만 장기간 지속된다[25]. 둘째, 신경스테로이드는 세포핵의 스테로이드 호르몬 수용체와 친화도가 높지 않으나, 세포 내 산화에 의해 생성된 3α-히드록실 군의 신경스테로이드의 대사 물질은 스테로이드 수용체에 결합할 수 있다[26, 27]. 끝으로, 신경스테로이드는 리간드 개폐형 이온 통로, 특히 GABA-A 수용체에 대한 작용을 직접적으로 조절한다[5].

3) GABA-A 수용체의 조절

GABA-A 수용체는 신경스테로이드의 주요 표적이다. 신경스테로이드는 스테로이드 분자의 화학적 구조에 기반하여, GABA-A 수용체 기능의 조절자가 될 수 있다[2, 28]. GABA-A 수용체는 GABA 수용체의 아형으로, 중추신경계의 시냅스 억제를 상당 부분 매개한다. 구조적으로 GABA-A 수용체는 염화 이온 통로를 형성하는 5개의 단백질 소단위로 구성된 이종오량체(heteropentamer)이다. 대부분의 GABA-A 수용체는 α, β, γ, δ 소단위로 구성되어 있다[29]. GABA는 염화 이온 통로를 여는 작용을 하여, 염화 이온의 유입에 의한 과분극을 초래한다. GABA-A 수용체는 흥분성 신경전달에 의한 탈분극으로 생산되는 활동 전위의 생성을 억제한다. GABA-A 수용체의 억제성 신호 전달은 시냅스(위상성) 억제와 시냅스 외(긴장성) 억제 2가지 형태로 나타난다. 신경스테로이드는 시냅스와 시냅스 외 GABA-A 수용체 모두를 조절하고, 그로 인하여 위상성, 긴장성 흐름 모두를 가능하게 한다. 시냅스 전 말단으로부터 GABA의 간헐적인 고농도 방출이 일어나고, 이에 따라 시냅스에서 $\gamma2$ 소단위를 포함한 수용체가 활성화되면서 위상성 억제가 나타난다. 긴장성 억제는 시냅스 외에 위치하고 δ 소단위를 포함한 수용체의 지속적인 활성에 의하여 매개되며, 이들 수용체는 해마의 치아이랑 과립세포에서 확인된다. GABA 신경원의 수초 말단에서 방출된 GABA에 의하여 주기적으로 활성화되는 시냅스 수용체와는 대조적으로 시냅스 외 GABA-A 수용체는 재흡수가 이루어지지 않는 주위의 GABA에 의하여 활성화된다. 긴장성 억제는 흥분도의 기준선을 설정함으로써 해마의 흥분도를 조절하는 독특한 역할을 한다.

알로프레그나놀론, THDOC, 안드로스텐디올 같은 신경스테로이드는 GABA-A 수용체에 대하여 잠재적인 알로스테리 조절자가 될 수 있다[6, 30]. 신경스테로이드의 조절 효과는 GABA-A 수용체의 α-와 β-소단위의 막 영역(transmembrane domain) 안에 위치하고 있는 부위에 결합하여 나타난다[31]. 신경스테로이드의 결합 부위는 GABA, 벤조디아제핀, 바르비투르산염의 결합 부위와 다르다고 알려져 있지만, 아직 명확하지 않다. 결과적으로 신경스테로이드에 대한 노출은 GABA-A 수용체의 염화 이온 통로의 개방 확률을 높이고, 그로 인해 평균 개방 시간이 증가하며 평균 폐쇄 시간이 감소한다. 이는 이온 통로를 통한 염소의 흐름을 증가시켜, 궁극적으로 신경원의 흥분도를 감소시킨다.

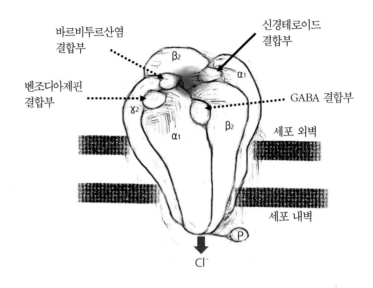

바르비투르산염
결합부

신경테로이드
결합부

벤조디아제핀
결합부

β2

α1

GABA 결합부

γ2

β2

α1

세포 외벽

세포 내벽

P

Cl⁻

그림 5-2   신경스테로이드

* 신경스테로이드는 염소 이온 채널을 형성하는 2α, 2β, 1γ 또는 δ 소단위로 이루어진 5량체(pentameric) 구조인 GABA-A 수용체 상의 특정 알로스테릭 결합 부위를 갖는다. 신경스테로이드에 대한 결합 부위는 벤조디아제핀 및 바르비투르산염의 결합 부위와 별개이다.

GABA-A 수용체는 2개의 GABA 작용제 결합 부위를 포함하고, 몇몇 조절자와 함께 작용하는 것으로 보인다. 최근 연구는 GABA-A 수용체에 적어도 3가지의 신경스테로이드 결합 부위가 존재한다고 보고 있다. 알로프레그나놀론에 의해 GABA 활성이 촉진되도록 유도하는 알로스테리 부위, 알로프레그나놀론에 의해 직접적으로 활성화되는 부위, PS와 같이 항화된 신경스테로이드에 길항 작용을 하는 부위들이 있다[5, 31]. 신경스테로이드는 낮은 농도에서 양성 알로스테리 조절자 기능을 한다는 것이 널리 알려져 있다[32, 33, 34]. 즉, 신경스테로이드는 벤조디아제핀 수용체 작용제인 [3H]플루니트라제팜(flunitrazepam)과 특이적 GABA 작용제인 [3H]무시몰(muscimol)의 수용체 결합을 강화하거나, [35S]TBPS(t-butylbicycloorthobenzoate)와 비경쟁성 GABA-A 수용체 길항제의 결합을 억제한다. GABA-A 수용체에서 신경스테로이드는 통로의 개방 빈도와 개방 시간을 증가시켜 염소의 유입은 강화되고[31, 35, 36], 이로 인하여 억제성 GABA 활성의 강화를 촉진하게 된다. 이러한 효과는 신경스테로이드의 생리적 농도에서 나타나므로 내인성 신경스테로이드 농도는 GABA-A 수용체의 기능을 지속적으로 조절하게 된다.

신경스테로이드는 대부분의 GABA-A 수용체 동형(isoform) 단백질을 조절한다 [5, 37]. 이는 $\gamma2$ 소단위를 포함하고, $\alpha4$와 $\alpha6$ 소단위를 포함하지 않는 GABA-A 수용체에만 작용하는 벤조디아제핀과 구별되는 특징이다. 일반적으로 특정 α 소단위는 신경스테로이드의 활성에 영향을 주는 반면, γ 소단위는 GABA-A 수용체에 대한 신경스테로이드의 활성과 친화도 모두에 영향을 줄 수 있다[5]. 또한 δ 소단위를 포함하는 GABA-A 수용체는 신경스테로이드에 더욱 민감하게 반응을 하게 된다 [38, 39, 40, 41, 42]. 일례로 δ 소단위가 없는 쥐는 신경스테로이드에 대한 감수성이 극단적으로 감소된다[38]. δ 소단위는 신경스테로이드 결합 부위에는 관여하지 않으나, 신경스테로이드가 수용체에 결합한 후 신경스테로이드의 작용 신호를 전달하는 것으로 보인다. δ 소단위를 포함하는 GABA-A 수용체는 민감 소실의 정도가 낮고, 시냅스 외에 위치하고 있다. 이러한 성질은 δ 소단위가 긴장성 GABA-A 수용체 흐름을 매개하는 주요한 후보가 될 수 있음을 보여 준다. 긴장성 GABA-A 수용체의 활성은 신경원을 지속적으로 억제하고, 흥분성을 감소시킨다. GABA는 높은 친화력을 가지지만 δ 소단위를 포함한 GABA-A 수용체에서는 낮은 효율로 작동한다[43]. 그러므로 GABA의 농도가 포화된 상태에서도 신경스테로이드는 δ 소단위를 포함하는 GABA-A 수용체에 의해 발생한 흐름을 강화할 수 있는 기회를 가지게 된다. 결과적으로 신경스테로이드의 강력한 효과는 시냅스와 시냅스 외의 GABA-A 수용체 모두에 대한 신경스테로이드의 작용 때문인 것으로 추정된다.

고농도($>10\mu M$)에서는 GABA 없이도 신경스테로이드가 직접적으로 GABA-A 수용체 통로를 활성화시킬 수 있다[36]. 이런 면에 있어서는 신경스테로이드는 벤조디아제핀보다 바르비투르산염과 유사하다[44]. 이러한 직접적인 작용은 외부에서 신경스테로이드가 투여되었을 때는 약리학적으로 중요하지만 낮은 농도로 존재하는 내인성 신경스테로이드의 작용과는 관련성이 없다.

C3에 황화된 신경스테로이드는 GABA-A 수용체의 작용을 억제한다[45]. 즉, PS와 DHEAS는 마이크로몰의 낮은 농도에서도 GABA-A 수용체를 차단한다[28]. 이 황화된 스테로이드는 알로프레그나놀론과 THDOC 같은 신경스테로이드와는 별개의 부위에서 작용함으로써 GABA-A 수용체와 비경쟁적 길항제의 역할을 한다[45, 46]. GABA-A 수용체에 대한 신경스테로이드의 부적 조절 작용은 그 기전이 잘 알려지지 않았지만 이온 통로 개방의 빈도를 감소시켜 나타나는 것으로 추정된다[47, 48]. 뇌에서는 신경스테로이드가 다량 존재하기 때문에, PS와 DHEAS가 내인성 신

경조절자로서 기능이 가능할 것으로 보인다.

4) 글루타메이트와 기타 신경전달물질 수용체의 조절

몇몇 신경스테로이드는 NMDA(N-methyl-D-aspartate) 글루타메이트 수용체를
조절한다[49]. NMDA 수용체는 신경스테로이드가 작용하는 최소 2가지의 부위를
가지며, 하나는 양적 효과를 매개하는 반면, 다른 하나는 부적 효과를 매개한다. 황
화된 신경스테로이드인 PS와 DHEAS는 NMDA 수용체 복합체에 대하여 잠재적인
알로스테리 작용제가 될 수 있다[50]. 일반적으로 NMDA 수용체 매개 흐름에 작용
하기 위해서는 PS와 DHEAS의 높은 농도가 요구된다. PS는 선택적으로 NMDA 수
용체를 매개로 한 글루타메이트 유발 탈분극을 유도하는 반면, GABA, 글라이신
의 반응은 억제한다[51, 52]. PS와 PS의 유도체는 NMDA에 의한 세포 내 Ca2+의 증
가를 유도하는 반면에[53], 3α-히드록시-5β-프레그난-20-온 황산염은 세포 내
Ca2+의 증가를 억제한다[52]. NMDA 수용체에 대한 PS의 조절은 통로의 개방 기간
과 빈도의 변화에서 기인하게 되는데, 이는 소단위 구성에 따라 NR2A와 NR2B 소
단위는 강화 작용을 유도하고, NR2C와 NR2D 소단위는 억제를 유발한다[54].

프레그네놀론, DHEAS, PS 등 신경스테로이드는 뇌에서 높은 밀도로 존재하면서
σ 수용체와 상호작용한다는 것이 밝혀졌다[55, 56]. DHEAS와 PS는 작용제로, 프로
게스테론은 길항제로 작용한다. PS는 NMDA 유발 [3H]노르에피네프린을 억제하는
반면, DHEAS는 강화시킨다. DHEAS는 해마 신경원에서 NMDA 유발 흥분을 강화
시킨다. 이는 프로게스테론뿐만 아니라 σ1 길항제인 할로페리돌과 NE-100에 의하
여 차단되는 효과이기도 하다[56]. PS와 DHEAS는 σ1 수용체를 통해 시냅스 이전에
서 글루타메이트의 유리를 조절하는 것으로 추정된다.

3. 신경스테로이드의 임상적 중요성: 생리적·약리적 영향과 치료적 잠재력

〈표 5-1〉 주요 신경스테로이드의 약리학적 특성

주요 신경스테로이드	약리학적 작용	작용 기전
알로프레그나놀론	진정수면, 항불안, 항경련, 항스트레스, 신경보호	GABA-A 수용체 기능 강화
THDOC	진정수면, 항불안, 항경련, 항스트레스, 신경보호	GABA-A 수용체 기능 강화
안드로스텐디올	항불안, 항경련	GABA-A 수용체 기능 강화
프레그네놀론 황화물	불안 유발, 경련 유발, 기억 향상, 신경보호	GABA-A 수용체 기능 억제 NMDA 수용체 기능 강화
디하이드로에피안드로스테론 황화물	불안 유발, 경련 유발, 기억 향상, 신경생성, 신경보호	GABA-A 수용체 기능 억제 NMDA 수용체 기능 강화 항글루코코르티코이드 작용

* THDOC, 5α-pregnane-3α, 21-diol-20-one

1) 스트레스

신경스테로이드는 생리적인 스트레스에 의해 분비된다[57]. 스트레스는 시상하부에서 CRH(corticotropin-releasing hormone)를 분비하고, 이는 뇌하수체에서의 ACTH(adrenocorticotropic hormone) 분비를 촉진하며, 연쇄적으로 부신의 DOC 합성을 촉진한다[58, 59]. DOC 자체는 비활성 상태이나, A 고리의 환원에 의해 활성화되고, 신경스테로이드인 THDOC로 변환된다[30]. 급성 스트레스 후 THDOC와 알로프레그나놀론은 혈장과 뇌에서 빠르게 증가한다[60]. THDOC는 정상적으로 혈장에서 1~5nM 농도로 유지되지만, 급성 스트레스 후에는 15~30nM로 증가하며 임신 중에는 40~60nM까지 증가한다[61, 62]. 스트레스 후 10~30분 내에 THDOC의 농도는 최고조에 이르게 되므로, THDOC는 HPA(hypothalamic-pituitary-adrenal) 축의 한 요소로 추정된다. 여러 동물 모델에서 5α-디하이드로디옥시코르티코스테론과 THDOC는 항경련 효과가 확인되고 있어[60], DOC 유도 신경스테로이드는 스트레스에 대한 항상성에 중요한 역할을 하는 것으로 추정되고 있다. 즉, 스트레스로 유도된 신경스테로이드가 경련 감수성에 영향을 미치게 되는 것이다[60]. 부신이 적출된 동물에서는 스트레스로 인한 경련 역치와 THDOC 농도 상승이 나타나지 않는데, 이는 경련과 THDOC의 관련성을 강력하게 시사한다.

흥미로운 점은 동물 연구에서 THDOC의 항경련 효과가 확인되었지만[60, 63, 64], 스트레스는 뇌전증 환자에게 경련을 유발하는 것으로 보고되고 있다[65, 66]. 이러한 스트레스 동안의 경련 감수성 변화는 항경련 효과를 가진 알로프레그나놀론과 THDOC 등의 신경스테로이드와 전경련 효과를 가진 PS와 DHEAS의 불균형으로부터 발생한다고 추정된다[67].

2) 불안

알로프레그나놀론과 THDOC 같은 신경스테로이드는 잠재적인 항불안 제제이다[68, 69, 70, 71, 72, 73, 74]. 프로게스테론은 동물 모델에서 항불안 작용을 확인할 수 있었으며[75], 남성과 여성 모두에서 진정 및 항불안 작용을 하였다[76]. 알로프레그나놀론과 프로게스테론의 항불안 효과는 피크로톡신(picorotoxin)에 의해 차단될 수 있는데[75], 이는 GABA-A 수용체가 신경스테로이드의 항불안 특성을 매개한다는 것을 시사한다. 선택적 세로토닌 재흡수 억제제(selective serotonin reaptake inhibitor, SSRI)인 플루옥세틴은 뇌의 알로프레그나놀론 농도를 용량 의존적으로 증가시키는데[77], 이는 플루옥세틴의 항불안, 항불쾌기분 작용과 연관되었을 수 있다. 공황발작 환자에서 알로프레그나놀론 농도가 확연히 감소하는 것은 신경스테로이드의 증가가 공황발작의 발생을 억제할 수 있음을 추정하게 해 준다[78, 79]. 이에 따라 신경스테로이드의 합성 유사체의 투여나 체내 신경스테로이드 합성의 자극이 불안장애의 치료방법으로서 가능성을 가지게 되었다.

신경스테로이드 생성을 유도하는 FGIN-1-27[80], AC-5216[81], XBD173[82] 등 운반체 단백질의 선택적 리간드는 GABA-A 수용체를 통해 뇌에서 신경스테로이드 생합성을 자극하고, 항불안 작용을 나타낸다. 이들 제제는 진정, 내성 등 벤조디아제핀과 관련된 부작용을 유발하지 않으면서 항불안 효과를 나타냈다. 특히 XBD173은 사람에서 항공황 작용을 보였지만, 진정 혹은 금단 증상은 나타나지 않았다[82].

황화 신경스테로이드인 PS와 DHEAS는 불안을 유발하는 것으로 보고되고 있다 [75]. DHEAS는 DHEA로부터 뇌에서 합성된다. DHEA는 노화에 따라 감소하는 부신 스테로이드이다. PS는 이상성(biphasic) 반응을 보여 높은 농도일수록 불안을 유발하는 반면, 낮은 농도일수록 항불안 반응을 나타낸다[83]. PS는 다른 신경스테로이드에 비하여 상대적으로 높은 농도로 뇌에 존재하는데[20, 62], 스테로이드 황화물이 혈관뇌장벽을 투과하지 못하므로 이는 뇌의 국소적인 스테로이드 황화전이효소에 의하여 생성되는 것으로 추정한다.

3) 월경전증후군

월경전증후군은 월경 주기에서 감정적·신체적 증상이 나타나는 만성적, 주기적 장애를 일컫는다. 월경전기분부전은 우울, 불안, 기분 변화 등의 심리적 증상이 주가 되며, 복부 팽창, 유방 통증 등이 주로 동반되는 월경전증후군보다 더 심각하다. 월경전증후군은 황체기 난소의 호르몬 분비의 이상에 의한 결과이며, 프로게스테론 유도 신경스테로이드가 임상 증상에 관여하는 것으로 추정된다[84, 85, 86]. 정상 여성에서 알로프레그나놀론은 프로게스테론과 매우 유사하게 여포기보다 황체기에서 농도가 높아진다[87]. 하지만 월경전증후군이 있는 여성은 황체기에 알로프레그나놀론의 혈청 농도가 낮아지고[88, 89, 90], 동물 모델에서도 프로게스테론(알로프레그나놀론)으로부터의 금단은 불안을 증가시켰다[91]. 월경전증후군이 있는 환자는 벤조디아제핀 치료에 대한 반응이 낮은데[88], 이는 벤조디아제핀과 신경스테로이드 사이의 교차내성이 형성되었기 때문일 수도 있다. 이처럼 신경스테로이드의 월경전증후군에 대한 치료적 가능성이 제기되었음에도 월경전증후군이 있는 여성에게 자연 프로게스테론 보충은 뚜렷한 효과가 확인되지 않았다[92, 93]. 이는 여러 이유 때문으로 추정할 수 있는데, 가령 호르몬의 부작용, 난소 리듬의 붕괴, 부적 작용을 하는 다른 신경스테로이드로의 변환이 원인이 되었을 수 있다.

4) 우울증

신경스테로이드는 우울증에서도 중요한 역할을 한다. 동물 실험에 의하면 널리 쓰이는 SSRI인 플루옥세틴이 알로프레그나놀론의 뇌 내 농도를 증가시켰으며[77], 알로프레그나놀론을 직접 투여하였을 때는 동물의 우울 행동을 완화시켰다[94, 95]. 오랫동안 사회적 고립 상태에 있었던 생쥐는 우울증에서 발견되는 특징적인 행동을 보인다[96]. 이 경우 흥미롭게도 전두엽의 알로프레그나놀론의 농도가 감소되어 있는데, 이는 5α-환원효소의 감소가 일부 관여하는 것으로 보인다. 사람에서도 주요우울증은 내인성 신경스테로이드의 불균형과 연관된 것으로 보인다. 우울증 환자의 혈장과 뇌척수액의 알로프레그나놀론 농도는 감소된 반면, THDOC의 혈장 농도는 높았다[77, 78, 97]. 이처럼 감소된 알로프레그나놀론과 증가한 THDOC 농도 모두 플루옥세틴 투여로 정상화될 수 있다[78]. 플루옥세틴과 같은 항우울제는 3α-환원 신경스테로이드의 합성에 중요한 역할을 하는 3α-HSOR에도 직접적으로 작용하여 알로프레그나놀론의 농도를 현저하게 상승시킨다.

DHEA뿐만 아니라 황화 신경스테로이드인 PS와 DHEAS도 사람과 동물에서 항우울 효과가 있으며[98, 99, 100], 이들은 동물의 인지기능도 향상시키는 것으로 보고되고 있다[62, 101, 102]. 특히, DHEAS의 전구체이자 건강보조식품으로 쓰이는 DHEA는 새로운 항우울제로서 폭넓게 연구되어 왔다[103, 104]. 그러나 우울증에서 DHEA와 DHEAS 농도를 조사한 연구들은 주요우울증 동안 이들이 증가하기도 하고 감소하기도 하는 일관성이 없는 결과를 보고하였다.

임신 기간이나 산후기에는 우울증이 흔하지만, 병태생리적인 측면에서는 아직도 잘 알려져 있지 않다[105]. 임신은 프로게스테론계 신경스테로이드의 농도를 뚜렷하게 증가시키지만, 출산 후에는 급격하게 감소하게 된다. 신경스테로이드는 항불안 작용을 하고, 신경스테로이드가 감소하는 경우 불안 행동이 유발되기 때문에[106] 신경스테로이드는 산후우울증의 병태생리에서 핵심적인 역할을 하는 것으로 보인다. 최근 연구는 GABA-A 수용체 소단위에서의 신경스테로이드 조절에 이상이 생겨 산후우울증이 발생한다는 증거를 제시하였다[107]. 이는 산후우울증의 병태생리에 대한 설명을 돕고 향후 치료의 개발에 근거가 되고 있다.

5) 학습과 기억

신경스테로이드는 여러 동물 실험에서 학습과 기억 과정을 조절하는 것으로 보고되고 있다[2]. 초기 연구는 기저큰세포핵(basal magnocellular nucleus)으로 투여된 PS는 기억을 향상시키고, 테트라하이드로프로게스테론(tetrahydroprogesterone)은 기억을 방해하는 것으로 보고하고 있다[108]. 다른 연구들에서도 PS, 프레그네놀론, DHEA, DHEAS 등을 중추신경계에 투여할 때 기억이나 인지기능이 나아졌다고 보고한다[101, 109, 110, 111]. 이와는 반대로 알로프레그나놀론은 기억의 보존을 감소시켰다[112].

정상 노화와 인지장애는 DHEA와 DHEAS의 농도 저하와 관련이 있으며[113, 114], 알츠하이머병의 발현에도 중요한 역할을 하는 것으로 추정된다. 실제 DHEA와 DHEAS의 농도가 알츠하이머병 환자에서 감소되었다는 증거가 있다[115, 116, 117, 118]. 따라서 DHEA는 항노화 약물로서의 상업적 이용에 대한 가능성이 대두되고 있다. 전임상 연구에서 DHEA와 DHEAS의 투여는 노화된 동물에서 보존 수행(retention performance)을 향상시켰다[110]. 또한 PS, DHEA, DHEAS는 알츠하이머병과 연관된 β-아밀로이드(β25-35)에 의한 기억 결손을 용량의존적으로 감소시켰다[119]. 조현병 환자에서도 프로게스테론은 인지 증상과 음성 증상에 대해 부가적인 치료 약물로서의 가능성이 확인되었다[120].

황화된 스테로이드를 유리(free) 스테로이드로 변환시키는 스테로이드 술파타아제의 억제자는 신경스테로이드의 대사를 변화시키고 인지 기능에 영향을 줄 수 있다. 스테로이드 술파타아제의 억제자인 에스트론-3-O-술파민산염과 p-O-술파모일-N-테트라디칸오일 티라민(tetradecanoyl tyramine)은 DHEAS를 통해 기억상실 억제 효과를 나타내게 된다[121, 122]. 이는 스테로이드 술파타아제의 억제를 통해 황화된 신경스테로이드의 농도를 증가시켜 학습과 기억 기능을 강화시킬 수 있음을 시사한다.

6) 알코올 금단

신경스테로이드는 알코올 내성과 금단에서 중요한 역할을 한다. 에탄올에 의한 알로프레그나놀론 생성 시간과 에탄올에 의한 특이 행동 및 신경계 효과 사이에는 중요한 상관관계를 보이고 있다. 더욱이 항경련제와 에탄올의 억제 효과도 신경스테로이드 생합성 억제에 의해 제한된다[123]. 알로프레그나놀론은 인지 과정, 공간 학습, 기억에 영향을 주고 설치류에서는 알코올의 음용 행동을 변화시킨다. 게다가 알코올 내성이나 의존이 있는 동물은 알코올에 의한 알로프레그나놀론 생성이 감소된다. 이러한 효과는 신경스테로이드에 대한 GABA-A 수용체의 감수성 증가와 관련되어 있고, 에탄올 금단에 중요한 역할을 하게 된다[124]. 즉, 신경스테로이드는 에탄올의 활성에 관여하며, 에탄올의 신경계 효과에 대한 새로운 기전으로 제기되고 있다.

7) 뇌전증

신경스테로이드는 넓은 개념의 항경련제로 이해되고 있다. 신경스테로이드는 GABA-A 수용체의 작용제로 작용하면서 항경련 효과를 나타낸다. 일부 신경스테로이드는 코카인, 디아제팜, 신경스테로이드 등의 금단 경련을 억제하며, 동물 실험에서는 고용량의 신경스테로이드가 전기자극으로 인한 경련에도 부분적인 억제 효과를 보였다. 합성 알로프레그나놀론 유도체는 주목할 만한 항경련 효과를 보이기도 하였다. 신경스테로이드의 보호지수(protective index, TD50/ED50)는 임상에서 이용되는 항경련제에 비견된다. 신경스테로이드의 TD50(운동성 독성이 50%에서 나타나는 용량)은 진정이나 실조 같은 부작용과 관련되어 있지만 다른 부작용은 나타나지 않는다. 항경련 효과에 부가하여 동물 모델에서는 자연 경련의 발생도 지연시킨다는 증거도 있다[125, 126].

황화된 신경스테로이드인 PS와 DHEAS는 전경련제로서 GABA-A 수용체를 억제하고 NMDA 수용체를 활성화시킨다. PS와 DHEAS의 경련 유발 효과는 GABA-A 수용체를 조절하는 알로프레그나놀론, 벤조디아제핀, NMDA 수용체 길항제 등의 투여에 의하여 차단될 수 있다[127]. 이처럼 뇌전증 환자에서 신경스테로이드가 치료적 목적으로 이용될 수 있지만 내인성 신경스테로이드의 임상적인 이용에는 여러 제한점이 있다. 우선 알로프레그나놀론 같은 신경스테로이드는 3α-히드록실기 위치에서 글루쿠로나이드 혹은 황산염 접합에 의해 빠르게 비활성화되고 제거되기 때문에 생체이용률이 낮다. 또한 알로프레그나놀론의 3α-히드록실기는 산화되어 케톤으로 전환되고 스테로이드 호르몬 수용체에서 작용하게 된다[128]. 따라서 호르몬의 기능을 제거한 합성 신경스테로이드는 대체 치료제로서의 가능성을 가지게 된다[71].

가나솔론(ganaxolone, 3α-hydroxy-3β-methyl-5α-pregnane-20-one)은 알로프레그나놀론의 3β-methyl 유도체인 합성 신경스테로이드로서 이러한 제한점을 극복하였으며, GABA-A 수용체의 알로스테리 조절자로서 작용하여 항경련 효과를 가지게 된다[129, 130]. 가나솔론은 구강 투여 시 활성화되며, 인간에서는 하루 2~3번의 투여에 의해서 적절한 혈중 농도가 유지된다[131]. 게다가 대사가 진행되더라도 활성화된 3-케토 유도체가 생성되지 않는다. 예비 연구에서도 가나솔론은 사람의 뇌전증 치료에서 신경스테로이드의 효용성을 지지해 주는 결과를 보여 주었다[132]. 가나솔론은 사람의 뇌전증 치료에서 임상 연구를 시도한 적이 있는 유일한 신경스테로이드계 약제이다[133]. 가나솔론은 GABA-A 수용체에 작용하며, 동물에서는 장기간의 치료에도 항경련 효과는 내성이 생기지 않았다[134]. 최근의 임상 연구들은 가나솔론의 뇌전증 치료 약제로서의 효능과 안전성을 평가해 왔다[135, 136, 137]. 부분발작 성인 환자를 대상으로 한 연구에서는 경련의 빈도를 유의하게 감소시켰으나, 치료저항성 영아연축에서는 유의한 호전을 확인하지 못하였다. 가나솔론의 임상연구에서는 어지러움, 피로 등이 흔한 부작용이었으며 중단율은 위약과 큰 차이를 보이지 않았다. 최근의 치료저항성 부분발작 환자를 대상으로 한 3상 연구에서 낮은 부작용을 보이고 치료약제로서의 가능성을 보였으나, 목표로 하는 효과를 확인하지 못하였다. 가나솔론은 부분발작이나 영아연축에서 효과적이고 안전한 약물로 추정되지만 임상적인 이용을 위해서는 추가적인 사람 대상 연구가 진행되어야 할 것이다.

8) 월경성뇌전증

월경성뇌전증(catamenial epilepsy)은 경련이 월경 즈음이나 특정 월경 시기에 악화되는 특징을 가지며, 가임 여성에서 치료저항성 뇌전증의 많은 부분을 차지한다. 과거 연구에서는 뇌전증 여성의 39~60%를 차지하는 것으로 보고하고 있다[138, 139]. 월경성뇌전증은 주로 2번 이상의 월경 주기와 경련을 근거로 하여 진단하게 된다. 특정 시기에 경련발작의 빈도가 2배 이상 증가하게 되면 월경성뇌전증으로 진단한다. 현재까지 월경성뇌전증에 특이적인 치료 약물은 없으나 예방과 치료를 위해 병태생리를 이해하는 것이 필수적이다. 임상적인 관찰을 통해 다양한 기전이 관여하는 것으로 추정하고 있다. 월경주기 동안 에스트로겐과 프로게스테론 같은 호르몬의 변화와 함께 항경련제의 농도가 변화되거나 전해질의 불균형 발생이 원인으로 제기되고 있다[140, 141]. 부가하여 부신 스테로이드 호르몬이나 남성 호르몬으로부터 유래한 내인성 신경스테로이드도 경련의 감수성에 관여할 수 있다[142, 143]. 강력한 항경련제로 알려져 있는 프로게스테론은 생리 즈음에 급격히 감소하므로 경련을 악화시킬 수 있다. 장기간 투여된 프로게스테론이나 알로프레그나놀론이 중단되는 경우 GABA-A 수용체의 α4 소단위의 발현이 증가하고 이는 신경원의 흥분성과 경련의 감수성을 증가시키게 된다[91]. 동물 실험에서도 신경스테로이드의 중단은 경련 감수성을 높이고 벤조디아제핀과 발프로에이트의 항경련 효과를 저하시켰다[144, 145].

일반적으로 항경련제들이 월경성뇌전증의 치료에 사용되지만, 프로게스테론이나 신경스테로이드가 보다 효율적인 치료제일 수 있다. 프로게스테론 보충이 월경성뇌전증의 빈도를 줄이며, 동물 실험에서도 GABA-A 수용체를 조절하는 신경스테로이드의 보충이 효과적인 치료가 될 수 있음이 확인되고 있다[146, 147, 148]. 프로게스테론이 효과적인 치료가 될 수 있지만 호르몬 효과에 의한 부작용 발생의 위험이 있으므로 합성 신경스테로이드인 가나솔론이 대안이 될 수 있다[132].

9) 뇌 질환의 성별 감수성 차이에 대한 신경스테로이드의 역할

특정 뇌 질환에 대한 성별 감수성의 차이는 신경과학 연구에 있어서 오래된 쟁점이다. 불안과 우울은 남성보다 여성에게 더 많다. 남성과 여성에서 우울 및 불안장애의 비율에 차이가 있고, 항우울제의 치료 반응에 차이가 있다는 사실은 이들 질환에서 세로토닌이 성별에 따른 차이가 있다는 강력한 증거가 된다. 흡연과 금연에서도 성별 차이는 확인되고 있으며, 이는 니코틴 수용체에 대한 스테로이드 호르몬의 단기 혹은 장기 효과가 일부 기여한다. 암페타민 투여에 따른 도파민 분비도 성별 차이가 보고되고 있다. 젊은 성인 남성은 같은 양을 투여한 동일 연령의 여성과 비교할 때 도파민의 분비가 많으며, 약물에 의한 쾌감과 갈망이 더 높은 것으로 보고된다. 다른 신경학적 장애와 유사하게 뇌전증도 치료 약물에 대한 반응, 발생률, 경과, 심각도 등이 성별 차이를 보인다.

(1) 호르몬의 성별 차이

호르몬은 뇌에서 신경의 발달과 신경 회로 형성에 영향을 준다. 그리고 호르몬은 억제, 흥분 기전을 통해 호르몬의 활성을 조절한다[149]. 배아기와 출생 후의 발달 과정 동안, 스테로이드 호르몬은 시냅스 형성과 미엘린 형성에 직접적으로 관여하며, 뇌 영역의 분화를 유도한다. 세포 수준에서도 신경원의 핵과 인의 크기, 시냅스 소포와 말단, 수지상의 분기 양상에서 성별 차이를 나타낸다. 이는 구조적으로 용적, 연결성, 신경전달물질 분포 등의 차이로 이어진다. 결과적으로 시삭전야, 편도체, 해마, 시상하부, 피질, 흑질, 선조체 등의 뇌 영역에서 차이가 나타나게 된다. 성별 차이는 성 분화의 시기 동안 발달하며, 대부분 성 염색체(XX 혹은 XY)와 테스토스테론 및 그 대사물에 의해 이루어진다.

(2) 성적 이형성

신경원 네트워크를 제한하는 발작의 발생은 성별에 따른 차이가 있으며 이는 발작에 대한 성별 감수성을 설명해 준다[150]. GABA성 신경원이 조밀하게 위치한 중뇌의 흑질그물부(substantia nigra pars reticulate, SNR)는 나이와 성별에 따라 경련 조절에서 중요한 역할을 한다[149, 151]. 특별히 P15에 있는 SNR의 GABA 활성이 경련 조절에 있어 성별 차이를 만들게 된다. 흑질은 가장 흔한 운동 장애인 파킨슨병과 뚜렛증후군의 발병과 관련된 주요 뇌 구조물이기 때문에, 성별과 연령에 따라 발병 시기의 차이를 보인다. 그러나 경련의 발생이나 억제(해마와 편도체)를 관장하는 뇌 부위의 성적 이형성에 관한 정보는 아직도 제한적이다.

(3) 신경스테로이드와 성적 이형성

프로게스테론과 테스토스테론 같은 스테로이드 호르몬은 경련의 감수성에서 성별 차이를 만드는 데 핵심적인 역할을 한다. 그러나 이들 성적 이형성의 기전은 잘 알려져 있지 않다. 스테로이드 호르몬의 생물학적 효과는 상당 부분 세포 내 수용체를 통해 매개된다. 경련의 감수성에 성별 차이가 나타나는 원인으로 스테로이드 호르몬의 성 특이적 분포나 뇌전증과 관련된 특정 뇌영역의 성적 이형성들이 제시되고 있다. 예를 들어, 난소가 제거된 암컷 쥐에서 에스트라디올을 투여할 경우 경련에 의한 해마 손상이 감소되었지만, 수컷에서는 이러한 효과가 확인되지 않았다. 이는 경련의 역치와 경련에 따른 손상이 성별에 따른 차이가 있을 수 있음을 시사한다. 신경스테로이드는 성별에 따른 경련 감수성 차이에 중요한 역할을 한다. 프로게스테론과 테스토스테론에서 유도된 신경스테로이드는 신경의 흥분과 발작의 감수성에 성별 차이를 만들게 된다. 프로게스테론 수용체가 없는 수컷과 암컷 쥐 모두에서 프로게스테론과 알로프레그나놀론이 경련에 대한 보호 효과를 가진다[152]. 특히 암컷 쥐는 수컷 쥐에 비해 알로프레그나놀론의 보호 효과가 두드러졌다. 신경스테로이드에 대한 반응의 성별 차이는 알코올 금단 동안에 더욱 분명하게 나타난다. 여기에는 GABA성 신경스테로이드의 역할이 강조된다.

스트레스는 남녀 모두에서 경련 감수성에 영향을 준다. 급성 스트레스는 신경스테로이드의 합성과 분비를 증가시키는 HPA 축을 활성화시킨다. 신경스테로이드인 THDOC의 전구체인 DOC는 부신의 다발층(zona fasciculata)에서 생성된다. 결과적으로 스트레스는 GABA-A 수용체를 활성화시키는 THDOC를 유도하게 된다[148]. 이러한 결과는 뇌전증과 외상후스트레스장애 같은 스트레스 관련 질환에서 주목을 받고 있다. 남녀 모두에서 스트레스 동안 발작 감수성이 높아지는 데 있어 내인성 항경련제(신경스테로이드 같은)와 전경련제 사이의 균형이 반영되는 것 같다.

4. 결론과 향후 전망

신경호르몬은 신경 흥분의 내인성 조절자이다. 신경스테로이드의 주요한 약리학적 효과는 상당 부분 GABA-A 수용체의 알로스테리 강화 작용으로 발생하게 된다. 동물 실험과 임상 연구는 뇌전증, 불안, 우울 등 다양한 신경정신의학적 상태에서 신경스테로이드의 역할을 제시하고 있다. 따라서 향후에는 뇌전증, 불안, 우울, 스트레스 관련 질환의 치료에 신경스테로이드 유사체를 이용할 수 있다. 뇌에서 신경스테로이드 생합성 경로가 확인되고 있지만, 조절 기전은 아직 명확하지 않다.

　여성은 사춘기, 생리 주기, 폐경 동안 호르몬이 뇌의 기능에 영향을 주는 것으로 알려져 있지만 명확하지 않은 부분도 많다. 뇌전증의 발생과 뇌전증의 치료에 대한 성별 차이는 아직 연구가 부족하며, 이 경우 특히 신경스테로이드의 역할에 대한 연구가 요구된다. 스테로이드 호르몬과 성적 이형성에 따른 뇌 구조의 차이가 성 관련 경련 감수성에 중요한 역할을 하지만, 기저의 병인과 기전은 아직도 명확하지 않다. 신경스테로이드에 기반한 약물 치료는 월경성뇌전증 같은 성 특이적 질환에서 응용되고 있으며, 현재 뇌전증 여성 환자에 대한 프로게스테론의 효능 연구가 진행되고 있다. GABA-A 수용체에 있는 신경스테로이드 부위에 특이적 길항제를 개발하는 것은 신경스테로이드 연구에서 중요한 과제이다. 따라서 향후 연구는 신경스테로이드의 분자 수준의 기전과 인간 뇌에서의 영향을 확인하는 것이 주요 과제가 될 것이다.

참고문헌

[1]   Baulieu EE, Robel P. Neurosteroids: a new brain function? *The Journal of Steroid Biochemistry and Molecular Biology.* 1990;37:395-403.

[2]   Reddy DS. Pharmacology of endogenous neuroactive steroids. *Critical Reviews™ in Neurobiology.* 2003;15:197-234.

[3]   Reddy DS. The role of neurosteroids in the pathophysiology and treatment of catamenial epilepsy. *Epilepsy Research.* 2009;85:1-30.

[4]   Reddy DS. Mass spectrometric assay and physiological-pharmacological activity of androgenic neurosteroids. *Neurochemistry International.* 2008;52:541-553.

[5]   Lambert JJ, Belelli D, Peden DR, Vardy AW, Peters JA. Neurosteroid modulation of GABAA receptors. *Progress in Neurobiology.* 2003;71:67-80.

[6]   Akk G, et al. The influence of the membrane on neurosteroid actions at GABA(A) receptors. *Psychoneuroendocrinology.* 2009;34 Suppl 1:S59-66.

[7]   Morrow AL. Recent developments in the significance and therapeutic relevance of neuroactive steroids--Introduction to the special issue. *Pharmacology & Therapeutics.* 2007;116:1-6.

[8]   Do Rego JL, et al. Neurosteroid biosynthesis: enzymatic pathways and neuroendocrine regulation by neurotransmitters and neuropeptides. *Frontiers in Neuroendocrinology.* 2009;30:259-301.

[9]   Schumacher M, Robel P, Baulieu EE. Development and regeneration of the nervous system: a role for neurosteroids. *Developmental Neuroscience.* 1996;18:6-21.

[10] Mensah-Nyagan AG, et al. Neurosteroids: expression of steroidogenic enzymes and regulation of steroid biosynthesis in the central nervous system. *Pharmacological Reviews.* 1999;51:63-81.

[11] Stoffel-Wagner B, et al. Expression of 5α-reductase and 3α-hydroxisteroid oxidoreductase in the hippocampus of patients with chronic temporal lobe epilepsy. *Epilepsia.* 2000;41:140-147.

[12] Melcangi RC, et al. The 5α-reductase in the central nervous system: expression

and modes of control. *The Journal of Steroid Biochemistry and Molecular Biology.* 1998;65:295-299.

[13] Petratos S, Hirst JJ, Mendis S, Anikijenko P, Walker DW. Localization of p450scc and 5alpha-reductase type-2 in the cerebellum of fetal and newborn sheep. *Brain research. Developmental Brain Research.* 2000;123:81-86.

[14] Stoffel-Wagner B. Neurosteroid metabolism in the human brain. *European Journal of Endocrinology.* 2001;145:669-679.

[15] Stoffel-Wagner B, et al. Allopregnanolone serum levels and expression of 5 alpha-reductase and 3 alpha-hydroxysteroid dehydrogenase isoforms in hippocampal and temporal cortex of patients with epilepsy. *Epilepsy Research.* 2003;54:11-19.

[16] Mellon SH, Griffin LD, Compagnone NA. Biosynthesis and action of neurosteroids. *Brain Research. Brain Research Reviews.* 2001;37:3-12.

[17] Agís-Balboa RC, et al. Characterization of brain neurons that express enzymes mediating neurosteroid biosynthesis. *Proceedings of the National Academy of Sciences.* 2006;103:14602-14607.

[18] Patte-Mensah C, Kappes V, Freund-Mercier MJ, Tsutsui K, Mensah-Nyagan AG. Cellular distribution and bioactivity of the key steroidogenic enzyme, cytochrome P450side chain cleavage, in sensory neural pathways. *Journal of Neurochemistry.* 2003;86:1233-1246.

[19] Guennoun R, Fiddes R, Gouezou M, Lombes M, Baulieu EA. A key enzyme in the biosynthesis of neurosteroids, 3β-hydroxysteroid dehydrogenase/Δ^5-Δ^4-isomerase (3β-HSD), is expressed in rat brain. *Molecular Brain Research.* 1995;30:287-300.

[20] Corpechot C, et al. Neurosteroids: 3 alpha-hydroxy-5 alpha-pregnan-20-one and its precursors in the brain, plasma, and steroidogenic glands of male and female rats. *Endocrinology.* 1993;133:1003-1009.

[21] Purdy RH, Morrow AL, Moore PH Jr, Paul SM. Stress-induced elevations of gamma-aminobutyric acid type A receptor-active steroids in the rat brain. *Proceedings of the National Academy of Sciences of the United States of America.* 1991;88:4553-4557.

[22] Costa E. Guidotti A. Diazepam binding inhibitor (DBI): a peptide with multiple biological actions. *Life Sciences.* 1991;49:325-344.

[23] Korneyev A, et al. Stimulation of brain pregnenolone synthesis by mitochondrial

diazepam binding inhibitor receptor ligands in vivo. *Journal of Neurochemistry*. 1993;61:1515-1524.

[24] Papadopoulos V, et al. Translocator protein (18kDa): new nomenclature for the peripheral-type benzodiazepine receptor based on its structure and molecular function. *Trends in Pharmacological Sciences*. 2006;27:402-409.

[25] Joels M. Steroid hormones and excitability in the mammalian brain. *Frontiers in Neuroendocrinology*. 1997;18:2-48.

[26] Rupprecht R, et al. Progesterone receptor-mediated effects of neuroactive steroids. *Neuron*. 1993;11:523-530.

[27] Rupprecht R, Berning B, Hauser CA, Holsboer F, Reul JM. Steroid receptor-mediated effects of neuroactive steroids: characterization of structure-activity relationship. *European Journal of Pharmacology*. 1996;303:227-234.

[28] Majewska MD. Neurosteroids: endogenous bimodal modulators of the GABA A receptor mechanism of action and physiological significance. *Progress in Neurobiology*. 1992;38:379-394.

[29] Sieghart W. Structure, pharmacology, and function of GABA A receptor subtypes. *Advances in Pharmacology*. 2006;54: 231-263.

[30] Reddy DS, Rogawski MA. Stress-induced deoxycorticosterone-derived neurosteroids modulate GABAA receptor function and seizure susceptibility. *Journal of Neuroscience*. 2002;22:3795-3805.

[31] Hosie AM, Wilkins ME, Smart TG. Neurosteroid binding sites on GABA(A) receptors. *Pharmacology & Therapeutics*. 2007;116:7-19.

[32] Harrison NL, Majewska MD, Harrington JW, Barker JL. Structure-activity relationships for steroid interaction with the gamma-aminobutyric acidA receptor complex. *Journal of Pharmacology and Experimental Therapeutics*. 1987;241:346-353.

[33] Kokate TG, Svensson B, Rogawski MA. Anticonvulsant activity of neurosteroids: correlation with gamma-aminobutyric acid-evoked chloride current potentiation. *Journal of Pharmacology and Experimental Therapeutics*. 1994;270:1223-1229.

[34] Wetzel C, Vedder H, Holsboer F, Zieglgänsberger W, Deisz R. Bidirectional effects of the neuroactive steroid tetrahydrodeoxycorticosterone on GABA-activated Cl-

currents in cultured rat hypothalamic neurons. *British Journal of Pharmacology*. 1999;127:863-868.

[35] Twyman R, Macdonald R. Neurosteroid regulation of GABAA receptor single-channel kinetic properties of mouse spinal cord neurons in culture. *The Journal of Physiology*. 1992;456:215.

[36] Lambert JJ, Belelli D, Hill-Venning C, Peters JA. Neurosteroids and GABAA receptor function. *Trends in Pharmacological Sciences*. 1995;16:295-303.

[37] Puia G, et al. Neurosteroids act on recombinant human GABA A receptors. *Neuron*. 1990;4:759-765.

[38] Mihalek RM, et al. Attenuated sensitivity to neuroactive steroids in gamma-aminobutyrate type A receptor delta subunit knockout mice. *Proceedings of the National Academy of Sciences of the United States of America*. 1999;96:12905-12910.

[39] Spigelman I, et al. Behavior and Physiology of Mice Lacking the GABAA-Receptor δ Subunit. *Epilepsia*. 2002;43:3-8.

[40] Stell BM, Brickley SG, Tang CY, Farrant M, Mody I. Neuroactive steroids reduce neuronal excitability by selectively enhancing tonic inhibition mediated by delta subunit-containing GABAA receptors. *Proceedings of the National Academy of Sciences of the United States of America*. 2003;100:14439-14444.

[41] Belelli D, Casula A, Ling A, Lambert JJ. The influence of subunit composition on the interaction of neurosteroids with GABA(A) receptors. *Neuropharmacology*. 2002;43:651-661.

[42] Wohlfarth KM, Bianchi MT, Macdonald RL. Enhanced Neurosteroid Potentiation of Ternary GABAAReceptors Containing the δ Subunit. *Journal of Neuroscience*. 2002;22;1541-1549.

[43] Glykys J, Mody I. Activation of GABA A receptors: views from outside the synaptic cleft. *Neuron*. 2007;56:763-770.

[44] Rho JM, Donevan SD, Rogawski MA. Direct activation of GABAA receptors by barbiturates in cultured rat hippocampal neurons. *The Journal of Physiology*. 1996;497:509.

[45] Park-Chung M, Malayev A, Purdy RH, Gibbs TT, Farb DH. Sulfated and unsulfated steroids modulate γ-aminobutyric acid A receptor function through distinct sites.

Brain Research. 1999;830:72-87.

[46] Majewska MD, Schwartz RD. Pregnenolone-sulfate: an endogenous antagonist of the γ-aminobutyric acid receptor complex in brain? *Brain Research.* 1987;404:355-360.

[47] Mienville JM, Vicini S. Pregnenolone sulfate antagonizes GABA A receptor-mediated currents via a reduction of channel opening frequency. *Brain Research.* 1989;489:190-194.

[48] Akk G, Bracamontes J, Steinbach JH. Pregnenolone sulfate block of GABAA receptors: mechanism and involvement of a residue in the M2 region of the α subunit. *The Journal of Physiology.* 2001;532:673-684.

[49] Wang C, Marx CE, Morrow AL, Wilson WA, Moore SD. Neurosteroid modulation of GABAergic neurotransmission in the central amygdala: a role for NMDA receptors. *Neuroscience Letters.* 2007;415:118-123.

[50] Wu FS, Gibbs TT, Farb DH. Pregnenolone sulfate: a positive allosteric modulator at the N-methyl-D-aspartate receptor. *Molecular Pharmacology.* 1991;40:333-336.

[51] Bowlby MR. Pregnenolone sulfate potentiation of N-methyl-D-aspartate receptor channels in hippocampal neurons. *Molecular Pharmacology.* 1993;43:813-819.

[52] Irwin RP, Lin SZ, Rogawski MA, Purdy RH, Paul SM. Steroid potentiation and inhibition of N-methyl-D-aspartate receptor-mediated intracellular Ca++ responses: structure-activity studies. *Journal of Pharmacology and Experimental Therapeutics.* 1994;271:677-682.

[53] Fahey JM, Lindquist DG, Pritchard GA, Miller LG. Pregnenolone sulfate potentiation of NMDA-mediated increases in intracellular calcium in cultured chick cortical neurons. *Brain Research.* 1995;669:183-188.

[54] Malayev A, Gibbs TT, Farb DH. Inhibition of the NMDA response by pregnenolone sulphate reveals subtype selective modulation of NMDA receptors by sulphated steroids. *British Journal of Pharmacology.* 2002;135:901-909.

[55] Su TP, London ED, Jaffe JH. Steroid binding at sigma receptors suggests a link between endocrine, nervous, and immune systems. *Science.* 1988;240:219.

[56] Maurice T, Roman FJ, Privat A. Modulation by neurosteroids of the in vivo (+)-[3H] SKF-10,047 binding to σ1 receptors in the mouse forebrain. *Journal of Neuroscience*

Research. 1996;46:734-743.

[57] Reddy DS. Pharmacology of endogenous neuroactive steroids. *Critical Reviews^TM in Neurobiology.* 2003;15.

[58] Tan S, Mulrow P. The contribution of the zona fasciculata and glomerulosa to plasma 11-deoxycorticosterone levels in man. *The Journal of Clinical Endocrinology & Metabolism.* 1975;41:126-130.

[59] Kater C, et al. Stimulation and suppression of the mineralocorticoid hormones in normal subjects and adrenocortical disorders. *Endocrine Reviews.* 1989;10:149-164.

[60] Purdy RH, Morrow AL, Moore PH, Paul SM. Stress-induced elevations of gamma-aminobutyric acid type A receptor-active steroids in the rat brain. *Proceedings of the National Academy of Sciences.* 1991;88:4553-4557.

[61] Concas A, et al. Role of brain allopregnanolone in the plasticity of γ-aminobutyric acid type A receptor in rat brain during pregnancy and after delivery. *Proceedings of the National Academy of Sciences.* 1998;95:13284-13289.

[62] Vallée M, et al. Neurosteroids: deficient cognitive performance in aged rats depends on low pregnenolone sulfate levels in the hippocampus. *Proceedings of the National Academy of Sciences.* 1997;94:14865-14870.

[63] Soubrie P, et al. Decreased convulsant potency of picrotoxin and pentetrazol and enhanced [3H] flunitrazepam cortical binding following stressful manipulations in rats. *Brain Research.* 1980;189:505-517.

[64] Peričić D, Švob D, Jazvinšćak M, Mirković K. Anticonvulsive effect of swim stress in mice. *Pharmacology Biochemistry and Behavior.* 2000;66:879-886.

[65] Temkin NR, Davis GR. Stress as a risk factor for seizures among adults with epilepsy. *Epilepsia.* 1984;25:450-456.

[66] Frucht MM, Quigg M, Schwaner C, Fountain NB. Distribution of seizure precipitants among epilepsy syndromes. *Epilepsia.* 2000;41:1534-1539.

[67] Reddy D. Physiological role of adrenal deoxycorticosterone-derived neuroactive steroids in stress-sensitive conditions. *Neuroscience.* 2006;138:911-920.

[68] Crawley JN, Glowa JR, Majewska MD, Paul SM. Anxiolytic activity of an endogenous adrenal steroid. *Brain Research.* 1986;398:382-385.

[69] Bitran D, Shiekh M, McLeod M. Anxiolytic effect of progesterone is mediated

by the neurosteroid allopregnanolone at brain GABAA receptors. *Journal of Neuroendocrinology.* 1995;7:171-177.

[70] Wieland S, Lan NC, Belluzzi JD, Stein L. Comparative behavioral characterization of the neuroactive steroids 3α-OH, 5α-pregnan-20-one and 3α-OH, 5β-pregnan-20-one in rodents. *Psychopharmacology.* 1995;118:65-71.

[71] Reddy DS, Kulkarni SK. Development of neurosteroid-based novel psychotropic drugs. *Progress in Medicinal Chemistry.* 2000;37:135-176.

[72] Finn DA, Roberts AJ, Long S, Tanchuck M, Phillips TJ. Neurosteroid consumption has anxiolytic effects in mice. *Pharmacology Biochemistry and Behavior.* 2003;76:451-462.

[73] Eser D, Baghai TC, Schule C, Nothdurfter C, Rupprecht R. Neuroactive steroids as endogenous modulators of anxiety. *Current Pharmaceutical Design.* 2008;14:3525-3533.

[74] Maguire JL, Stell BM, Rafizadeh M, Mody I. Ovarian cycle-linked changes in GABAA receptors mediating tonic inhibition alter seizure susceptibility and anxiety. *Nature Neuroscience.* 2005;8:797-804.

[75] Reddy D, Kulkarni S. Differential anxiolytic effects of neurosteroids in the mirrored chamber behavior test in mice. *Brain Research.* 1997;752:61-71.

[76] Söderpalm AH, Lindsey S, Purdy RH, Hauger R, De Wit H. Administration of progesterone produces mild sedative-like effects in men and women. *Psychoneuroendocrinology.* 2004;29:339-354.

[77] Uzunov D, Cooper T, Costa E, Guidotti A. Fluoxetine-elicited changes in brain neurosteroid content measured by negative ion mass fragmentography. *Proceedings of the National Academy of Sciences.* 1996;93:12599-12604.

[78] Ströhle A, et al. Fluoxetine decreases concentrations of 3α, 5α-tetrahydrodeoxycorticosterone (THDOC) in major depression. *Journal of Psychiatric Research.* 2000;34:183-186.

[79] Ströhle A, et al. Induced panic attacks shift γ-aminobutyric acid type A receptor modulatory neuroactive steroid composition in patients with panic disorder: preliminary results. *Archives of General Psychiatry.* 2003;60:161-168.

[80] Auta J, et al. Participation of mitochondrial diazepam binding inhibitor receptors in the anticonflict, antineophobic and anticonvulsant action of 2-aryl-3-indoleacetamide and imidazopyridine derivatives. *Journal of Pharmacology and*

Experimental Therapeutics. 1993;265:649-656.

[81] Kita A, Kinoshita T, Kohayakawa H, Furukawa K, Akaike A. Lack of tolerance to anxiolysis and withdrawal symptoms in mice repeatedly treated with AC-5216, a selective TSPO ligand. *Progress in Neuro-Psychopharmacology and Biological Psychiatry.* 2009;33:1040-1045.

[82] Rupprecht R, et al. Translocator protein (18 kD) as target for anxiolytics without benzodiazepine-like side effects. *Science.* 2009;325:490-493.

[83] Melchior C, Ritzmann R. Pregnenolone and pregnenolone sulfate, alone and with ethanol, in mice on the plus-maze. *Pharmacology Biochemistry and Behavior.* 1994;48:893-897.

[84] Schmidt PJ, Purdy RH, Moore Jr PH, Paul SM, Rubinow DR. Circulating levels of anxiolytic steroids in the luteal phase in women with premenstrual syndrome and in control subjects. *The Journal of Clinical Endocrinology & Metabolism.* 1994;79:1256-1260.

[85] Rapkin AJ, et al. Progesterone metabolite allopregnanolone in women with premenstrual syndrome. *Obstetrics & Gynecology.* 1997;90:709-714.

[86] Bičíková M, Dibbelt L, Hiill M, Hampl R, Starka L. Allopregnanolone in women with premenstrual syndrome. *Hormone and Metabolic Research.* 1998;30:227-229.

[87] Genazzani A, et al. Circulating levels of allopregnanolone in humans: gender, age, and endocrine influences. *The Journal of Clinical Endocrinology & Metabolism.* 1998;83:2099-2103.

[88] Sundström I, Nyberg S, Bäckström T. Patients with premenstrual syndrome have reduced sensitivity to midazolam compared to control subjects. *Neuropsychopharmacology.* 1997;17:370-381.

[89] Monteleone P, et al. Allopregnanolone concentrations and premenstrual syndrome. *European Journal of Endocrinology.* 2000;142:269-273.

[90] Girdler SS, Straneva PA, Light KC, Pedersen CA, Morrow AL. Allopregnanolone levels and reactivity to mental stress in premenstrual dysphoric disorder. *Biological Psychiatry.* 2001;49:788-797.

[91] Smith SS, Gong QH, Hsu FC, Markowitz RS, Li X. GABAA receptor $\alpha 4$ subunit suppression prevents withdrawal properties of an endogenous steroid. *Nature.* 1998;392:926-929.

[92]   Freeman E, Rickels K, Sondheimer SJ, Polansky M. Ineffectiveness of progesterone suppository treatment for premenstrual syndrome. *JAMA*. 1990;264:349-353.

[93]   Freeman EW, Rickels K, Sondheimer SJ, Polansky M. A double-blind trial of oral progesterone, alprazolam, and placebo in treatment of severe premenstrual syndrome. *JAMA*. 1995;274:51-57.

[94]   Khisti RT, Chopde CT. Serotonergic agents modulate antidepressant-like effect of the neurosteroid 3α-hydroxy-5α-pregnan-20-one in mice. *Brain Research*. 2000;865:291-300.

[95]   Khisti RT, Chopde CT, Jain SP. Antidepressant-like effect of the neurosteroid 3α-hydroxy-5α-pregnan-20-one in mice forced swim test. *Pharmacology Biochemistry and Behavior*. 2000;67:137-143.

[96]   Dong E, et al. Brain 5α-dihydroprogesterone and allopregnanolone synthesis in a mouse model of protracted social isolation. *Proceedings of the National Academy of Sciences*. 2001;98:2849-2854.

[97]   Ströhle A, et al. Concentrations of 3α-reduced neuroactive steroids and their precursors in plasma of patients with major depression and after clinical recovery. *Biological psychiatry*. 1999;45:274-277.

[98]   Reddy DS, Kaur G, Kulkarni SK. Sigma (σ1) receptor mediated antidepressant-like effects of neurosteroids in the Porsolt forced swim test. *Neuroreport*. 1998;9:3069-3073.

[99]   Urani A, Roman FJ, Phan VL, Su TP, Maurice T. The Antidepressant-Like Effect Induced by ç1-Receptor Agonists and Neuroactive Steroids in Mice Submitted to the Forced Swimming Test. *Journal of Pharmacology and Experimental Therapeutics*. 2001;298:1269-1279.

[100] Wolkowitz OM, et al. Double-blind treatment of major depression with dehydroepiandrosterone. *American Journal of Psychiatry*. 1999;156:646-649.

[101] Flood JF, Morley JE, Roberts E. Memory-enhancing effects in male mice of pregnenolone and steroids metabolically derived from it. *Proceedings of the National Academy of Sciences*. 1992;89:1567-1571.

[102] Sabeti J, Nelson TE, Purdy RH, Gruol DL. Steroid pregnenolone sulfate enhances NMDA-receptor-independent long-term potentiation at hippocampal CA1

synapses: Role for L-type calcium channels and sigma-receptors. *Hippocampus.* 2007;17:349-369.

[103] Wolkowitz O, et al. Antidepressant and Cognition-Enhancing Effects of DHEA in Major Depression. *Annals of the New York Academy of Sciences.* 1995;774:337-339.

[104] Wolkowitz OM, et al. Dehydroepiandrosterone(DHEA) treatment of depression. *Biological Psychiatry.* 1997;41:311-318.

[105] Nemeroff CB. Understanding the pathophysiology of postpartum depression: implications for the development of novel treatments. *Neuron.* 2008;59:185-186.

[106] Smith SS, Shen H, Gong QH, Zhou X. Neurosteroid regulation of GABA A receptors: focus on the α4 and δ subunits. *Pharmacology & Therapeutics.* 2007;116:58-76.

[107] Maguire J, Mody I. GABA A R plasticity during pregnancy: relevance to postpartum depression. *Neuron.* 2008;59:207-213.

[108] Mayo W, et al. Infusion of neurosteroids into the nucleus basalis magnocellularis affects cognitive processes in the rat. *Brain Research.* 1993;607:324-328.

[109] Isaacson R, Varner J, Baars JM, De Wied D. The effects of pregnenolone sulfate and ethylestrenol on retention of a passive avoidance task. *Brain Research.* 1995;689:79-84.

[110] Flood JF, Morley JE, Roberts E. Pregnenolone sulfate enhances post-training memory processes when injected in very low doses into limbic system structures: the amygdala is by far the most sensitive. *Proceedings of the National Academy of Sciences.* 1995;92:10806-10810.

[111] Reddy D, Kulkarni S. The effects of neurosteroids on acquisition and retention of a modified passive-avoidance learning task in mice. *Brain Research.* 1998;791:108-116.

[112] Zimmerberg B, McDonald BC. Prenatal alcohol exposure influences the effects of neuroactive steroids on separation-induced ultrasonic vocalizations in rat pups. *Pharmacology Biochemistry and Behavior.* 1996;55:541-547.

[113] Orentreich N, Brind JL, Rizer RL, Vogelman JH. Age changes and sex differences in serum dehydroepiandrosterone sulfate concentrations throughout adulthood. *The Journal of Clinical Endocrinology & Metabolism.* 1984;59:551-555.

[114] Roberts E. Pregnenolone—from Selye to Alzheimer and a model of the pregnenolone sulfate binding site on the GABAA receptor. *Biochemical Pharmacology.* 1995;49:1-16.

[115] Sunderland T, et al. Reduced plasma dehydroepiandrosterone concentrations in

Alzheimer's disease. *The Lancet.* 1989;334:570.

[116] Näsman B, et al. Serum dehydroepiandrosterone sulfate in Alzheimer's disease and in multi-infarct dementia. *Biological Psychiatry.* 1991;30:684-690.

[117] Hillen T, et al. DHEA-S plasma levels and incidence of Alzheimer's disease. *Biological Psychiatry.* 2000;47:161-163.

[118] Murialdo G, et al. Relationships between cortisol, dehydroepiandrosterone sulphate and insulin-like growth factor-I system in dementia. *Journal of Endocrinological Investigation.* 2001;24:139-146.

[119] Maurice T, Su TP, Privat A. Sigma 1 (σ 1) receptor agonists and neurosteroids attenuate β 25-35-amyloid peptide-induced amnesia in mice through a common mechanism. *Neuroscience.* 1998;83:413-428.

[120] Marx CE, et al. Proof-of-concept trial with the neurosteroid pregnenolone targeting cognitive and negative symptoms in schizophrenia. *Neuropsychopharmacology.* 2009;34:1885-1903.

[121] Li PK, Rhodes ME, Jagannathan S, Johnson DA. Reversal of scopolamine induced amnesia in rats by the steroid sulfatase inhibitor estrone-3-O-sulfamate. *Cognitive Brain Research.* 1995:2:251-254.

[122] Li PK, Rhodes ME, Burke AM, Johnson DA. Memory enhancement mediated by the steroid sulfatase inhibitor (pO-sulfamoyl)-N-tetradecanoyl tyramine. *Life Sciences.* 1996;60:PL45-PL51.

[123] VanDoren MJ, et al. Neuroactive steroid 3α-hydroxy-5α-pregnan-20-one modulates electrophysiological and behavioral actions of ethanol. *Journal of Neuroscience.* 2000;20:1982-1989.

[124] Morrow AL, Poreu P, Boyd KN, Grant KA. Hypothalamic-pituitary-adrenal axis modulation of GABAergic neuroactive steroids influences ethanol sensitivity and drinking behavior. *Dialogues in Clinical Neuroscience.* 2006;8:463.

[125] Biagini G, et al. Endogenous neurosteroids modulate epileptogenesis in a model of temporal lobe epilepsy. *Experimental Neurology.* 2006;201:519-524.

[126] Biagini G, et al. Neurosteroids and epileptogenesis in the pilocarpine model: evidence for a relationship between P450scc induction and length of the latent period. *Epilepsia.* 2009;50:53-58.

[127] Reddy, DS, Kulkarni SK. Proconvulsant effects of neurosteroids pregnenolone sulfate and dehydroepiandrosterone sulfate in mice. *European Journal of Pharmacology.* 1998:345:55-59.

[128] Rupprecht R, et al. Progesterone receptor-mediated effects of neuroactive steroids. *Neuron.* 1993;11:523-530.

[129] Carter RB, et al. Characterization of the anticonvulsant properties of ganaxolone (CCD 1042; 3α-hydroxy-3β-methyl-5α-pregnan-20-one), a selective, high-affinity, steroid modulator of the γ-aminobutyric acidA receptor. *Journal of Pharmacology and Experimental Therapeutics.* 1997;280:1284-1295.

[130] Gasior M, Carter RB, Goldberg SR, Witkin JM. Anticonvulsant and behavioral effects of neuroactive steroids alone and in conjunction with diazepam. *Journal of Pharmacology and Experimental Therapeutics.* 1997;282:543-553.

[131] Monaghan EP, McAuley JW, Data JL. Ganaxolone: a novel positive allosteric modulator of the GABAA receptor complex for the treatment of epilepsy. *Expert Opinion on Investigational Drugs.* 1999;8:1663-1671.

[132] Reddy DS, Woodward R. Ganaxolone: a prospective overview. *Drugs Future.* 2004;29:227-242.

[133] Bialer M, et al. Progress report on new antiepileptic drugs: a summary of the Tenth Eilat Conference (EILAT X). *Epilepsy Research.* 2010;92:89-124.

[134] Reddy DS, Rogawski MA. Chronic treatment with the neuroactive steroid ganaxolone in the rat induces anticonvulsant tolerance to diazepam but not to itself. *Journal of Pharmacology and Experimental Therapeutics.* 2000;295:1241-1248.

[135] Laxer K, et al. Assessment of ganaxolone's anticonvulsant activity using a randomized, double-blind, presurgical trial design. *Epilepsia.* 2000;41:1187-1194.

[136] Kerrigan JF, et al. Ganaxolone for treating intractable infantile spasms: a multicenter, open-label, add-on trial. *Epilepsy Research.* 2000;42:133-139.

[137] Pieribone VA, et al. Clinical evaluation of ganaxolone in pediatric and adolescent patients with refractory epilepsy. *Epilepsia.* 2007;48:1870-1874.

[138] Herzog AG, et al. Frequency of catamenial seizure exacerbation in women with localization-related epilepsy. *Annals of Neurology.* 2004;56:431-434.

[139] Bazán ACB, Montenegro MA, Cendes F, Min LL, Guerreiro CA. Menstrual cycle

worsening of epileptic seizures in women with symptomatic focal epilepsy. *Arquivos de Neuro-Psiquiatria.* 2005;63:751-756.

[140] Bonuccellia U, et al. Unbalanced progesterone and estradiol secretion in catamenial epilepsy. *Epilepsy Research.* 1989;3:100-106.

[141] Scharfman HE, MacLusky NJ. The influence of gonadal hormones on neuronal excitability, seizures, and epilepsy in the female. *Epilepsia.* 2006;47:1423-1440.

[142] Tuveri A, et al. Reduced serum level of THDOC, an anticonvulsant steroid, in women with perimenstrual catamenial epilepsy. *Epilepsia.* 2008;49:1221-1229.

[143] Reddy DS. The role of neurosteroids in the pathophysiology and treatment of catamenial epilepsy. *Epilepsy Research.* 2009;85:1-30.

[144] Reddy DS, Rogawski MA. Enhanced anticonvulsant activity of neuroactive steroids in a rat model of catamenial epilepsy. *Epilepsia.* 2001;42:337-344.

[145] Reddy DS, Kim HY, Rogawski MA. Neurosteroid withdrawal model of perimenstrual catamenial epilepsy. *Epilepsia.* 2001;42:328-336.

[146] Herzog AG. Progesterone therapy in women with complex partial and secondary generalized seizures. *Neurology.* 1995;45:1660-1662.

[147] Herzog AG. Progesterone therapy in women with epilepsy: a 3-year follow-up. *Neurology.* 1999;52:1917-1917-a.

[148] Reddy DS, Rogawski MA. Neurosteroid replacement therapy for catamenial epilepsy. *Neurotherapeutics.* 2009;6:392-401.

[149] Velíšková J, Moshé SL. Sexual dimorphism and developmental regulation of substantia nigra function. *Annals of Neurology.* 2001;50:596-601.

[150] Cooke BM, Tabibnia G, Breedlove SM. A brain sexual dimorphism controlled by adult circulating androgens. *Proceedings of the National Academy of Sciences.* 1999;96:7538-7540.

[151] Ravizza T, Friedman LK, Moshé SL, Velísková J. Sex differences in GABA A ergic system in rat substantia nigra pars reticulata. *International Journal of Developmental Neuroscience.* 2003;21:245-254.

[152] Reddy DS, Castaneda D, O'Malley B, Rogawski MA. Anticonvulsant activity of progesterone and neurosteroids in progesterone receptor knockout mice. *Journal of Pharmacology and Experimental Therapeutics.* 2004;310:230-239.

제2부

여성 생식주기 관련 우울증
(Reproductive-related Depression)

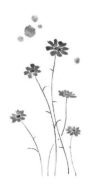

제6장
월경전증후군/월경전불쾌장애
(Premenstrual Syndrome/Premenstrual Dysphoric Disorder)

1. 서론

가임기의 많은 여성은 월경 시작 전 주 동안 기분, 행동 또는 신체적 증상을 경험하고 있다. 이러한 증상의 정도는 다양하다. 대부분의 여성은 경한 증상을 경험하지만, 어떤 여성들은 심한 증상으로 인해 고통을 경험한다. 가임 여성의 약 3~8%는 심한 월경 전 증상으로 직업 또는 사회적 기능에 심각한 문제를 경험한다. 이러한 여성들은 월경전불쾌장애(premenstrual dysphoric disorder, PMDD) 진단 기준에 충족된다. 또한 약 20%는 PMDD 진단 기준에 완전히 충족되지는 않지만, 임상적으로 유의한 월경 전 불쾌 증상을 경험한다. 이들은 문턱밑 월경전불쾌장애(subthreshold premenstrual dysphoric disorder) 또는 심한 월경전증후군(severe premenstrual syndrome, servere PMS)을 나타내는 여성들이다. 현재 월경전불쾌장애는 월경 전 기간 동안 심한 기분, 행동 및 신체 증상을 특징으로 하는 뚜렷한 하나의 장애로서 정신질환의 진단 및 통계 편람(Diagnostic Statistical Manual of Mental Disorders, DSM) 제5판인 DSM-5의 우울장애 범주에 포함되었다.

원인적 요소는 현재 아직도 논란의 여지가 있으며, 더 많은 연구가 요구되는 부분이다. 생식샘호르몬 변화에 대한 중추신경계의 민감도, 세로토닌 체계의 조절 장애, 유전적 요소, 스트레스와 같은 심리사회적 요소 등이 제시되고 있다. 최근에는 뇌 영상 연구를 통한 위험요소를 규명하고자 하고 있다. 알로프레그난올론(Allopregnanolone, ALLO)과 같은 신경활성 스테로이드와 감마 아미노부티르산(gamma aminobutyric acid, GABA)이 월경전불쾌장애의 병태생리에 주요한 역할을 한다고 제시하고 있다. 앞으로 GABA 기능을 조절하는 신경스테로이드에 대해서는 더 많은 연구가 요구된다.

월경전불쾌장애의 치료는 크게 2가지로 나눌 수 있다. 첫째로 신경전달 물질의 기능을 조절, 특히 세로토닌 활성을 증가시키는 항우울제 치료, 둘째로 배란 억제로 호르몬의 변화를 없애는 호르몬 치료, 그 밖에 기타 약물치료, 인지행동치료, 대체요법, 식이 또는 약초 보충요법 등이 있다.

임상적으로 의미 있는 월경 전의 기분과 행동 문제는 고대로부터 인식되어 왔다. 월경전불쾌장애의 진단기준 발달의 역사에 대한 고찰과 월경전증후군(premenstrual syndrome, PMS)의 초기 진단적 개념 이래 현재 DSM-5에서의 월경전불쾌장애 진단에 이르기까지 진단적 기준에 대해 끊임없이 변화해 왔다.

따라서 세계보건기구(World Health Organization, WHO) 국제분류체계의 월경전 긴장증후군(premenstrual tension syndrome, PMTS) 진단기준, 미국산부인과학회의 PMS 진단기준, 미국 정신의학회 DSM의 PMDD 진단기준 및 월경전 장애의 국제협회(International Society of Premenstrual Disorders, ISPMD)에서 제시하는 분류를 각각 살펴보고, 진단 평가 방법, 원인, 치료에서의 최신 지견과 더불어 각 치료 선택에 대한 보다 구체적인 치료 전략을 관계 문헌과 더불어 검토하고자 한다.

2. 월경전증후군/월경전불쾌장애의 역사

월경전증후군(premenstrual syndrome, PMS)과 월경전불쾌장애(premenstrual dysphoric disorder, PMDD)의 역사적 배경을 살펴보면, 이미 370 B.C. Hippocrates가 "여성의 피는 간헐적으로 초조(agitation)를 일으킨다. 이러한 초조를 일으키는 피(agitated blood)가 뇌에서 자궁으로 흘러 배출된다(The blood of females is subject to intermittent 'agitations' and as a result the 'agitated blood' makes its way from the head to the uterus whence it is expelled)"[1]라는 서술과 함께 여성들은 월경 전에 묵직한 느낌(feeling of heaviness)을 경험한다고 묘사하였다[2].

11세기 이탈리아 여성 학자인 Trotula of Salerno는 월경이 임박할 때 고통을 겪는 젊은 여성들이 있음을 기록하였고, 16세기 이탈리아인 Ginovani da Monte of Padua는 월경과 우울증과의 관계를 묘사하였으며, 1837년 영국 의사인 James Cowles Prichard는 월경전후기의 현상을 서술하였다[3, 4].

1847년 Ernst F. von Feuchtersleben은 상대적으로 예민한 여성들에서 월경 무렵 거의 항상 정신적 불안정, 신경과민, 슬픔이 동반된다고 서술하였다[5].

1931년 정신분석가인 Karen Horney는 'Die pramenstruellen verstimmungen' 라는 용어를 서술하였다. 이 용어는 후에 영문으로는 월경 전 부정적 성향, 부적응, 또는 월경 전 분노, 짜증(Premenstrual negative disposition, maladaptation, or premenstrual resentments, irritation)으로 번역되었다. 그녀는 이러한 월경 전 증상이 월경 시작과 더불어 사라진다는 점과 재발 양상을 강조하였고, 또한 이러한 증상은 에스트로겐 호르몬과 황체와 관련 있다고 생각하였다[6, 7].

같은 해인 1931년 산부인과 의사인 Robert Frank는 심한 월경 전 불편감을 경험하는 15명의 여성들을 관찰, 기술하면서 월경전 긴장(premenstrual tension)이라는 용어를 처음 명명하였다[8]. 또한 그는 에스트로겐 호르몬의 과잉이 월경전 긴장의 원인이라고 제시하였다.

1950년 Morton은 월경전 긴장의 원인으로서, 프로게스테론(progesterone) 결핍과 에스트로겐(estrogen)과 프로게스테론의 불균형의 이론을 처음 제시하였다.

1953년 Katharina Dalton이 월경전증후군이라는 용어를 최초로 사용하였다[9]. 그녀는 이러한 용어를 의료계에 알리는 데 공헌하였다. 그녀는 이 월경전증후군의 원인을 프로게스테론의 결핍으로 생각하고 프로게스테론 치료를 주장하였다.

1953년 이후 1980년대 후반, 1990년대 초반에 걸쳐 보다 정확한 진단 및 측정 방법들이 개발되었고, 많은 원인에 대한 이론도 제안되었으며, 또한 많은 치료연구들이 진행되었다.

1982년에 이르러 월경전증후군은 WHO 국제질병분류(International classification of disease, ICD)의 진단부호를 받았다.

1983년 미국 국립 정신보건원 워크숍에서 월경 전 증상의 심각도에 대한 평가, 전향적 평가 등을 포함한 월경전증후군의 연구 방법과 기준을 제시하였다. 월경전

변화 또는 월경전증후군의 진단을 내리기 위한 전향적 일일 증상 평가와 함께 중기 난포기와 후기 황체기 간의 증상 심각도 간의 변화가 최소 30%여야 한다는 기준을 언급하였다[10].

1987년 미국 정신의학회(American psychiatric association, APA)에서 후기 황체기 불쾌장애(Late luteal phase dysphoric disorder, LLPDD)를 명명하여 DSM-III-R의 부록 A에 잠정적 진단기준 범주에 포함시켰다[11].

1994년에는 후기 황체기 불쾌장애를 월경전불쾌장애(Premenstrual dysphoric disorder, PMDD)로 재명명하여 DSM-IV와 DSM-IV-TR에서는 기분장애 분류 내 달리 분류되지 않는 우울장애(depressive disorder not otherwise specified)의 범주 속에 포함시켰다[12, 13].

WHO의 국제질병분류 10판(International classification of disease 10th revision, ICD-10)에서는 월경전증후군을 비뇨생식기계의 질환 중 '여성 생식기관 및 월경 주기와 연관된 동통 및 기타장애들(Disease of genitourinary system; pain & other conditions associated with female genital organs & menstrual cycle)'이라는 진단 분류에 포함시켰다. ICD-10의 진단코드 N94.3에 월경전 긴장증후군(premenstrual tension syndrome)을 명기하였다. ICD-10의 월경전 긴장증후군 진단은 월경주기와 연관성과 주기성(cyclicity) 및 시기(timing)만을 강조하고, 증상의 양상 또는 증상의 심각도 및 변화 정도를 구체화하거나 배제 기준을 제시하지 않은 채, 단순히 월경 전 기간 동안 증상이 발생하여 월경 시작 후 없어진다는 기준만을 제시하고 있다(월경전 긴장증후군의 ICD-9의 진단코드는 625.4)[14].

2000년 미국 산부인과협회(American college of Obstetricians and Gynecologists, ACOG)에서는 월경전불쾌장애와 달리 국제질병분류에서의 명명과 보조를 맞추어 월경전증후군의 진단 및 치료 지침을 제시하였다.

ACOG의 월경전증후군 진단기준[15]은 과거 3회의 월경주기에서 월경 시작 5일 동안 6개의 정서증상 또는 4개의 신체증상 중 최소 1개의 증상이 있고, 월경 시작 4일 이내에 증상이 사라져 최소한 월경주기 13일까지, 즉 월경주기의 배란주위기까지는 증상이 없어야 한다. 호르몬 또는 약물, 알코올을 포함한 모든 약물 사용에 기인하여서는 안 되며, 사회적 또는 경제적 수행 능력에 현저한 기능장애를 동반하여야 한다. 이러한 증상들을 전향적으로 매일 평가하여 적어도 2번의 월경주기 동안 확인해야 한다.

APA의 DSM-IV 월경전불쾌장애의 진단기준[12, 13]은 11개 증상 중 최소 5개의 증상이 있고, 이들 증상 중에는 주요 기분증상인 우울, 불안, 신경과민, 또는 정서 불안정과 같은 4개의 증상 중 최소한 1개의 증상이 포함되어야 한다. 증상들은 업무, 사회활동 및 대인관계의 장해를 일으킨다. 최소한 2번의 월경주기 동안 전향적으로 매일 평가를 통해 확인해야 한다. 다른 만성질환 증상들의 단순한 악화증상은 아니어야 한다. APA의 DSM-IV 진단과정 동안 전문가들의 의견 차이로 인해 PMDD는 DSM-IV와 DSM-IV-TR에서는 추후연구를 요하는 부록 B 진단기준 목록에 포함되었고, 달리 분류되지 않는 우울기분장애(Depressive disorder not otherwise specified) 범주 안에 지정하였다.

2012년 APA는 DSM-5[16]에서 월경전불쾌장애를 뚜렷한 하나의 장애로 분류하여 우울장애의 범주에 포함하였다.

3. 역학

가임 여성의 약 90%가 최소한 1개 이상의 월경 전 증상을 경험한다. 월경 전 증상들은 월경 시작 약 1~2주 전부터 시작되어 월경 시작 후에 사라진다. 전형적 증상으로는 신체, 정서 및 행동 증상 등이 있으며, 이들 증상의 심각도, 기간 및 빈도는 다양하다[12, 14, 15].

신체적 증상으로는 복부 팽만감(abdominal bloating), 식욕 변화(흔히 식욕 증가), 유방 압통(breast tenderness), 두통(headache), 졸음증 또는 피로(lethargy or fatigue), 근육통, 관절통(muscle ache, joint pain), 수면 장애(흔히 과수면), 사지의 부종(swelling of extremities) 등이 있고, 정서 증상으로는 분노(anger), 불안(anxiety), 우울(depression), 과민성(irritability), 압도되는 느낌(sense of feeling of overwhelmed), 거절에 대한 예민성(sensitivity to rejection), 사회적 위축(social withdrawal) 등이 있으며, 행동 증상으로는 피로(fatigue), 건망증(forgetfulness), 집중력 저하(poor concentration) 등이 있다.

이러한 월경 전 증상들의 분류 기준은 다양하다. WHO는 국제질병분류 10판(ICD-10)에서 월경전 긴장증후군(premenstrual tension syndrome, PMTS) 진단의 기준을 정의하였다. 즉, 단순히 증상이 월경 전에 발생하여 월경 후에 완화되는 월경 주기와 관련된 주기성과 시간만을 강조하고 있다. 미국 산부인과협회(American College of Obstetricians and Gynecologists, ACOG)는 좀 더 엄격한 월경전증후군(premenstrual syndrome, PMS) 진단 기준을 개발하였고, ACOG 기준에 따른 월경전증후군 유병률에 대한 연구는 그 수가 많지는 않으나 대표적 연구에 의하면 월경전증후군 유병률은 각각 20.7%[17], 28.7%[18]로 제시되었다.

미국 정신의학회(American psychiatric association, APA)는 DSM-IV에 월경전증후군의 심한 불쾌 기분의 형태(severe dysphoric form)인 월경전불쾌장애(premenstrual dysphoric disorder, PMDD)의 기준을 제시하였다.

가임 여성의 3~8%는 월경전불쾌장애의 기준에 충족된다[17, 19, 20, 21, 22, 23, 24, 25, 26, 27].

전향적 증상 평가(prospective symptom rating)을 통해 조사한 3개의 연구들[21, 27, 28]에서의 월경전불쾌장애의 유병율은 4.6~6.4%로 보고한다.

후향적 증상 평가(retrospective symptom rating)를 통해 조사된 두 연구[17, 23] 보고에서의 유병율은 5.1~6.7%로 전향적 평가에 의한 유병율과 비슷하다.

가임 여성의 약 19~21%는 문턱밑 월경전불쾌장애(subthreshold premenstrual dysphoric disorder)에 해당된다고 보고한다[17, 23]. 이 문턱밑 월경전불쾌장애란 5개 증상의 수가 모자라거나 기능 장애의 기준을 충족하지 않는 것으로, 월경전불쾌장애의 진단 기준을 완전히 충족하지는 않으나 거의 대부분을 충족하는 군을 의미한다. 이러한 결과는 가임 여성의 약 20%에서 증상들의 수는 진단기준에 충족되지 않지만 장해와 고통을 초래하는 임상적으로 유의한 월경 전 불쾌증상을 경험한다고 말할 수 있겠다.

월경 전 증상들이 초경이 시작된 청소년기부터 발생하여 폐경기 여성에서 감소한다고 하지만, 나이가 들면서 증상들이 그대로 유지되는지 혹은 심해지는지는 아직 확실치 않다[23, 29]. 월경전 증상들 중에 과민성(irritability)이 미국과 유럽 연구 대상에서는 가장 흔하고[20, 29, 30], 어떤 문화권에서는 정서증상보다 신체증상을 더 강조한다[31].

증상이 나타나는 기간은 수 일에서 2주까지 다양하다. 증상들의 악화는 흔히 월경 시작 6일 전부터 시작되며, 월경 시작 2일 전에 이 증상이 가장 심한 시기로 본다[30].

월경전불쾌장애의 진단 기준의 하나는 월경 전 증상들로 인해 사회적 또는 직업적 기능 및 대인관계에 지장을 초래해야 한다. 이러한 기능 장해(functional

impairment)의 정도는 주요우울장애(major depressive disorder)와 기분부전장애
(dysthymic disorder)의 기능 장해 정도와 비슷하다[24, 32].

월경전불쾌장애의 질병부담(burden of illness)은 증상의 심각도, 만성화, 직업, 대
인관계 및 활동에 장해로 인해 초래된다[33]. 이러한 전반적 부담(global burden)을
장애보정손실년수(disability adjusted life year, DALY)로 계산해 보면 월경전불쾌장애
여성의 장애년수는 약 3.8년으로 보고되었다[24].

전향적 증상 평가로 확인된 월경전증후군 또는 월경전불쾌장애 여성을 대상으로
기능과 삶의 질 및 의료기관 이용에 관한 연구 결과를 살펴보면, 월경전불쾌장애
여성은 생산성 저하, 역할 제한, 효율성 저하를 보일 가능성이 높다고 보고한다[22].
월경전증후군 여성은 대조군에 비해 유의하게 삶의 질이 떨어지고, 결근도 많으며,
일의 생산성이 떨어지고, 대인관계에 장해를 일으키며, 의료기관 방문도 많다고 보
고한다[18, 34]. 월경전불쾌장애와 관련된 경제적 부담은 직접적인 의료비용보다 감
소된 생산성과 더 관계가 있다고 보고한다[22, 35].

4. 진단

월경 전 기간에 발생하는 정서, 신체, 행동 증상들은 아주 오래 전부터 논의되
어 왔다. 이러한 상태를 월경전 긴장(premenstrual tension, PMT) 또는 월경전증후
군(premenstrual syndrome, PMS)으로 명명하였다. 그러나 보다 구체적인 진단 기
준이 없고, 진단적 명확성 및 이에 대한 연구가 부족하였다. 1980년대에 이르러
명확한 진단 기준이 제시되기 시작하였고, 미국 정신의학회(American psychiatric
association, APA)의 진단 분류체계인 DSM-III-R[11]에서 후기황체기 불쾌기분장애
(Late luteal dysphoric disorder, LLPDD)로 명명되어 부록 A의 잠정적 진단범주에 포
함되었다. 뒤이어 DSM-IV[12, 13]에서는 월경전불쾌장애(Premenstrual dysphoric
disorder, PMDD)로 변경되어 달리 분류되지 않는 우울장애(depressive disorder NOS)
에 포함되었다. 최근 DSM-5[16]에서는 월경전불쾌장애는 1개의 완전한 진단 범주
로서 우울장애의 범주에 속하는 공식적인 진단이 되었다.

DSM-IV의 진단 기준 상으로는 증상 11개 중 최소한 5개를 충족해야 하나, 이
러한 엄격한 진단기준을 통해 진단적 명확성은 높아졌지만, 일부 여성들은 증상을

4개까지 경험하는 소위 문턱밑 월경전불쾌장애(subthreshold premenstrual dysphoric disorder)를 보이기 때문에 여전히 진단기준에 충족되지 않아 치료를 받지 못하는 경우가 있다. 따라서 이러한 문제를 다루기 위하여 미국 산부인과학회(American College of Obstetricians and Gynecologists, ACOG)에서는 덜 심각한 수준의 중등도 내지 중증 월경 전 증후군의 기준을 제시하였다. 이 기준에 따르면 심리 또는 신체 증상 중 최소한 1개의 증상이 현저한 장해를 초래하는 것으로, 이는 전향적 증상 평가로 입증해야 한다. DSM-IV 및 ACOG의 진단 기준은 다음과 같다.

〈표 6-1〉 DSM-IV의 월경전불쾌장애 진단 기준[12, 13]

A. 지난해 동안 대부분의 월경 주기에서 황체기 동안 증상이 발생하였다가 난포기에서 소실되어야 한다. 11개의 증상 중 최소한 5개 이상의 증상에 해당해야 한다. 5개 증상 중 최소한 1개의 증상에는 우울감, 불안, 신경과민, 또는 정서불안정 증상 중 하나가 포함되어야 한다.

  (1) 현저한 우울기분, 절망감, 자책적 사고

  (2) 현저한 불안, 긴장, 짜증나거나 곤두서는 느낌

  (3) 현저한 정서적 불안정(예: 갑자기 슬퍼지거나 눈물이 나고, 거절에 대한 예민함이 증가한다)

  (4) 지속되는 현저한 분노 혹은 신경과민 또는 대인관계 갈등의 증가

  (5) 일상생활의 흥미 저하(예: 일, 학교, 친구, 취미)

  (6) 주관적인 주의집중력 어려움

  (7) 졸음증, 쉽게 피곤함, 현저한 기력저하

  (8) 현저한 식욕변화, 과식, 또는 특정 음식 갈구

  (9) 과수면 혹은 불면

  (10) 압도당하는 혹은 통제불능이 될 것 같은 주관적 느낌

  (11) 기타 신체적 증상: 유방의 압통, 두통, 관절통 및 근육통, 붓는 듯한 느낌, 체중 증가

B. 장애가 직장, 학교 또는 사회활동 및 대인관계에 현저한 지장을 초래한다(예: 사회적 활동의 회피, 직장 또는 학교에서 생산성과 효율성의 저하).

C. 장애가 단순히 다른 장애의 악화는 아니다. 예를 들어, 주요우울장애, 공황장애, 기분부전장애, 인격장애 등(이들 모든 장애들이 공존 될 수 있다).

D. A, B, C 기준은 최소한 2번의 월경 주기 동안 전향적 평가 방법으로 확인해야 한다(확인되기 이전에는 잠정적으로 진단될 수 있다).

〈표 6-2〉 DSM-IV와 DSM-5의 월경전불쾌장애 진단 기준의 차이

1. 증상의 발생과 소실되는 시간에 대한 몇몇 문구에 변화가 있다.
   DSM-IV 기준 A에서는 증상들의 발생이 황체기의 마지막 주 동안 대부분의 시간(most of the time)이 DSM-5에서는 증상들이 월경시작 전 마지막 주(the final week)로 바뀌었고, DSM-IV에서 증상들은 월경시작 후 수일 내에 완화(remit)되기 시작하여 월경후반 주에 없어진다는 기술은 DSM-5에서는 월경시작 수일 내에 호전(improve)되기 시작하고 월경 후반 주에 증상이 미비(minimal)하거나 사라진다(absent)로 변경되었다.
2. DSM-IV 기준에서는 흔한 증상 목록 중 1순위의 증상은 우울 기분(depressed mood)이 있었고, 다음으로는 불안(anxiety), 정서적 불안정(affective lability), 신경과민(irritability) 순위였으나 DSM-5에서는 정서적 불안정, 신경과민, 우울 기분, 불안 순위로 바뀌었다.
3. DSM-IV 기준에서는 월경전불쾌장애 증상으로 직장, 또는 학교, 사회활동 및 대인관계에 현저한 방해(markedly interferes)를 준다고 기술하였으나, DSM-5에서는 현저한 방해 대신 현저한 고통(significant distress) 또는 방해(interference)라는 개념을 도입하였다. DSM-5에서는 직업, 학교, 사회 활동 또는 대인관계에서 고통 또는 장해(distress and/or interference)가 있어야 한다.
4. 기준 E 항목에 새로운 배제 기준이 만들어졌다.
   기준 E 항목에 따르면 증상들은 어떤 물질(예: 남용 약물, 약물 또는 기타 치료), 또는 일반 신체질환(예: 갑상선기능 항진증)으로 인한 직접적·생리적 효과에 기인해서는 안 된다.

〈표 6-3〉 ACOG의 월경전증후군 진단 기준[15]

1. 정서 또는 신체 증상 중 최소한 1개의 증상이 이전의 3번의 월경 주기 모두에서 월경 시작 전 5일 동안 발생한다.
   정서증상: 우울, 분노 폭발, 신경과민, 불안, 혼동, 사회적 철퇴
   신체증상: 유방통, 복부팽만감, 두통, 사지 부종
2. 증상은 월경 시작 4일 내에 완화된다. 최소한 월경 주기 13일 째까지 증상 재발이 없어야 한다.
3. 증상은 어떤 약물 치료, 호르몬 복용, 또는 약물 및 알코올 남용이 없을 때 발생한다.
4. 증상은 2번의 월경 주기 동안 전향적 평가로 확인해야 한다.
5. 사회적 또는 경제적 수행에 장해(impairment) 또는 기능장애(dysfunction)가 있어야 한다.

동반이환(comorbidity)과 월경 전 악화(premenstrual exacerbation)에 대해서 추후에 자세히 다루겠지만 진단 시 주요우울장애, 기분부전장애, 범불안장애, 양극성장애 및 자궁내막증, 갑상선기능 저하증, 경련 장애, 자가면역질환 등의 신체장애를 감별해야 한다. 또한 환자의 환경, 생활사에 대하여 자세한 임상 면담이 이뤄져야 한다. 특히 월경전증후군과 월경전불쾌장애는 과거의 외상, 성적 남용 등[36, 37, 38, 39]과 관련이 있기 때문이다. 그 밖에 불쾌 기분과 불안 증상의 악화는 알코올,

약물 사용과 관련이 있어 이러한 물질 사용에 대한 자세한 면담이 요구된다.

월경전증후군과 월경전불쾌장애의 진단은 일일 증상 작성(daily symptom charting)을 이용한 2번의 월경 주기 전체를 평가해야 한다. 이를 통해 경한 월경전증후군과 중등도 내지 심각한 월경전증후군 및 월경전불쾌장애를 구별할 수 있을 뿐만 아니라 기저에 있는 다른 장애의 악화를 배제할 수 있다.

진단 및 유병율, 치료 연구에서 흔히 사용되는 일일 평가 도구(daily rating tool)는 The Daily Record of Severity of Problem(DRSP)[40], Penn Daily Symptom Report(DSR)[41], the visual analog scale(VAS)[42], Moo's menstrual distress questionnaire(MDQ)[43] 등이 있다. 그 밖에 이전에 널리 사용되어 왔던 도구들은 Calendar of premenstrual experience(COPE)[44], Premenstrual record of impact and severity of menstruation(PRISM)[45], Premenstrual Assessment Form(PAF)[46] 등이 있다. 임상보다 간단하고 실용적인 후향적, 월경 전 증상 선별도구인 Premenstrual Symptoms Screen Tool(PSST)[17]가 제시되었다. 그러나 이 도구는 아직 강력한 진단적 도구로는 불충분한 상태이다. 선별 후 필요하면 전향적 평가를 포함한 보다 종합적인 평가가 이뤄져야 한다. 이와 같은 일일 증상 평가를 통해서 진단을 확진할 수 있다.

〈표 6-4〉 월경전증후군/월경전불쾌장애 평가 도구

개발자	도구	항목
Endicott 등(2006)	Daily Record of severity of problem(DRSP)	24개 항목(21개 증상 항목, 3개 기능 장애 항목), 6점 척도
Freeman 등(1996)	Penn Daily Symptom Report Scale(DSR)	17개 항목(6개 기분 증상 항목, 6개 행동 증상 항목, 3개 통증 증상 항목, 2개 신체 증상 항목), 0~5점 척도
Steiner 등(2003)	Premenstrual Symptom Screen Tool(PSST)	19개 항목(14개 증상 항목, 5개 기능 장애 항목), 0~3점 척도, 후향적 평가
Moos(1968)	Menstrual Distress Questionnaire(MDQ)	47개 항목, 6점 척도, 월경기·월경 간·월경 전 동안 증상의 평가
Endicott 등(1982)	The Daily Rating Form(DRF)	20개 항목, 6점 척도

Steiner 등(1999)	Visual Analogue Scales(VAS)-Mood symptoms	4개 항목
Mortola 등(1990)	Calendar of Premenstrual Experience(COPE)	22개 항목(10개 신체 증상 항목, 12개 행동 증상 항목), 4점 척도
Reid 등(1985)	Prospective Record of the Impact & Severity of Menstrual Symptoms(PRISM)	24개 항목의 심리 및 신체증상 항목, 생활양식의 영향, 생활사건 평가, 1~7점 척도
Halbreich 등(1982)	Premenstrual Assessment From(PAF)	96개 항목, 6점 척도
Steiner 등(1980)	Premenstrual Tension Syndrome-Observer(PMT-O) & Self-rating(PMT-SR)	자가평가: 36개 증상 항목(예/아니오 척도) 치료자용: 10개 항목(4점 척도)

월경전증후군/월경전불쾌장애 일일 증상 평가 보고를 분석하기 위한 가장 흔한 방법은 난포기(월경주기 5일째부터 10일째까지)와 황체기(월경 전 6일 동안) 간의 증상 강도(intensity of symptoms) 변화는 최소한 30% 증가를 보여야 한다고 제시하였다 [10]. 최근에는 난포기와 황체기 간의 적어도 50% 증상 변화를 제시하고 있다.

DSM-IV 진단기준에 증상발현 기간이 보다 구체화되어 있지 않아 임상연구에서는 포함기준에 흔히 최소한 4일간의 심한 증상(severe symptom) 또는 7일 동안의 증상의 평균 심각도(average severity)를 구체적으로 제시한다[47].

최근 연구[48]에서 전향적 평가로 확진된 월경전불쾌장애 여성에서 증상이 가장 심한 시기는 월경 시작 전 3~4일부터 월경 시작 후 3일까지로 본다. 즉, 전형적 증상을 보이는 시기는 단순히 월경전기보다는 월경 시작 수일 전부터 월경 시작 후 3일까지가 포함된다는 의미이다. 따라서 증상 측정은 전형적인 월경 전 기간 동안만 평가하기보다는 월경 시작 후 3일까지도 포함하여 평가를 고려해 볼 수 있다고 제시한다.

월경주기 내의 증상 심각도의 변화의 계산 방법은 다음과 같다.

백분율 변화(Percent change) = [(황체기 증상심각도 평균 점수 – 난포기 증상심각도 평균 점수) / 황체기 증상심각도 평균 점수] × 100

전향적 일일 증상 평가를 기초로 주기성(cyclicity)과 심각도(severity)를 평가하는 방법은 백분율 변화 방법(percentile change method), 비모수 검정법인 Mann-Whitney U-test, effect size, run-test 등이 있다.

또한 PMDD 진단을 위해서는 월경 전 증상으로 인한 월경 전(황체기)의 사회적, 또는 직업적 기능에 장해를 초래하고 있다는 것을 확인해야 한다. 흔히 사용되는 기능과 삶의 질에 대한 척도는 Quality of life Enjoyment and Satisfaction Questionnaire(Q-LES-Q)[49], Short Form of Medical Outcomes Study Functioning Scale(SF-36)[50], Social Adjustment Scale(SAS)[51] 등이 있다. 일일 증상 평가지인 DRSP는 21개의 정서 및 신체증상들의 심각도 평가와 더불어 직장, 학교, 가정, 취미 또는 사회 활동, 대인관계의 3개의 영역에서의 기능장해를 매일 평가하도록 구성되어 있다. 이 평가지는 증상과 기능 장해를 함께 측정할 수 있다[40].

월경 전 악화의 진단에 대한 공식적인 진단 기준은 없지만, 월경전증후군과 월경전불쾌장애를 충족하는 여성들이 주요정신장애(우울장애, 불안장애) 또는 내과질환의 이환율이 높다. 내과적 질환들이 흔히 월경 전 악화를 보일 수 있다[52, 53].

국제 월경전장애 협회(International Society for Premenstrual Disorders, ISPMD)에서 월경전 장애들(premenstrual disorders, PMD)을 전형적인 월경전 장애(core premenstrual disorder, core PMD)와 변이 월경전 장애(variants of premenstrual disorder, variants PMD)의 2가지 범주로 분류하고, 변이 월경전 장애는 월경전 악화(premenstrual exacerbation), 비배란성 난소 활동에 기인된 월경전 장애(PMD due to non-ovulatory activity), 프로게스토겐(황체 호르몬제)에 기인된 월경전 장애(progestogen induced PMD), 월경이 없는 월경전 장애(PMD with absent menstruation)로 분류하는 것을 제안하였다[54].

〈표 6-5〉 월경전 장애(core PMD)와 변이 월경전 장애(variants PMD)

1. 월경전 장애
   1) 증상들은 배란주기(ovulatory cycles)에 발생한다.
   2) 증상들은 구체화되어 있지 않다. 이들 증상은 신체증상 또는 심리증상일 수도 있고, 신체, 심리증상이 모두 함께 나타날 수 있다.
   3) 증상들은 월경 시작 후 배란 전까지는 없다.
   4) 이들 증상들은 황체기에 재발한다.
   5) 증상들은 최소한 2번의 주기 동안 전향적으로 평가해야 한다.

6) 증상들이 뚜렷한 장해를 초래하여야 한다.
2. 변이 월경전 장애
  1) 월경 전 악화: 기저의 심리적, 신체적 또는 내과적 증상들이 월경 전에 뚜렷한 악화를 보인다.
  2) 비 배란성 난소 활동에 의한 월경전 장애: 증상들은 배란을 일으키는 난소 활동이 아닌 다른 난소 활동에 의해 발생된다(예: 배란 억제 후 에스트로겐 또는 프로게스테론 재투여 후 월경전 증상이 다시 출현).
  3) 프로게스토겐(황체 호르몬제)에 기인된 월경전 장애: 증상들은 황체호르몬 제제(progestogen) 투여로 인해 발생한다(예: 호르몬 치료 또는 복합 경구 피임약을 복용하는 여성에서 종종 볼 수 있다. 이러한 여성들은 황체호르몬제제에 민감성을 보인다).
  4) 월경이 없는 월경전 장애: 증상들은 월경의 억제에도 불구하고 지속되는 난소 활동으로 인해 발생한다[예: 난소 보존한 자궁절제술 후, 자궁내막 절제, 피임 또는 과다월경 출혈로 레보노르게스테렐 자궁 내 시스템(levonorgestrel intrauterine system) 삽입 후 무월경이 수반될 때].

5. 동반 이환 및 월경 전 악화

우울 및 불안장애가 월경 전에 악화(premenstrual exacerbation)되거나 동반 이환 (comorbidity)될 수 있다. 기분부전장애(Dysthymia), 주요우울장애(Major depressive disorder), 공황장애(Panic disorder), 범불안장애(Generalized anxiety disorder) 등이 가장 흔하게 동반 이환될 수 있고, 월경 전 악화를 보일 수 있다.

양극성장애(Bipolar disorder), 외상후 스트레스장애(Posttraumatic stress disorder), 사회공포증(Social phobia), 식이장애(Eating disorder), 물질 남용(Substance abuse) 등이 월경 전 악화를 보인다고 보고된 바 있으나, 아직까지 명확한 근거는 없는 실정이다[55, 56, 57, 58].

DSM 1축 진단 장애의 월경 전 악화의 정확한 빈도는 모르지만, 우선 기저에 있는 장애를 치료하고 만약 월경 전 증상들이 지속되면 일일 증상평가(daily symptoms rating)를 통해 월경전불쾌장애를 확인할 수 있다[59].

월경전불쾌장애 여성은 과거력 상 기분장애를 비롯한 다른 정신질환이 있을 가능성이 높다[23, 53, 57]. 평생 동반이환(lifetime comorbidity)을 살펴보면 월경전불쾌장애 환자의 30~70%는 주요우울증의 기왕력이 있다[60, 61, 62, 63, 64, 65]. 따라서 월경전불쾌장애는 향후 주요우울장애 발생 위험의 예측인자가 될 수 있다[60, 66].

전향적으로 월경 전 증상을 평가한 연구에서 월경전불쾌장애 여성의 비계절성 우울장애(non-seasonal depressive disorder) 동시이환율(concurrent comorbidity)을 12 ~25%로 보고한다[57]. 심한 월경전증후군(Premenstrual syndrome, PMS)/월경전불쾌장애(Premenstrual dysphoric disorder, PMDD) 여성은 폐경기 우울증 및 산후 우울증 발생의 위험성이 높다[67, 68].

기분장애 여성의 우울증은 월경 전에 흔히 악화되는 경향을 보인다[69, 70, 71, 72]. 비교적 증상이 안정된 주요우울장애 환자에서 월경 전 우울증이 갑자기 발생하였다는 보고[69, 73]뿐 아니라 조증 발생의 보고[53, 74]도 있다.

2,524명 기분장애 여성(주요우울장애, 양극성장애)을 대상으로 생식주기와 관련된 기분증상과의 상관성 연구에서 기분장애가 있는 여성에서는 67.7%가 월경 전 기분증상을 보이고 있고, 특히 주요우울장애 장애 여성에서는 월경 전 기분증상과 산후 기분증상 또는 폐경기 기분증상과 유의한 상관성을 보였다. 그러나 양극성장애 여성에서는 이러한 상관성은 보이지 않았다[75].

주요우울장애 여성의 64%가 월경 전에 우울증상의 악화를 보인다고 보고하면서 이러한 월경 전 악화(premenstrual exacerbation, PME)를 보이는 우울장애 여성은 우울삽화의 기간이 더 길고 내과적 질환의 이환율이 높다고 보고한다[71].

월경 전 악화를 보이는 양극성장애 여성 환자들을 대상으로 한 추적 연구[76]에서 월경 전 악화를 보이는 양극성장애 여성은 월경 전 악화가 없는 군에 비해 삽화 빈도가 더 많고, 짧은 시간 안에 재발하며, 증상의 심각도가 높고, 그 경과도 좋지 않은 것으로 나타났다. 따라서 이러한 월경 전 악화가 양극성장애 여성의 증상 심각도 및 재발을 예측하는 임상적 지표가 될 수 있다고 제시한다.

월경전증후군 여성은 불안장애의 빈도가 높다[77, 78]. 공황장애와 월경전증후군은 공통의 병태생리 기전을 보인다. 즉, 두 장애 모두가 젖산(lactate)과 이산화탄소(CO_2)뿐만 아니라 기타 공황 유발 제제에 노출되면 공황 발작을 일으킨다.

강박장애 증상이 월경 전 악화를 보이는 환자는 월경 전 악화가 없는 환자에 비해 월경전불쾌장애 유병률이 높다[79].

조현병(Schizophrenia)은 정신병적 증상이 월경 전 악화를 보이지는 않지만, 월경전불쾌장애의 기분 또는 불안 증상이 중첩되어 나타날 수 있다고 보고한다[80]. 반면 조현병 여성 환자의 52%는 월경전증후군의 증상을 보고하고, 20%에서 월경 전 악화를 보인다고 보고한다[58].

계절성 기분장애 환자의 월경전불쾌장애 유병률이 높다고 보고한다[65]. 월경전불쾌장애 여성 상당수에서 월경 전 기분과 증상들이 계절성 양상(seasonal pattern)을 나타낸다. 이러한 계절성 양상을 보이는 월경전불쾌장애는 광치료(light therapy)가 효과적일 수 있다[64].

자궁내막증(Endometriosis), 다낭난소질환(Polycystic ovarian disease)과 같은 부인과 질환, 편두통(migraine), 천식(asthma), 전간(epilepsy), 과민성대장증후군(irritable bowel syndrome), 당뇨(diabetes), 갑상선기능저하증(hypothyroidism), 알레르기(allergies), 빈혈(anemia), 자가면역성질환(autoimmune disease) 등의 내과적 질환 또한 월경 전 악화를 보일 수 있다[81, 82].

6. 원인적 요소

월경전증후군(Premenstrual syndrome, PMS)/월경전불쾌장애(Premenstrual dysphoric disorder, PMDD)의 원인은 현재까지 확실하지 않은 것으로 알려져 있지만, 이 장애는 단순히 심리적인 사건이 원인이라기보다는 생물학적 현상으로 보고 있다. 최근 연구에서는 월경 전 기분 변화에 취약한 여성은 생식샘 호르몬(gonadal hormone)의 농도 또는 호르몬 조절 그 자체는 정상 수준이나, 정상 호르몬 변화(normal hormonal fluctuation)에 대한 비정상적인 민감도(abnormal sensitivity)를 보인다.

에스트로겐, 프로게스테론 변동이 특히 세로토닌, 노르아드레날린, 도파민의 중추신경전달에 현저한 영향을 일으킨다. 특히 세로토닌 신경전달체계(serotonin neurotransmission system)의 이상이 월경전증후군/월경전불쾌장애의 발병기전에 중요 역할을 한다는 많은 증거가 제시되었다.

또한 최근에는 주요 억제 신경전달물질인 GABA가 발병기전에 중요한 역할을 한다고 보고 있다[83, 84, 85]. 그러나 아직까지 명확한 기전에 대해서는 밝혀지지 않았다.

그 밖에 아편유사제 체계(opioid system)[86] 및 기타 내분비 요소(endocrine factors)[87] 등이 원인적 요소로 작용할 수 있다고 제시한다. 그러나 보다 확실한 증거를 위해 아직 더 많은 연구가 요구되는 실정이다.

쌍생아 및 가계 연구를 통해 유전성을 확인하고, 최근 유전적 요소(genetic factor)에 대한 연구 결과들이 보고되고 있다. 그 밖에 스트레스(stress), 외상적 사건(traumatic events) 등이 위험요인이 될 수 있다.

최근에는 뇌유래신경영양인자(brain derived neurotrophic factor, BDNF), 전염증성 지표(proinflammatory marker)가 병태생리에 중요한 역할을 한다고 제시한다. 이러한 원인 요소들을 구체적으로 살펴보도록 하겠다.

1) 생식샘 스테로이드(gonadal steroids): 프로게스테론, 알로프레그난올론, 에스트로겐

월경전증후군/월경전불쾌장애의 증상이 월경주기의 특정 시기(황체기)에 발생되었다가 난포기에 소실되는 것으로 볼 때, 생식샘 호르몬의 변동이 주요한 병인으로 작용함을 알 수 있다. 그러나 생식샘 호르몬의 절대적 농도는 월경전증후군/월경전불쾌장애군과 정상군 간에는 차이가 없다. 최근 연구에서 월경전불쾌장애의 원인적 요소로 에스트로겐, 프로게스테론, 신경활성 스테로이드와 같은 호르몬에 대한 중추신경계의 민감도의 변화(altered sensitivity to normal hormonal fluctuations)로 제시하고 있다.

월경전불쾌장애 여성은 정상군에 비해 월경주기에 따른 정상 호르몬 변화에 비정상 반응을 보인다. 이에 대한 대표적인 첫 번째 연구[88]로는 월경전증후군이 있는 여성군과 없는 여성군 각각에서 생식선 자극호르몬 분비 호르몬 작용제(Gonadotrpin releasing hormone agonist, GnRH agonist)인 류프로라이드(leuprolide) 투여로 난소호르몬을 억제한 후 에스트라디올(estradiol) 또는 프로게스테론을 다시 투여한 결과, 정상군에는 증상 변화가 없고 월경전증후군이 있었던 여성에서만 증상이 재발하였다. 이는 취약한 여성에서는 정상 생식 호르몬의 변화에 비정상 반응을 보인다는 것을 제시하고 있다.

두 번째 연구[89]는 생식 호르몬의 정상변화에 대한 뇌의 민감도를 조사하기 위한 연구의 일환으로 월경전불쾌장애군과 정상군 각각에 에스트라디올 근육주사를 투여하는 에스트로겐 부하검사(estrogen challenge test)를 통한 황체형성 호르몬(luteinizing hormone, LH), 여포자극 호르몬(follicle stimulating hormone, FSH)의 되먹임 반응(feedback response)과 기분증상의 심각도를 평가하였다. 그 결과 에스트로겐 부하검사 후 월경전불쾌장애군은 정상군에 비해 LH 농도가 높게 나타났다. 월경전불쾌장애군에서는 LH 농도와 신경과민증상과 관련성을 보이고, FSH 농도 변화와 우울기분과 관련성을 보였다. 이는 월경전불쾌장애군은 정상군과 다른 신경내분비 되먹임조절(neuro-endocrine feedback regulation)이 있는 것으로 보인다.

또한 프로게스테론의 주요대사물질이자 신경활성물질인 알로프레그난올론(allopregnanolone, ALLO)이 월경전불쾌장애의 병태생리에 중요한 역할을 한다는 연구 보고들이 제시되었다. 정상인에 비해 월경전증후군 여성은 혈중 ALLO 농도가 황체기 동안에 감소한다[90, 91]. 또는 난포기에만 감소한다[92]고 보고하는 반면에, 정상군에 비해 월경전불쾌장애 여성은 프로게스테론과 ALLO 농도 모두가 황체기 동안 증가한다는 보고도 있으며[93], 심한 월경전증후군 여성에서 항우울제 투여에 의한 성공적인 치료는 ALLO 농도의 감소와 관련이 있다고 보고한다[94]. 그러나 이러한 소견이 ALLO 또는 프로게스테론의 기저농도(baseline level)의 차이와 관련이 있는지 여부는 확실치 않다. 특히 우울증 기왕력이 없는 월경전불쾌장애 여성은 대조군에 비해 황체기 동안의 ALLO/프로게스테론 비율이 증가되어 있다고 보고한다. 이는 프로게스테론으로부터 ALLO로의 전환하는 대사과정에 변화의 가능성을 제시한다[95].

또 다른 연구들[96, 97]에서는 월경전증후군 여성과 정상군의 ALLO 또는 프로게스테론의 차이는 보이지 않았으며, 월경전증후군 환자에서 시탈로프람(Citalopram)으로 성공적 치료 효과를 보았으나 치료 전후의 ALLO 농도 차이는 보이지 않았다[98].

ALLO 농도와 월경 전 증상들의 심각도는 상관성이 있다고 보고한다[94, 99]. 심한 월경전증후군 여성에서 증상 호전군은 호전되지 않는 군에 비해 ALLO 농도가 유의하게 낮았다[94]. 월경전불쾌장애 환자에서 저용량 GnRH agonist 치료 후 치료 반응은 ALLO 농도 감소와 관련이 있는 것으로 보인다고 보고하였다[99].

이렇듯 연구 검사 방법론에 따라 결과는 다양할 수 있다. 하지만 월경전증후군 환자와 대조군 간의 말초 ALLO 기저농도의 차이가 있다는 아직 일관성 있는 증거는 없는 실정이다.

여러 연구들[100, 101, 102, 103]에서 월경전불쾌장애 여성은 정상군에 비해 황체기 동안 벤조디아제핀(benzodiazepine), 알코올(alcohol), 프레그난올론(pregnanolone)과 같은 GABA A 수용체 조정자(GABA A receptor modulator)에 대한 민감도 저하를 보인다고 제시하였다.

신경활성 스테로이드의 기능적 민감도를 평가하기 위해 프레그난올론 주사 후 월경주기의 난포기, 황체기 동안에 신속 눈운동 속도(saccadic eye velocity, SEV)와 진정효과(sedation)를 조사한 결과, 정상군에는 프레그난올론 투여 후 SEV가 난포기, 황체기 모두에서 의미 있게 감소되고, 월경전증후군에서는 난포기에서만 감소를 보이고, 진정효과는 정상군에서는 황체기에서 유의하게 증가하였으며, 월경전증후군에서는 진정효과가 증가하지 않았다. 월경전증후군에서 증상이 심한 환자는 증상이 심하지 않은 환자에 비해 프레그난올론 투여 후 SEV가 덜 감소하고, 진정효과도 덜 증가한다. 다시 말하면, 월경전증후군 환자는 정상인에 비해 프레그난올론과 같은 신경활성 스테로이드에 대한 황체기에서의 민감도가 저하되어 있다[84].

즉, 월경전증후군 환자의 황체기에 SEV를 조절하는 뇌 부위의 GABA A 수용체의 민감도가 감소되어 있으며, 프레그난올론 같은 GABAergic 스테로이드가 월경전증후군의 발병기전에 관련될 수 있다고 제시하였다[84].

벤조디아제핀의 길항제인 플루마제닐(flumazenil) 투여 후 월경전불쾌장애 여성은 정상군에 비해 많은 공황 반응을 유발한다. 이는 월경전불쾌장애는 GABA/벤조디아제핀 수용체 기능의 이상 조절이 있을 가능성을 제시하였다[100].

월경전불쾌장애 여성은 정상인에 비해 GABA A에 작용하는 플루마제닐[100]과 같은 벤조디아제핀길항제(benzodiazepine antagonist)와 그 밖에 여러 벤조디아제핀[98, 102]에 GABA A/벤조디아제핀 수용체 감수성 저하 또는 비정상을 보인다.

월경전증후군 환자에서 선택적 세로토닌 재흡수억제제제(selective serotonin reuptake inhibitors, SSRI)인 시탈로프람 치료는 황체기 동안 프레그난올론의 민감도를 증가시킨다고 보고하였다[98].

월경전불쾌장애 여성의 증상 심각도는 GABA A 수용체의 민감도와 GABA 농도와 관련이 있고, 이들의 부정적 기분증상들(negative mood symptoms)은 GABA A 수용체를 통해 매개되는 ALLO의 역설적 효과(paradoxical effect)에 기인한다고 제시한다[83]. 다시 말해서 GABA 수용체의 민감도 변화로 ALLO와 같은 GABA A 수용체 정 조절자(positive modulator)의 효과인 항불안, 진정효과와는 반대로 우울기분, 불안, 신경과민 및 공격성 등의 부정적 증상을 보인다는 의미이다.

신경영상(neuroimaging) 연구[85]에서 월경전불쾌장애 여성은 GABA A 수용체의 민감도의 변화를 보여 준다. 정상 여성의 뇌피질 GABA 농도는 난포기에 증가하다 황체기에 감소하는 반면, 월경전불쾌장애군에서는 난포기에 감소하고 황체기에 증가하는 반대 소견을 보인다. 또한 건강 대조군은 혈장 ALLO 농도와 뇌피질 GABA 농도와 부적 상관관계를 보이나, 월경전불쾌장애군은 부적 상관관계를 보이지 않았다. 이러한 소견은 월경전불쾌장애 여성은 GABA 기능의 변화와 GABA와 ALLO와의 비정상적인 상호작용을 보인다는 의미로 해석된다.

요약하면, ALLO와 GABA가 월경전불쾌장애 병태생리에 중요한 역할을 한다고 생각할 수 있다. 따라서 GABA 기능에 영향을 주는 ALLO와 같은 신경스테로이드 생성을 조절하는 것이 월경전불쾌장애 치료에 도움이 될 수 있다고 생각할 수 있다. 월경전불쾌장애에서 SSRI의 치료작용이 빠른 이유는 ALLO와 같은 신경활성 스테로이드를 증가시켜 GABA 수용체 기능을 증가시키는 능력 때문일 수 있다.

최근 한 연구[104]에서 프로게스테론에서 ALLO로 전환을 차단하는 5-알파-환원효소 억제제(5α-reductase inhibitor)인 두타스테리드(dutasteride) 2.5mg/d 투여로 심한 월경 전 증상을 감소시켰다고 보고한다. 그 밖에 한 예비연구[105]에서 ALLO 길항제인 아이소알로프레그난올론(isoallopregnanolone)으로 월경 전 증상이 감소되었다고 제시하였다.

아이소알로프레그난올론(ISO; 3β-OH-5α-pregnan-20-one)은 ALLO의 3-베타-히드록시(3β-hydroxy) 이성체이며, 하나의 내인성 스테로이드이다. ISO 농도는 ALLO 농도보다 낮다. GABA A 수용체에 대한 ALLO의 조절효과는 ISO에 의해 감소 될 수 있다. ISO는 단지 GABA A 수용체 조절 스테로이드 길항제(GABA A modulating steroid antagonist)로 작용한다. 그러나 GABA, 벤조디아제핀 또는 바비튜레이트(barbiturate)의 효과에 길항작용은 없다[106].

건강 여성을 대상으로 한 최신 연구에서 ISO 투여는 ALLO에 의한 SEV 감소효과와 진정효과를 감소시킨다. 이러한 길항작용은 진정효과보다는 SEV에 더 크게 작용하는 것으로 보인다고 보고한다[107].

에스트라디올은 기분, 인지, 수면, 행동 등의 조절에 관여하는 세로토닌 체계에 강력한 영향을 미친다[108]. 월경전불쾌장애의 중추신경계 민감도 측면에서 볼 때, 월경전불쾌장애 여성들은 에스트로겐의 세로토닌 기능에 대한 효과에도 보다 민감성을 가지고 있다고 생각할 수 있다[109, 110, 111]. 월경전증후군과 월경전불쾌장애 여성들은 에스트로겐 농도가 낮은 후기 황체기에서 세로토닌의 비정상을 보인

Sex Hormones and Reproductive Depression

다. 최근 유전자 연구에서는 에스트로겐 수용체 알파유전자의 단기 다형성(Single nucleotide polymorphism estrogen receptor alpha gene, ESR1)이 월경전불쾌장애 환자의 호르몬 변동에 대한 민감성에 관련이 있는 것으로 보고하고 있다[112].

2) 기타 호르몬 및 내분비 요소

월경전증후군/월경전불쾌장애의 원인적 요소로서 테스토스테론, 갑상선 호르몬, 멜라토닌, 코티솔, 프로락틴, 푸로스타글란딘, 엔도르핀을 포함한 내분비계통의 요인들에 대한 연구결과들이 제시되었지만 그 결과들은 일관성을 보이지 않았다[87].

3) 세로토닌

세로토닌(serotonin)은 기분과 행동의 조절을 관여하는 하나의 뇌의 신경전달물질이다. 이러한 증거들은 동물실험 및 임상연구, 유전연구 및 뇌 영상연구에 의해 입증되었다. 생식 호르몬은 설치류 및 영장류의 연구에서 뇌의 세로토닌 신경전달을 통해 행동에 영향을 미친다는 것이 밝혀졌다.

세로토닌이 월경전증후군/월경전불쾌장애의 병태생리에 중요한 역할을 하는 것으로 보인다. 여러 연구들에서 월경전불쾌장애에 세로토닌 기능에 변화가 있다는 증거들을 제시하였다.

월경전증후군 여성의 월경전기에서 전혈핵의 세로토닌 농도(whole blood 5-HT) 감소[109], 혈소판 세로토닌 흡수(platelet uptake of 5-HT) 감소[113]를 보인다.

월경 전 증상들은 세로토닌 재흡수 억제제(Serotonin reuptake inhibitor, SRI) 또는 세로토닌 전구체[114], 수용체 효현제[115] 등의 세로토닌을 증가시키는 치료로 호전된다. 반대로 트립토판 결핍식(tryptophan free diet)[111]나 세로토닌 수용체 길항제(serotonin receptor antagonist)[116] 투여로 증상이 악화된다.

월경전증후군/월경전불쾌장애 여성에서는 세로토닌 전달에 이상을 보인다. 월경 전 증상 변화가 있는 여성은 정상 여성에 비해 세로토닌 수송 수용체의 농도가 저하되어 있다[117, 118].

L-트립토판(L-tryptophan), M-클로페닐피페라진(m-chlophenylpiperazine,

m-CPP), 펜플루라민(fenfluramine), 부스피론(buspirone)과 같은 세로토닌 탐식자 (Serotonergic probes)를 이용한 부하검사에서 월경전증후군 환자는 비정상적인 프로락틴(prolactin) 반응 또는 비정상적인 코르티솔(cortisol) 반응을 보인다[110, 119, 120]. 즉, 세로토닌 기능의 비정상을 보인다.

월경전불쾌장애 여성에서의 혈소판 세로토닌 수송(platelet serotonin transporter)과 유전자 다형성과의 관련성 연구에서 월경전불쾌장애 여성은 정상 여성에 비해 혈소판 파록세틴 결합 부위(platelet paroxetine binding site)가 유의하게 감소되었다. 그러나 수용체 밀도와 다형성과의 관련성은 유의하지 않았다고 제시하고 있다 [121].

최근 양전자방출 단층촬영(positron emission tomography, PET) 연구[122]에서 월경전불쾌장애 여성은 월경주기에 따른 뇌의 세로토닌 기능이 정상군과 다르다고 보고한다. 즉, 배측 봉선(dorsal raphe) 영역에서 월경주기에 따른 세로토닌 5-HT1A 수용체 결합(5-HT$_{1A}$ receptor binding)의 변화가 월경전불쾌장애 여성과 정상 여성에 차이를 보인다고 하였다.

월경전불쾌장애 환자에서의 세로토닌 수송 유전자(serotonin transporter gene)와의 관련 연구에서 월경전불쾌장애 환자는 정상인에 비해 신경증적 성격 특성이 많았고, 세로토닌 수송 유전자 연관 다형성 부위(serotonin transporter gene linked polymorphic region, 5-HTTLPR)의 짧은 대립유전자(short allele)를 보이는 월경전불쾌장애 여성은 긴 대립유전자(long allele)를 보이는 월경전불쾌장애 여성보다 자기주장 결여 및 특성불안이 높다고 보고한다[123].

4) 유전적 취약성(genetic vulnerability)

쌍생아 연구[124, 125]들에서 유전적 요소가 있음을 시사하고 있다. 유전자 연관성 연구에서 5-HT1A 수용체 유전자 다형성(Polymorphism of 5-HT$_{1A}$ gene)[126]과 ESR1[112]이 유전적 요소로 작용한다고 보고한다.

최근에는 세로토닌 운반에 관여하는 유전자인 5-HTTLPR 유전자 다형성의 짧은 대립유전자가 월경전불쾌장애 환자의 어떤 증상의 심각도와 성격 특성과 연관된다고 보고하지만, 월경전불쾌장애 자체와는 연관이 없다고 보고한다[127]. 아직은 월경 전 증상들과 관련된 유전자 연구들의 대부분은 표집단의 크기가 적어서 앞으로 더 많은 연구가 요구되는 실정이다.

5) 스트레스

스트레스, 외상 경험 등이 월경전불쾌장애의 위험요소들이다[36, 128]. 외상, 스트레스로 인해 월경 전 증상을 보이는 여성들은 비정상적인 스트레스 반응을 보일 수 있다. 또한, 월경전불쾌장애 여성은 정상군에 비해 정서적, 신체적 학대의 기왕력이 많다고 보고한다[129, 130].

월경전불쾌장애와 스트레스 기왕력과의 연관성에 대한 기전은 프로게스테론의 주요대사물인 ALLO의 작용과 관련이 있다. ALLO는 급성스트레스에 대한 반응으로 증가한다[95, 131]. 또한 ALLO는 스트레스 시기 동안 GABAergic 작용을 강화시켜 진정효과를 일으킨다. 그러나 월경전불쾌장애 여성은 이러한 ALLO의 증가를 보이지 않는다[93].

동물실험에서 반복적 또는 만성적인 스트레스 후에는 혈중 ALLO 농도는 둔감한 증가를 보인다[132]. 그러나 인간에서의 만성적 스트레스에 대한 ALLO 반응에 관해서는 정확히 알려져 있지 않다. 전임상연구에서 만성 스트레스에 의한 우울, 불안행동이 ALLO 투여로 교정되고, 시상하부-뇌하수체-부신 축(hypothalamus-pituitary-adrenal axis, HPA 축) 기능이 정상화되었다고 보고하고 있다[133].

생리적 각성 측정인 음향놀람반응(accoustic startle response)에서 월경전불쾌장애 여성은 정상 대조군과 다르다. 즉, 월경전불쾌장애 여성은 ALLO 농도가 낮은 난포기 동안에는 정상군과 놀람 반응의 차이가 없으나 황체기 동안에는 정상군과는 다르게 증가된 놀람 반응[134, 135]을 보인다. 이러한 증가된 각성반응은 환경 자극에 의한 증가된 스트레스 반응도(increased stress reactivity)를 나타내는 것이다. 동물실험에서 증가된 놀람 반응은 프로게스테론의 감소에 기인된 것으로 GABA A 수용체 복합체의 알파-4 단위(alpha-4 unit)의 상향조절을 보인다[136].

월경전불쾌장애 여성의 황체기 동안 기저선 코르티솔 농도(baseline cortisol level)가 대조군에 비해 증가되어 있다[106]고 보고한다. 반면, 월경전불쾌장애 여성은 대조군에 비해 월경주기의 황체기의 기저 코르티솔 농도와 정신적 스트레스 부하검사 동안의 코르티솔 농도 모두에서 대조군에 비해 감소를 보인다고 보고한다[14, 80, 93, 137].

덱사메타손 억제와 코르티코트로핀 분비 호르몬 자극에 의한 ACTH와 코르솔 반응검사에서 월경전불쾌장애 여성은 HPA 축의 기능이 정상이며, 월경전불쾌장애의 병태생리는 주요우울증과는 다른 것으로 보인다고 제시하고 있다[138]. 반면, ALLO 농도가 높은 월경전불쾌장애 여성은 ALLO 농도가 낮은 정상군에 비해 둔마된 야간 코티솔(blunted nocturnal cortisol) 분비를 보인다고 보고하면서 월경전불쾌장애 여성에서의 HPA 축 기능 이상을 제시하고 있다[139]. 이와 같이 월경전불쾌장애 여성에서 시상하부-뇌하수체-부신 축 기능의 변화에 대한 증거들이 제시되고 있으나 그 결과들은 일관성이 없다.

향후 월경전불쾌장애 환자에서의 HPA 축과 시상하부-뇌하수체-생식샘 축(hypothalamic-pituitary-gonadal axis, HPG 축)의 상호관계에 관한 더 많은 연구가 필요하다고 생각된다.

6) 뇌영상 연구를 통한 월경전불쾌장애의 원인적 요소 규명

월경전불쾌장애의 뇌 구조에 대한 연구로서, 월경전불쾌장애 여성은 정상 대조군에 비해 해마피질(hippocampus cortex)의 회백질은 크고, 해마곁(parahippocampus) 피질의 회백질은 적다고 보고한다[140]. 또 다른 연구보고[141]에서는 월경전불쾌장애 여성은 후소뇌(posterior cerebella)의 회색질(gray matter) 부피가 정상 대조군에 비해 더 크다고 보고한다.

양성자 자기공명분광법(proton magnetic resonance spectroscopy)을 이용한 GABA 기능에 관한 연구에서 월경전불쾌장애 여성은 난포기 동안에는 정상인에 비해 뇌피질 GABA 농도가 유의하게 감소되고, 중기 황체기 및 후기 황체기 동안의 뇌피질 GABA 농도는 정상인과 차이가 없었다. 정상 대조군에서는 뇌피질 GABA 농도는 난포기에서 황체기로 이동하면서 감소하는 양상을 보인다. 그러나 월경전불쾌장애 여성은 반대로 뇌피질 GABA 농도가 난포기에서 황체기로 가면서 증가하는 양상을 보인다. 또한 정상 대조군에서는 에스트라디올, 프로게스테론 및 ALLO 농도는 뇌피질 GABA 농도와 유의한 부적 상관성을 보이고 있으나, 월경전불쾌장애 여성에서는 에스트라디올, 프로게스테론은 뇌피질 GABA 농도와 정적 상관성을 보이나 ALLO와 뇌피질 GABA 농도와는 상관성을 보이지 않았다. 즉, 월경전불쾌장애의 GABA 변화와 GABA와 ALLO와의 비정상적인 상호작용을 보인다는 것을 제시하고 있다[85].

뇌 기능에 관한 연구로서 월경전불쾌장애 여성들은 정상군에 비해 황체기 동안 부정적 자극(negative stimuli)에 대한 편도(amygdala)의 반응이 더 크다[142].

월경전불쾌장애 여성은 정상 대조군에 비해 난포기에서 정서자극에 대한 편도 반응성(amygdala reactivity)이 증가하고, 황체기에서는 두 군 간에 차이가 없다. 또한 월경전불쾌장애 여성의 편도 반응성은 난포기에 프로게스테론 농도와 정적 상관성을 보인다. 월경전불쾌장애 여성 중 심한 불안 특성을 보이는 여성은 편도의 반응성이 난포기에 비해 황체기에 증가한다[143]고 보고한다.

최근 양성자 자기공명분광법을 이용하여 뇌의 GABA 및 글루타메이트-글루타민(glutamate-glutamine) 농도 변화를 조사한 신경영상연구[144] 결과, 월경전불쾌장애 여성은 정상인에 비해 전방대상피질(anterior cingulate cortex, ACC), 내측 전전두피질(medial prefrontal cortex, mPFC), 좌측 기저핵(left basal ganglia)에서 GABA 농도가 감소되어 있다고 보고한다.

정서처리 과제(emotional processing task)를 수행하는 동안 뇌 부위의 활성도 조사에서 월경전불쾌장애 환자는 난포기, 황체기 모두에서 정상인에 비해 전방대상피질(pregenual anterior cingulate cortex), 복내측 전전두피질(ventromedial prefrontal cortex)의 뇌활성도가 저하되어 있다. 또한 신경영양물질인자(Brain Derived Neurotrophic Factor, BDNF)의 아미노산 서열 다형성(Val66Met polymorphism)의 메티오닌 대립유전자(Met allele)를 보이는 있는 월경전불쾌장애 환자는 메티오닌 대립유전자(Met allele)를 보이는 대조군에 비해 황체기 동안 전두-대상 피질 반응성(fronto-cingulate cortex reactivity)이 저하되어 있다[145]. 즉, 월경전불쾌장애는 정서 반응에 의한 전두-대상 피질의 장애를 보인다.

정상인에 비해 월경전불쾌장애 환자는 황체기 동안 부정적 자극에 대해 예상(anticipation)하는 동안 전전두피질(prefrontal cortex)의 반응도가 유의하게 증가된다. 부정적 정서 자극에 의한 반응도는 월경전불쾌장애 환자와 정상인과 차이가 없었다. 즉, 부정적 정서자극 자체보다는 정서 자극에 대한 예상에 의한 피질반응도의 변화가 월경전불쾌장애의 정서증상과 정서조절 곤란 등의 병태생리의 한 부분으로 제시하고 있다[146].

류프로라이드 아세테이트(Leuprolide acetate)를 사용하여 난소기능을 억제한 후 에스트라디올과 프로게스테론을 다시 복용하는 6개월 동안의 호르몬 조작과 더불어 작업기억과제(working memory task)를 수행하는 연구계획 하에 양전자방출단층 촬영과 기능 자기공명 영상법 모두를 이용한 뇌 영상 연구 결과 월경전불쾌장애 환자는 대조군에 비해 배외측 전전두 피질(dorsolateral prefrontal cortex)의 활성도가 높다. 이러한 결과는 전전두부 피질의 기능장애가 월경전불쾌장애의 위험요소일 수 있다는 것을 제시하고 있다[147].

7. 치료

1) 정신약물치료

(1) 항우울제

선택적 세로토닌 재흡수 억제제(selective serotonin reuptake inhibitors, SSRI)는 심한 월경전증후군(severe premenstrual syndrome, severe PMS) 또는 월경전불쾌장애(premenstrual dysphoric disorder, PMDD) 환자의 일차적 선택 약물이다[59, 148].

SSRI의 치료 반응율은 60~70%이며, 위약 치료 반응율은 약 30%로 보고한다[149]. SSRI의 투여 방법은 월경주기 동안 매일 복용하는 지속적 복용(continuous dosing)과 황체기 동안만 복용하는 황체기 또는 간헐적 복용(luteal phase or intermittent dosing), 또는 증상 발생 시 복용(symptom-onset dosing)이 있다. 플루옥세틴(Fluoxetine), 설트랄린(Sertraline), 파록세틴(Paroxetine)의 지속적 복용과 간헐적 복용은 월경전불쾌장애의 치료제로 미국 식품의약국(Food and Drug Administration, FDA)의 승인을 받았다.

많은 무작위 이중맹검 연구들의 메타분석[150, 151, 152, 153]에서 SSRI가 월경전증후군/월경전불쾌장애의 기분 및 신체증상을 감소시키는 효과가 있다는 증거들을 제시한다. 일반적으로 SSRI의 저용량에서 반응하고, 치료반응은 흔히 수일 내에 빨리 일어난다. 그 밖에 세로토닌 활성을 지닌 항우울제들인 클로미프라민(clomipramine)[154, 155], 벤라팍신(venlafaxine)[156, 157] 및 듀록세틴(duloxetine)[158, 159]이 효과적이라는 증거들이 제시되고 있다

SSRI는 월경전불쾌장애 치료에 효과적이다. 주요우울증에서 SSRI의 치료 효과 발생에 걸리는 시간이 몇 주로 긴 것에 비해 월경전불쾌장애에서의 SSRI 치료는 몇

시간 또는 며칠 내의 짧은 기간 내에 효과를 갖는 것으로 보인다. 그 이유는 SSRI가 알로프레그난올론(allopregnanolone, ALLO)과 같은 신경활성 스테로이드 형성을 촉진하는 작용이 있기 때문이다. SSRI는 프로게스테론과 ALLO 간에 촉매하는 효소에 작용하여 짧은 시간 내에 ALLO의 농도를 증가시키는 것으로 생각되고 있다. 즉, SSRI는 선택적 뇌 스테로이드생성 자극제(Selective brain steroidogenic stimulant, SBSS)의 특성을 가지고 있다고 여겨진다[160].

이와 같이 작용 시간이 빠르기 때문에 월경주기 내내 지속적 복용(continuous dosing)을 하는 것에 반해 황체기 동안에만 약물 투여가 가능해졌다. 배란기부터 생리 시작까지 황체기 동안만 약물을 투여하는 소위 간헐적 복용(intermittent dosing) 전략이다. 그 밖에 월경주기 동안 치료를 지속하며 황체기 동안에만 용량을 증가시키는 치료전략인 소위 반간헐적 복용(semi-intermittent dosing)도 있다. 이 방법은 기존의 기분 또는 불안장애가 월경 전에 악화되는 경우에 도움이 된다. 그러나 이 방법에 대한 위약대조 연구평가가 많이 이루어지지 않은 상태이다. 그 밖에 증상이 시작될 때(흔히 생리 전 7일경부터) SSRI 약물 투여를 하여 생리 시작 또는 생리 시작 3일 내에 약을 중단하는 치료전략인 소위 증상 발생 시 복용(symptom onset dosing) 전략이 있다.

간헐적 복용과 지속적 복용의 비교 연구들의 메타분석에서는 치료 효능에는 2가지 복용방법 간에 유의한 차이가 없다고 보고한다[150, 151]. 4,372명의 월경전 증후군 또는 월경전불쾌장애 여성에서 SSRI 치료를 시행한 31개의 무작위 위약 대조 연구들의 자료에 대한 최근 분석 결과에서도 SSRI는 월경 전 기분증상, 신체적 증상 및 기능에 유의한 호전을 보이고, 지속적 복용 방법과 간헐적 복용 방법 간에는 치료효과의 차이가 없다고 보고한다[153]. 그러나 간헐적 복용 치료는 신경과민, 정서 불안정과 같은 증상의 호전에는 지속적 복용 치료와 비슷한 효과를 보이지만, 신체적 증상 완화에는 덜 효과적이라고 제시하고 있다[161, 162, 163]. 따라서 신체 증상이 있는 경우에는 지속적 복용 치료가 필요할 수 있다.

최근 증상 발생 시 복용하는 방법에 따른 효과에 대한 이중맹검 위약 대조연구에서는 신경과민과 분노에 특히 효과를 보이고, 약물 중단 후 금단증상은 보이지 않는다고 보고한다[164].

지속적 복용 치료의 적응증으로는 첫째, 난포기 동안 우울, 불안증상이 있는 경우, 둘째, 기분장애 혹은 불안장애가 공존하는 경우, 셋째, 간헐적 치료의 시간을 잘 기억을 못하거나 월경주기가 불규칙한 경우, 넷째, 약물 중단 후 약물 중단 증상(discontinuation symptoms)을 염려하는 경우이다.

간헐적 복용, 일명 황체기 복용(luteal phase dosing) 치료의 적응증으로는 첫째, 복용하는 약물의 용량을 제한하고 싶어 하는 환자, 둘째, 지속적인 약물순응도가 떨어지는 환자, 셋째, 난포기에 증상이 없는 경우, 넷째, 장기치료의 부작용(성기능장애)을 걱정하는 경우이다.

증상 발생 시 복용 치료는 월경이 불규칙한 폐경주위기(perimenopause) 여성, 황체기 중 수일 동안만 경한 월경 전 증상을 보이는 여성에서 고려해 볼 만한 방법이다.

월경전증후군/월경전불쾌장애 환자에서 SSRI 치료를 얼마 동안 지속할 것인가에 대한 정확한 치료 기간의 기준이 만들어지지 않은 상태이다. 대부분의 연구들은 2~3번의 월경주기 동안 치료 후 증상의 호전 정도를 보고하는 급성치료(acute phase therapy)에만 집중되어, 장기간의 치료효과(long-term treatment outcome)에 대해서는 잘 알고 있지 못하는 상태이다.

최근 월경전증후군 또는 월경전불쾌장애 여성에서 단기 치료(4개월) 또는 장기치료(12개월) 후 치료 중단 후 재발율에 관한 연구[165] 결과 단기 치료가 장기 치료보다 재발율이 높았고(단기 치료는 60%, 장기 치료는 41% 재발), 증상이 심하거나 치료 기간 동안 완전 회복이 안 된 경우에 재발 가능성이 높다고 보고한다. 따라서 치료 기간을 결정할 때는 치료 전의 증상의 심각도(severity of symptom)와 치료 중에 증상 완화(symptom remission) 정도를 고려해야 한다.

SSRI 치료에서 가장 흔한 부작용은 오심, 불면, 두통인데, 이들 대부분은 시간이 지나면서 소실된다(흔히는 4~5일 내에 완화된다). 그 밖에 성욕감퇴(reduced libido), 성감이상증(anorgasmia) 등의 성기능 장애를 일으킬 수 있으며, 이러한 증상은 약물의 순응도를 떨어뜨릴 수 있다. 그러나 약물치료를 중단하면 성기능은 바로 회복된다.

약물 중단 증상(discontinuation symptoms)은 약물을 갑자기 중단했을 때 나타날 수 있다[166, 167, 168]. 간헐적 복용 치료에서 약물중단 증상은 큰 문제가 되지 않는다. 간헐적 복용의 치료기간인 약 2주는 중단 증상을 일으킬 수 있는 충분한 시간이 안 된다[169, 170].

SSRI 치료에서 뚜렷한 치료반응의 예측인자는 없지만, 신체적 증상보다 기분증상이 뚜렷한 경우가 치료반응이 높다. 치료반응이 불충분하거나 부작용이 있을 경우 또 다른 SSRI 약물로 바꾸어 본다. 치료반응의 실패는 동반이환 되는 장애 때문에 발생할 수도 있다. 따라서 치료 전에 동반이환질환에 대한 진단과 약물 조정에 대한 철저한 검토가 요구된다[171].

　월경전불쾌장애와 심한 월경전증후군 여성의 SSRI 치료 알고리즘에 대한 지침 [59]을 살펴보면, 첫째, 진단을 확인한 후 치료방법(간헐적 복용, 지속적 복용)에 대한 자세한 설명과 더불어 치료 방법을 선택하여 결정하도록 도와준다. 둘째, SSRI의 간헐적 복용 치료가 선택되었을 경우, 만약 치료반응이 좋지 않을 경우에는 SSRI의 용량을 증량하거나, 지속적 복용 치료방법으로 바꾸어 본다. 또는 난포기에 증상이 발생하면 지속적 복용 치료로 바꾼다. 부작용이 발생할 경우에는 시간이 지나면서 자연히 해결되는지 주의 깊게 기다려 본다. 부작용이 지속되면 약물의 용량을 감량한다. 셋째, SSRI의 지속적 복용 치료가 선택되었을 경우, 치료반응이 안 좋을 때는 약물 용량을 증가시켜 본다. 부작용 발생 시 기다려 보거나, 용량 감소, 또는 간헐적 복용 치료 방법으로 바꾸어 볼 수 있다. 넷째, 주요우울장애, 기분부전 또는 불안장애의 증상들이 월경주기의 황체기 동안에 악화될 수 있다. 존재하고 있는 정신장애의 월경 전 악화(premenstrual exacerbation) 치료의 일차적 목표는 기존의 장애를 충분한 용량의 항우울제로 지속적으로 치료하는 것이다. 만약 황체기 동안 증상 악화가 지속되면 월경주기 내내 지속적으로 SSRI 용량을 증량하거나, 사용하고 있는 용량을 난포기 동안에는 그대로 유지하고, 황체기 동안에만 용량을 증가시키는 반 간헐적 복용 치료 방법을 사용할 수 있다. 부작용이 지속되면 용량을 감량한다.

(2) 기타 약물

　리튬(lithium)과 비-세로토닌계(non-serotonergic) 항우울제는 월경전증후군/월경전불쾌장애 증상 치료에 효과가 없는 것으로 본다. 세로토닌 효현제인 부스피론(buspirone)[115]은 약간의 효과가 있는 것으로 보이며, 그 밖에 벤조디아제핀 제제인 알프라졸람(alprazolam)의 효과에 대해서는 논란의 여지가 있다. 알프라졸람 [172, 173, 174]은 특히 월경 전 불면증 또는 심한 불안증이 있는 여성에게 부가적 치료제로 도움이 될 수 있다고 본다. 그러나 의존성의 위험 때문에 주의 깊은 관찰을 필요로 한다. 브로모크립틴(bromocriptine)은 도파민 효현제로, 월경 전 유방통 치료에 효과적이다[175]. 카버골린(cabergoline) 또한 유방통 완화에 도움이 되며 부작용이 적다[176].

　그 밖에 항 경련제인 레비티라세탐(levetiracetam)이 월경전불쾌장애 치료에 효과적일 수 있다는 예비연구 보고[177]와 SSRI 치료와 라모트리진(lamotrigine) 병합 투여로 호전되었다는 사례 보고[178]와 SSRI 치료와 쿼티아핀(quetiapine) 서방정의 병합 투여로 신경과민, 불안 및 정서 불안정의 증상 호전에 도움을 줄 수 있다고 보고한다[179].

2) 호르몬 치료

월경전증후군/월경전불쾌장애의 증상들은 초경 전, 폐경 후와 같은 무배란 월경 주기에서는 나타나지 않는다. 그 이유는 배란 억제로 인해 월경 전 증상들의 원인인 호르몬 변화가 나타나지 않기 때문이다. 따라서 GnRH 효현제, 다나졸(danazol), 고용량의 경피 에스트라디올, 복합 경구 피임약 등의 치료전략이 있다.

(1) GnRH 효현제

월경전증후군/월경전불쾌장애의 호르몬 치료 목표는 증상을 촉발하는 시상하부-생식샘 주기성(hypothalamus-gonadal cyclicity)을 억제하는 것이다. 장기 작용하는 GnRH 효현제는 이러한 주기성을 억제하여 뚜렷한 효과를 보인다[180, 181, 182, 183, 184].

월경전불쾌장애 치료에 사용되는 GnRH 효현제는 류프로라이드, 고세렐린(goserelin), 부셀린(buserlin), 히스트렐린(histrelin) 등이 있다. 이들의 작용은 황체형성 호르몬(luteinizing hormone, LH)과 난포자극호르몬(follicle stimulating hormone, FSH) 분비를 감소시켜 난소 호르몬 생산을 억제하여 결국 무배란, 무월경 의학적 폐경(medical menopause)을 만들어 심한 월경전증후군과 월경전불쾌장애의 신체적, 기분 증상을 완화시킨다.

GnRH 효현제 치료는 의학적 폐경(medical menopause)을 초래하기 때문에 홍조와 골다공증의 위험성이 발생할 수 있어 에스트로겐과 황체호르몬제(progestogens, 프로게스테론 작용을 가지고 있는 호르몬들)의 추가치료(add back therapy)를 일반적으로 권고한다(프로게스테론은 에스트로겐에 의한 자궁내막 증식증의 위험성을 줄인다). 메타분석[184]에 의하면 추가치료는 부작용을 줄이고 치료 효과에는 큰 영향을 주지 않는다며 이 치료의 타당성을 지지하고 있다. 그러나 어떤 환자들은 추가치료 동안 증상이 재발되었다고 보고하기도 한다[185]. GnRH 효현제와 티볼론(tibolone)의 병합 투여는 효과적인 결과를 보고한다[184, 186].

다나졸은 안드로겐의 효현제이면서 동시에 길항제 작용을 하고, 생식샘 호르몬 (gonadotropin)을 억제하는 호르몬제로, 배란을 억제하는 용량에서 월경전증후군 증상을 예방할 수 있다[187, 188, 189]. 그러나 다모증, 기형 발생의 가능성 등의 부 작용 때문에 일차적 치료제로의 사용은 논쟁의 여지가 있다. 황체기 동안 저용량 (200mg/d)의 다나졸은 효과가 없지만 유방통에는 도움이 된다고 보고한다[190]. 월 경 전 유방통은 에스트로겐 수용체 길항제(estrogen receptor antagonist)를 황체기 동 안에 투여하면 완화될 수 있다[191].

양측성 난소제거술(bilateral oophorectomy)은 증상을 효과적으로 없애는 외과적 방법이다. 이러한 방법은 다른 보존치료에 효과가 없을 때 마지막으로 접근할 수 있는 방법으로 고려해야 한다.

에스트로겐 투여를 통한 배란 억제도 비교적 효과적인 치료이다[192, 193, 194]. 경구 에스트로겐 치료보다는 경피 에스트로겐 패치(estrogen transdermal patch)[194, 195] 또는 피하 주입(subcutaneous implants)[192]이 추천된다. 용량은 호르몬 대치요 법 시 사용하는 용량보다 높고 경구 피임약의 용량보다 낮은 100~200㎍의 범위이 다. 황체호르몬제 병합이 자궁절제술을 받지 않은 환자에서는 반드시 필요하다.

그 밖에 레보노게스트렐 자궁내 장치(levonorgestrel intra-uterine system)[196]도 사 용할 수 있다. 그러나 전반적인 치료 효과에 대한 증거들은 제한되어 있다.

(2) 복합 경구 피임약(combined oral contraceptives)

경구 피임약은 월경전증후군/월경전불쾌장애 치료로서 임상에서 널리 사용되지 만, 치료 효과에 대한 확실한 증거들이 불충분한 상태이다. 위약 대조연구들이 제 한되어 있지만, 그 결과들은 치료 효과가 없다고 보고한다[197, 198].

피임약을 복용하고 있는 여성은 피임약 휴약 기간 동안에 호르몬과 관련된 증 상의 호소가 많기 때문에 휴약 기간을 줄이는 것이 치료에 도움이 될 수 있다고 제시하고 있다[199]. 드로스피레논(drospirenone)과 에티닐 에스트라디올(ethinyl estradiol)과 같은 새로운 경구피임약이 월경전불쾌장애 증상 감소에 도움이 될 것 으로 제시되었다[200, 201]. 이러한 치료 효과는 새로운 프로게스틴인 드로스피레논 의 항알도스테론(antialdosterone), 항안드로겐(antiandrogenic) 효과 및 프로게스테 론 작용에 기인된다고 본다.

한 예비연구[69]에서는 항 우울제로 치료받고 있는 여성에서 월경 전에 우울증이 악화를 보일 때 에티닐 에스트라디올과 드로스피레논으로 구성된 피임약을 추가 투여하면 항우울 효과가 증강(augmentation)하는 것을 볼 수 있다고 보고한다.

드로스피레논 3mg과 에티닐 에스트라디올 20μg으로 구성된 피임약을 24일간 계속 투여 후 4일간 휴약 기간을 갖는 투여 방법으로 월경전불쾌장애 치료에 효과 적임을 보고한다[202, 203]. 2006년에 미국 FDA에서 월경전불쾌장애 치료에 이러한 드로스피레논이 포함된 경구피임약(드로스피레논 3mg/EE 20μg) 사용을 승인하였다.

2012년 코크란 데이터베이스 자료분석(Cochrane database of systematic review) [204]에서는 드로스피레논 3mg과 에티닐 에스트라디올 20μg로 구성된 경구피임약 이 심한 증상을 수반한 월경전불쾌장애 증상 치료에 도움이 될 수 있다. 그러나 위 약 효과 또한 상당히 큰 것으로 보인다. 덜 심한 증상을 수반한 여성에서 도움이 되 는지, 다른 경구피임약보다 나은 효과를 보이는지 알기 위해서는 추후 대규모의 장 기간 투여 연구가 필요하다고 결론 내리고 있다.

경구 드로스피레논의 부작용은 오심, 부정기적 출혈, 유방통 등이 있으며 모든 다른 경구피임약에서 나타날 수 있는 심부정맥 혈전증(deep vein thrombosis), 폐 색 전증(pulmonary embolism)의 위험성에 대해 주의 깊은 평가가 요구된다. 고칼륨혈 증(hyperkalemia) 위험성이 있는 환자에서는 드로스피레논 사용을 금하는 것이 좋 겠다. 그러나 여기에 대해서는 아직 논란이 있다. 대규모 장기간의 정교한 연구가 요구되는 바이다.

레보노게스트렐 90μg과 에티닐 에스트라디올 20μg으로 구성된 경구피임약을 휴약 기간이 없이 지속적인 사용이 월경전불쾌장애의 신체적 증상과 기분증상을 경감시킬 수 있다[205]고 제시하였다. 그러나 추가적 연구들에서는 이 경구 피임약 사용에 따른 일관성 있는 증상 호전을 보이지 않았다.

3) 식이요법, 운동, 영양 및 약초 보충요법

식이요법(diet, 복합 탄수화물 또는 단백질이 포함된 식사를 소량으로 여러 차례 하기, 특히 황체기 동안 정제설탕, 소금, 카페인을 줄이기)이 제안되고 있지만 과학적 근거 는 미미한 편이다. 특히 황체기 동안 복합 탄수화물(complex carbohydrate) 섭취를 늘리는 것은 도움이 될 수 있다고 제시하는데, 이는 세로토닌 전구체인 트립토판 (tryptophan) 농도를 증가시켜 세로토닌 합성을 일시적으로 증가시키는 기전으로 생각되고 있다[206, 207].

또한 유산소 운동(aerobic exercise)[208]이 도움이 될 수 있다. 운동은 월경전증후군의 증상을 완화시킬 수 있다고 제시하고 있다. 그러나 운동의 치료 유효성에 대한 확실한 증거를 위해 더 많은 양질의 연구가 요구된다[209].

영양 및 약초 보충요법(nutritional and herbal supplement)은 흔히 월경전증후군의 보존치료로 추천된다. 많은 연구 보고가 있지만 연구 방법론의 제한점 등 아직 그 효과를 강력하게 지지할 만한 충분한 증거자료가 부족한 실정이다.

비타민(Vitamin) B6[210], 칼슘(Calcium)[211, 212], 마그네슘(Magnesium)[213] 보충이 치료적 도움이 될 수 있다. 그러나 비타민 B6와 마그네슘 치료는 치료연구 방법의 제한점과 일관성이 없는 결과 때문에 치료 효과에 대한 확실한 결론을 내릴 수 없는 상태이다.

칼슘 보충(일일 용량 1000~1200mg)은 월경전증후군 증상 치료에 도움이 될 수 있다는 확실한 양질의 증거들이 제시되고 있다[214].

약초치료에는 아그누스 카스투스(Vitex angus-castus), 일명 'chasteberry'[215, 216, 217], 하이페리쿰(hypericum perforatum), 일명 'St. John's worte'[218, 219], Crocus sativa, 일명 'saffron'[220], ginkgo biloba[221] 등이 월경전증후군의 증상 감소에 도움이 될 수 있다. 앞으로 이러한 약초치료는 대규모의 대상으로 충분한 기간 동안 잘 설계된 위약 대조연구가 필요할 것으로 본다.

4) 기타 치료

그 밖에 인지행동치료(cognitive behavioral therapy)[222, 223, 224]가 월경 전 증상에 도움이 된다고 제시하였다. 그러나 월경전증후군의 증상 치료를 위한 인지행동요법에 관한 기존 연구들의 방법론의 제한점 때문에 월경 전 증상 치료로서의 인지행동요법의 유효성에 대한 결론을 내리기 위해서는 더 많은 연구가 필요한 실정이다[224].

월경전증후군/월경전불쾌장애는 일중주기 리듬에 이상이 있다는 연구 결과들이 있다고 보고한다[225, 226, 227]. 이에 광치료(bright light treatment)의 효과를 제시하기도 하였으나[228, 229, 230], 치료효과 및 기간에 대한 자료는 없는 실정이다.

〈표 6-6〉 월경전증후군과 월경전불쾌장애의 치료 전략

치료 종류	용량	투여 방법	효능
• 선택적 세로토닌 재흡수 억제제			
Sertraline	50~150 mg/일	지속적 또는 간헐적 복용	A
Fluoxetine	10~20 mg/일	지속적 또는 간헐적 복용	A
Escitalopram	10~20 mg/일	지속적 또는 간헐적 복용	B
Paroxetine	12.5~25 mg/일	지속적 또는 간헐적 복용	A
Citalopram	10~30 mg/일	지속적 또는 간헐적 복용	B
• 세로토닌 노르에피네프린 재흡수 억제제			
Venlafaxine	50~200 mg/일	지속적 또는 간헐적 복용	B
Duloxetine	60 mg/일	지속적 복용	B
• 삼환계 항우울제			
Clomipramine	25~75 mg/일	지속적 또는 간헐적 복용	B
• 항불안제			
Alprazolam	0.75 mg/일	간헐적 복용	C
Buspirone	10~40 mg/일	간헐적 복용	C
• 생식샘자극호르몬 방출호르몬 작용제			
Leuprolide	3.75 mg IM 매달	에스트로겐과 프로게스테론 추가 치료 없이는 6개월로 제한하여 사용	C
Goserelin	3.6 mg SQ 매달	에스트로겐과 프로게스테론 추가 치료 없이는 6개월로 제한하여 사용	C
Histrelin	1 SQ implant 매년 + 50 mg/ implant	에스트로겐과 프로게스테론 추가 치료 없이는 6개월로 제한하여 사용	C
• 다나졸			
Danazol	200~400 mg/일	지속적 복용	B
• 경구 피임약			
Drosperinone/EE	3 mg과 EE 20 mcg/일	24일 호르몬제 투여, 4일 호르몬제 휴지기	A
Levonorgestrel/EE	90 mcg과 EE 20 mcg/일	지속적 복용	D
• 기타 약물			
Bromocriptine	2.5~7.5 mg/일	간헐적 복용	C

Spironolactone	50~100 mg/일	간헐적 복용	C
Naproxen sodium	275~550 mg씩 2회/일	생식주기 시작 1~2일 전, 증상 관해 시까지	B

• 보조 요법

Calcium	1200 mg/일	지속적 복용	B
Vitamin E	150~600 IU/일	지속적 복용	D
Vitamin B_6 (pyridoxine)	50~100 mg/일	지속적 복용	E
Magnesium	200~500 mg/일	지속적 또는 간헐적 복용	E
Myo-inositol	12g/d 가루형	지속적 복용	D

• 약초 요법

Vitex agnus castus (chaste tree extract)	20~40 mg/일	지속적 또는 간헐적 복용	D
St John's wort	900 mg/일	지속적 복용	F
Evening primrose oil	1~6 g/일	지속적 또는 간헐적 복용	F
Crocus sativus(Saffron)	30 mg/일	지속적 복용	E
Gingko biloba	120~160 mg/일	간헐적 복용	E

* 효능 평가
A: 적응증에 대하여 FDA 승인 및 인정된 효능
B: 적응증에 대하여 효능은 증명되었으나, FDA 승인되지 않음
C: 대중적 효능
D: 효능 가능성 있으나, 추가 연구 필요
E: 제한된 근거 혹은 일관성 없는 결과, 추가 연구 필요
F: 효능 없음

　심한 월경전증후군/월경전불쾌장애에서 SSRI와 같은 정신약물치료 및 호르몬 억제 치료 전략이 인정되었으나, 치료 선택 시에는 증상의 심각도, 이전의 치료 반응, 약물치료 또는 호르몬 치료와 같은 치료 선택 선호도, 임신 계획 여부 등을 고려해야 한다.

　SSRI 정신약물치료가 일차 선택치료로 인정되고 있지만, 어떤 여성에서는 SSRI에 충분한 효과를 보이지 않는다. 앞으로 SSRI에 효과가 없을 때, 약물용량의 증량, 다른 약으로 교체, 또는 병합투여에 관한 체계적인 연구가 요구된다. 또한 보다 효과적인 치료 선택을 위해 SSRI를 포함한 정신약물치료와 호르몬 치료에 대한 치료 효능에 관한 비교 연구와 치료반응의 예측인자에 관한 더 많은 연구가 필요하다.

참고문헌

[1]   Farrington B, Chadwick J, Mann W. *The Medical Works of Hippocrates.* 1952.

[2]   Simon B. *Mind and madness in ancient Greece: The classical roots of modern psychiatry.* 1980.

[3]   Halbreich U. History and trajectory of PMS: towards a balanced adaptation and a biosocial homeostasis. *Journal of Reproductive and Infant Psychology.* 2006;24(4):336-46.

[4]   O'Brien PS, Ismail KM. History of premenstrual disorders. *The Premenstrual Syndromes: PMS and PMDD.* London: Informa Healthcare. 2007:1-8.

[5]   von Feuchtersleben EF. *The principles of medical psychology.* Sydenham Society. 1847.

[6]   Horney K. *Die prämenstruellen Verstimmungen.* 1931.

[7]   Horney K. Premenstrual tension. *Feminine Psychology.* 1967:99-106.

[8]   Frank RT. The hormonal causes of premenstrual tension. *Archives of Neurology & Psychiatry.* 1931;26(5):1053-7.

[9]   Greene R, Dalton K. The premenstrual syndrome. *British Medical Journal.* 1953;1(4818):1007.

[10]   Health NIoM. NIMH premenstrual syndrome workshop guidelines. *National Institute of Mental Health.* 1983:14-5.

[11]   Association AP. *Diagnostic and Statistical Manual of Mental Health Disorders (DSM-III-R).* American Psychiatric Association. 1987.

[12]   Association AP. *DSM-IV: Diagnostic and statistic manual of mental disorders.* 1994.

[13]   Association AP. *DSM-IV-TR: Diagnostic and statistical manual of mental disorders, text revision.* Washington, DC: American Psychiatric Association. 2000:75.

[14]   Organization WH. *The ICD-10 classification of mental and behavioural disorders: clinical descriptions and diagnostic guidelines.* Geneva: World Health Organization. 1992.

[15]   Obstetricians ACo, Gynecologists. *ACOG practice bulletin: premenstrual syndrome.*

Washington, DC: ACOG Compendium of Selected Publications. 2000;15:1-9.

[16] Association AP. *DSM-5: Diagnostic and statistical manual of mental disorders.* American Psychiatric Pub. 2013.

[17] Steiner M, Macdougall M, Brown E. The premenstrual symptoms screening tool(PSST) for clinicians. *Archives of Women's Mental Health.* 2003;6(3):203-9.

[18] Borenstein JE, Dean BB, Endicott J, Wong J, Brown C, Dickerson V, et al. Health and economic impact of the premenstrual syndrome. *The Journal of Reproductive Medicine.* 2003;48(7):515-24.

[19] Sveindóttir H, Bäckstróm T. Prevalence of menstrual cycle symptom cyclicity and premenstrual dysphoric disorder in a random sample of women using and not using oral contraceptives. *Acta Obstetricia et Gynecologica Scandinavica.* 2000;79(5):405-13.

[20] Angst J, Sellaro R, Stolar M, Merikangas KR, Endicott J. The epidemiology of perimenstrual psychological symptoms. *Acta Psychiatrica Scandinavica.* 2001;104(2):110-6.

[21] Cohen LS, Soares CN, Otto MW, Sweeney BH, Liberman RF, Harlow BL. Prevalence and predictors of premenstrual dysphoric disorder(PMDD) in older premenopausal women: the Harvard Study of Moods and Cycles. *Journal of Affective Disorders.* 2002;70(2):125-32.

[22] Chawla A, Swindle R, Long S, Kennedy S, Sternfeld B. Premenstrual dysphoric disorder: is there an economic burden of illness? *Medical Care.* 2002;40(11):1101-12.

[23] Wittchen H-U, Becker E, Lieb R, Krause P. Prevalence, incidence and stability of premenstrual dysphoric disorder in the community. *Psychological Medicine.* 2002;32(01):119-32.

[24] Halbreich U, Borenstein J, Pearlstein T, Kahn LS. The prevalence, impairment, impact, and burden of premenstrual dysphoric disorder(PMS/PMDD). *Psychoneuroendocrinology.* 2003;28:1-23.

[25] Woods NF, Most A, Dery GK. Prevalene of perimenstrual symptoms. *American Journal of Public Health.* 1982;72(11):1257-64.

[26] Johnson SR, McChesney C, Bean J. Epidemiology of premenstrual symptoms in a

nonclinical sample. I. Prevalence, natural history and help-seeking behavior. *The Journal of Reproductive Medicine.* 1988;33(4):340-6.

[27]   Rivera-Tovar A, Frank E. Late luteal phase dysphoric disorder in young women. *The American Journal of Psychiatry.* 1990;147(12):1634.

[28]   Sternfeld B, Swindle R, Chawla A, Long S, Kennedy S. Severity of premenstrual symptoms in a health maintenance organization population. *Obstetrics & Gynecology.* 2002;99(6):1014-24.

[29]   Endicott J, Amsterdam J, Eriksson E, Frank E, Freeman E, Hirschfeld R, et al. Is premenstrual dysphoric disorder a distinct clinical entity? *Journal of Women's Health & Gender-Based Medicine.* 1999;8(5):663-79.

[30]   Pearlstein T, Yonkers KA, Fayyad R, Gillespie JA. Pretreatment pattern of symptom expression in premenstrual dysphoric disorder. *Journal of Affective Disorders.* 2005;85(3):275-82.

[31]   Halbreich U, Alarcon RD, Calil H, Douki S, Gaszner P, Jadresic E, et al. Culturally-sensitive complaints of depressions and anxieties in women. *Journal of Affective Disorders.* 2007;102(1):159-76.

[32]   Pearlstein TB, Halbreich U, Batzar ED, Brown CS, Endicott J, Frank E, et al. Psychosocial functioning in women with premenstrual dysphoric disorder before and after treatment with sertraline or placebo. *The Journal of Clinical Psychiatry.* 2000.

[33]   Freeman EW. Effects of antidepressants on quality of life in women with premenstrual dysphoric disorder. *Pharmacoeconomics.* 2005;23(5):433-44.

[34]   Dean BB, Borenstein JE. A prospective assessment investigating the relationship between work productivity and impairment with premenstrual syndrome. *Journal of Occupational and Environmental Medicine.* 2004;46(7):649-56.

[35]   Borenstein J, Chiou CF, Dean B, Wong J, Wade S. Estimating direct and indirect costs of premenstrual syndrome. *Journal of Occupational and Environmental Medicine.* 2005;47(1):26-33.

[36]   Perkonigg A, Yonkers KA, Pfister H, Lieb R, Wittchen HU. Risk factors for premenstrual dysphoric disorder in a community sample of young women: the role of traumatic events and posttraumatic stress disorder. *The Journal of Clinical Psychiatry.* 2004;65(10):1314-22.

[37] Girdler SS, Thompson KS, Light KC, Leserman J, Pedersen CA, Prange Jr AJ. Historical sexual abuse and current thyroid axis profiles in women with premenstrual dysphoric disorder. *Psychosomatic Medicine*. 2004;66(3):403-10.

[38] Bunevicius R, Hinderliter AL, Light KC, Leserman J, Pedersen CA, Girdler SS. Histories of sexual abuse are associated with differential effects of clonidine on autonomic function in women with premenstrual dysphoric disorder. *Biological Psychology*. 2005;69(3):281-96.

[39] Koci A, Strickland O. Relationship of adolescent physical and sexual abuse to perimenstrual symptoms(PMS) in adulthood. *Issues in Mental Health Nursing*. 2007;28(1):75-87.

[40] Endicott J, Nee J, Harrison W. Daily Record of Severity of Problems(DRSP): reliability and validity. *Archives of Women's Mental Health*. 2006;9(1):41-9.

[41] Freeman EW, DeRubeis RJ, Rickels K. Reliability and validity of a daily diary for premenstrual syndrome. *Psychiatry Research*. 1996;65(2):97-106.

[42] Steiner M, Streiner DL, Steinberg S, Stewart D, Carter D, Berger C, et al. The measurement of premenstrual mood symptoms. *Journal of Affective Disorders*. 1999;53(3):269-73.

[43] Moos RH. The development of a menstrual distress questionnaire. *Psychosomatic Medicine*. 1968;30(6):853-67.

[44] Mortola J, Girton L, Beck L, Yen S. Diagnosis of premenstrual syndrome by a simple, prospective, and reliable instrument: the calendar of premenstrual experiences. *Obstetrics & Gynecology*. 1990;76(2):302-7.

[45] Reid RL, Yen S. The premenstrual syndrome. *Clinical Obstetrics and Gynecology*. 1983;26(3):710-8.

[46] Halbreich U, Endicott J, Schacht S, Nee J. The diversity of premenstrual changes as reflected in the Premenstrual Assessment Form. *Acta Psychiatrica Scandinavica*. 1982;65(1):46-65.

[47] Halbreich U. The diagnosis of premenstrual syndromes and premenstrual dysphoric disorder-clinical procedures and research perspectives. *Gynecological Endocrinology*. 2004;19(6):320-34.

[48] Hartlage SA, Freels S, Gotman N, Yonkers K. Criteria for premenstrual dysphoric

disorder: secondary analyses of relevant data sets. *Archives of General Psychiatry*. 2012;69(3):300-5.

[49] Endicott J, Nee J, Harrison W, Blumenthal R. Quality of Life Enjoyment and Satisfaction Questionnaire: a new measure. *Psychopharmacology Bulletin*. 1993.

[50] Ware Jr JE, Kosinski M, Bayliss MS, McHorney CA, Rogers WH, Raczek A. Comparison of methods for the scoring and statistical analysis of SF-36 health profile and summary measures: summary of results from the Medical Outcomes Study. *Medical Care*. 1995:AS264-AS79.

[51] Weissman MM, Bothwell S. Assessment of social adjustment by patient self-report. *Archives of General Psychiatry*. 1976;33(9):1111-5.

[52] Case AM, Reid RL. Effects of the menstrual cycle on medical disorders. *Archives of Internal Medicine*. 1998;158(13):1405-12.

[53] Steiner M, Yonkers KA. Depression in women: mood disorders associated with reproductive cyclicity. *Martin Dunitz*. 1998.

[54] O'Brien PMS, Bäckström T, Brown C, Dennerstein L, Endicott J, Epperson CN, et al. Towards a consensus on diagnostic criteria, measurement and trial design of the premenstrual disorders: the ISPMD Montreal consensus. *Archives of Women's Mental Health*. 2011;14(1):13-21.

[55] Hendrick V, Altshuler LL, Burt VK. Course of psychiatric disorders across the menstrual cycle. *Harvard Review of Psychiatry*. 1996;4(4):200-7.

[56] Pearlstein T, Stone AB. Premenstrual syndrome. *Psychiatric Clinics of North America*. 1998;21(3):577-90.

[57] Kim DR, Gyulai L, Freeman E, Morrison M, Baldassano C, Dube B. Premenstrual dysphoric disorder and psychiatric co-morbidity. *Archives of Women's Mental Health*. 2004;7(1):37-47.

[58] Hsiao MC, Hsiao CC, Liu CY. Premenstrual symptoms and premenstrual exacerbation in patients with psychiatric disorders. *Psychiatry and Clinical Neurosciences*. 2004;58(2):186-90.

[59] Steiner M, Pearlstein T, Cohen LS, Endicott J, Kornstein SG, Roberts C, et al. Expert guidelines for the treatment of severe PMS, PMDD, and comorbidities: the role of SSRIs. *Journal of Women's Health*. 2006;15(1):57-69.

[60] Pearlstein TB, Frank E, Rivera-Tovar A, Thoft JS, Jacobs E, Mieczkowski T. Prevalence of axis I and axis II disorders in women with late luteal phase dysphoric disorder. *Journal of Affective Disorders.* 1990;20(2):129-34.

[61] Halbreich U, Endicott J. Relationship of dysphoric premenstrual changes to depressive disorders. *Acta Psychiatrica Scandinavica.* 1985;71(4):331-8.

[62] Mackenzie TB, Wilcox K, Baron H. Lifetime prevalence of psychiatric disorders in women with perimenstrual difficulties. *Journal of Affective Disorders.* 1986;10(1):15-9.

[63] De Ronchi D, Muro A, Marziani A, Rucci P. Personality disorders and depressive symptoms in late luteal phase dysphoric disorder. *Psychotherapy and Psychosomatics.* 1999;69(1):27-34.

[64] Maskall DD, Lam RW, Misri S, Carter D, Kuan AJ, Yatham LN, et al. Seasonality of symptoms in women with late luteal phase dysphoric disorder. *American Journal of Psychiatry.* 1997;154(10):1436-41.

[65] Praschak-Rieder N, Willeit M, Neumeister A, Hilger E, Stastny J, Thierry N, et al. Prevalence of premenstrual dysphoric disorder in female patients with seasonal affective disorder. *Journal of Affective Disorders.* 2001;63(1):239-42.

[66] Hartlage SA, Arduino KE, Gehlert S. Premenstrual dysphoric disorder and risk for major depressive disorder: a preliminary study. *Journal of Clinical Psychology.* 2001;57(12):1571-8.

[67] Richards M, Rubinow DR, Daly RC, Schmidt PJ. Premenstrual symptoms and perimenopausal depression. *American Journal of Psychiatry.* 2006;163(1):133-7.

[68] Bloch M, Schmidt PJ, Danaceau M, Murphy J, Nieman L, Rubinow DR. Effects of gonadal steroids in women with a history of postpartum depression. *American Journal of Psychiatry.* 2000;157(6):924-30.

[69] Joffe H, Petrillo LF, Viguera AC, Gottshcall H, Soares CN, Hall JE, et al. Treatment of premenstrual worsening of depression with adjunctive oral contraceptive pills: a preliminary report. *The Journal of Clinical Psychiatry.* 2007;68(12):1954-62.

[70] Harvey AT, Silkey BS, Kornstein SG, Clary CM. Acute worsening of chronic depression during a double-blind, randomized clinical trial of antidepressant efficacy: differences by sex and menopausal status. *The Journal of Clinical Psychiatry.* 2007;68(6):951-8.

[71] Kornstein S, Harvey A, Rush A, Wisniewski S, Trivedi M, Svikis D, et al. Self-reported premenstrual exacerbation of depressive symptoms in patients seeking treatment for major depression. *Psychological Medicine*. 2005;35(05):683-92.

[72] Yonkers K, White K. Premenstrual exacerbation of depression: one process or two? *The Journal of Clinical Psychiatry*. 1992;53(8):289-92.

[73] Hartlage SA, Brandenburg DL, Kravitz HM. Premenstrual exacerbation of depressive disorders in a community-based sample in the United States. *Psychosomatic Medicine*. 2004;66(5):698-706.

[74] Hsiao MC, Liu CY, Chen KC, Hsieh TSTA. Characteristics of women using a mental health clinic in a gynecologic out-patient setting. *Psychiatry and Clinical Neurosciences*. 2002;56(4):459-63.

[75] Payne JL, Roy PS, Murphy-Eberenz K, Weismann MM, Swartz KL, McInnis MG, et al. Reproductive cycle-associated mood symptoms in women with major depression and bipolar disorder. *Journal of Affective Disorders*. 2007;99(1):221-9.

[76] Dias RS, Lafer B, Russo C, Del Debbio A, Nierenberg AA, Sachs GS, et al. Longitudinal follow-up of bipolar disorder in women with premenstrual exacerbation: findings from STEP-BD. *American Journal of Psychiatry*. 2011;168(4):386-94.

[77] Landén M, Eriksson E. How does premenstrual dysphoric disorder relate to depression and anxiety disorders? *Depression and Anxiety*. 2003;17(3):122-9.

[78] Yonkers KA. Anxiety symptoms and anxiety disorders: how are they related to premenstrual disorders? *The Journal of Clinical Psychiatry*. 1996;58:62-7.

[79] Vulink NC, Denys D, Bus L, Westenberg HG. Female hormones affect symptom severity in obsessive-compulsive disorder. *International Clinical Psychopharmacology*. 2006;21(3):171-5.

[80] Choi SH, Kang SB, Joe SH. Changes in premenstrual symptoms in women with schizophrenia: a prospective study. *Psychosomatic Medicine*. 2001;63(5):822-9.

[81] Case AM, Reid RL. Menstrual cycle effects on common medical conditions. *Comprehensive Therapy*. 2001;27(1):65-71.

[82] Steiner M, Peer M, Soares C, editors. Comorbidity and premenstrual syndrome: recognition and treatment approaches. *Gynaecology Forum*. 2006. medical forum

international.

[83] Andréen L, Nyberg S, Turkmen S, van Wingen G, Fernández G, Bäckström T. Sex steroid induced negative mood may be explained by the paradoxical effect mediated by GABA A modulators. *Psychoneuroendocrinology*. 2009;34(8):1121-32.

[84] Sundström I, Andersson A, Nyberg S, Ashbrook D, Purdy RH, Bäckström T. Patients with premenstrual syndrome have a different sensitivity to a neuroactive steroid during the menstrual cycle compared to control subjects. *Neuroendocrinology*. 1998;67(2):126-38.

[85] Epperson CN, Haga K, Mason GF, Sellers E, Gueorguieva R, Zhang W, et al. Cortical γ-aminobutyric acid levels across the menstrual cycle in healthy women and those with premenstrual dysphoric disorder: A proton magnetic resonance spectroscopy study. *Archives of General Psychiatry*. 2002;59(9):851-8.

[86] Halbreich U. The etiology, biology, and evolving pathology of premenstrual syndromes. *Psychoneuroendocrinology*. 2003;28:55-99.

[87] Pearlstein T. Premenstrual dysphoric disorder: burden of illness and treatment update. *Journal of Psychiatry & Neuroscience: JPN*. 2008;33(4):291.

[88] Schmidt PJ, Nieman LK, Danaceau MA, Adams LF, Rubinow DR. Differential behavioral effects of gonadal steroids in women with and in those without premenstrual syndrome. *New England Journal of Medicine*. 1998;338(4):209-16.

[89] Eriksson O, Bäckström T, Stridsberg M, Hammarlund-Udenaes M, Naessén T. Differential response to estrogen challenge test in women with and without premenstrual dysphoria. *Psychoneuroendocrinology*. 2006;31(4):415-27.

[90] Rapkin AJ, Morgan M, Goldman L, Brann DW, Simone D, Mahesh VB. Progesterone metabolite allopregnanolone in women with premenstrual syndrome. *Obstetrics & Gynecology*. 1997;90(5):709-14.

[91] Monteleone P, Luisi S, Tonetti A, Bernardi F, Genazzani AD, Luisi M, et al. Allopregnanolone concentrations and premenstrual syndrome. *European Journal of Endocrinology*. 2000;142(3):269-73.

[92] Bičíková M, Dibbelt L, Hiill M, Hampl R, Starka L. Allopregnanolone in women with premenstrual syndrome. *Hormone and Metabolic Research*. 1998;30(04):227-9.

[93] Girdler SS, Straneva PA, Light KC, Pedersen CA, Morrow AL. Allopregnanolone

levels and reactivity to mental stress in premenstrual dysphoric disorder. *Biological Psychiatry.* 2001;49(9):788-97.

[94] Freeman EW, Frye CA, Rickels K, Martin PA, Smith SS. Allopregnanolone levels and symptom improvement in severe premenstrual syndrome. *Journal of Clinical Psychopharmacology.* 2002;22(5):516-20.

[95] Klatzkin RR, Morrow AL, Light KC, Pedersen CA, Girdler SS. Associations of histories of depression and PMDD diagnosis with allopregnanolone concentrations following the oral administration of micronized progesterone. *Psychoneuroendocrinology.* 2006;31(10):1208-19.

[96] Schmidt PJ, Purdy RH, Moore Jr PH, Paul SM, Rubinow DR. Circulating levels of anxiolytic steroids in the luteal phase in women with premenstrual syndrome and in control subjects. *The Journal of Clinical Endocrinology & Metabolism.* 1994;79(5):1256-60.

[97] Wang M, Seippel L, Purdy RH, Bãckström T. Relationship between symptom severity and steroid variation in women with premenstrual syndrome: study on serum pregnenolone, pregnenolone sulfate, 5 alpha-pregnane-3, 20-dione and 3 alpha-hydroxy-5 alpha-pregnan-20-one. *The Journal of Clinical Endocrinology & Metabolism.* 1996;81(3):1076-82.

[98] Sundström I, Bäckström T. Citalopram increases pregnanolone sensitivity in patients with premenstrual syndrome: an open trial. *Psychoneuroendocrinology.* 1998;23(1):73-88.

[99] Nyberg S, Bäckström T, Zingmark E, Purdy RH, Poromaa IS. Allopregnanolone decrease with symptom improvement during placebo and gonadotropin-releasing hormone agonist treatment in women with severe premenstrual syndrome. *Gynecological Endocrinology.* 2007;23(5):257-66.

[100] Le Mellédo JM, Van Driel M, Coupland NJ, Lott P, Jhangri GS. Response to flumazenil in women with premenstrual dysphoric disorder. *American Journal of Psychiatry.* 2000;157(5):821-3.

[101] Sundström I, Ashbrook D, Bäckström T. Reduced benzodiazepine sensitivity in patients with premenstrual syndrome: a pilot study. *Psychoneuroendocrinology.* 1997;22(1):25-38.

[102] Sundström I, Nyberg S, Bäckström T. Patients with premenstrual syndrome have reduced sensitivity to midazolam compared to control subjects. *Neuropsychopharmacology.* 1997;17(6):370-81.

[103] Nyberg S, Wahlström G, Bäckström T, Poromaa IS. Altered sensitivity to alcohol in the late luteal phase among patients with premenstrual dysphoric disorder. *Psychoneuroendocrinology.* 2004;29(6):767-77.

[104] Martinez PE, Rubinow DR, Nieman LK, Koziol DE, Morrow AL, Schiller CE, et al. 5α-Reductase inhibition prevents the luteal phase increase in plasma allopregnanolone levels and mitigates symptoms in women with premenstrual dysphoric disorder. *Neuropsychopharmacology.* 2016;41(4):1093-102.

[105] Bäckström T, Bixo M, Strömberg J. GABAA receptor-modulating steroids in relation to women's behavioral health. *Current Psychiatry Reports.* 2015;17(11):92.

[106] Lundgren P, Strömberg J, Bäckström T, Wang M. Allopregnanolone-stimulated GABA-mediated chloride ion flux is inhibited by 3β-hydroxy-5α-pregnan-20-one (isoallopregnanolone). *Brain Research.* 2003;982(1):45-53.

[107] Bengtsson SK, Nyberg S, Hedström H, Zingmark E, Jonsson B, Bäckström T, et al. Isoallopregnanolone antagonize allopregnanolone-induced effects on saccadic eye velocity and self-reported sedation in humans. *Psychoneuroendocrinology.* 2015;52:22-31.

[108] Shanmugan S, Epperson CN. Estrogen and the prefrontal cortex: towards a new understanding of estrogen's effects on executive functions in the menopause transition. *Human Brain Mapping.* 2014;35(3):847-65.

[109] Rapkin AJ, Edelmuth E, Chang L, Reading AE, McGuire MT, Su TP. Whole-blood serotonin in premenstrual syndrome. *Obstetrics and Gynecology.* 1987;70(4):533-7.

[110] Rasgon N, McGuire M, Tanavoli S, Fairbanks L, Rapkin A. Neuroendocrine response to an intravenous L-tryptophan challenge in women with premenstrual syndrome. *Fertility and Sterility.* 2000;73(1):144-9.

[111] Menkes DB, Coates DC, Fawcett JP. Acute tryptophan depletion aggravates premenstrual syndrome. *Journal of Affective Disorders.* 1994;32(1):37-44.

[112] Huo L, Straub RE, Roca C, Schmidt PJ, Shi K, Vakkalanka R, et al. Risk for premenstrual dysphoric disorder is associated with genetic variation in ESR1, the

estrogen receptor alpha gene. *Biological Psychiatry*. 2007;62(8):925-33.

[113] Taylor DL, Mathew RJ, Ho BT, Weinman ML. Serotonin levels and platelet uptake during premenstrual tension. *Neuropsychobiology*. 1984;12(1):16-8.

[114] Steinberg S, Annable L, Young SN, Liyanage N. A placebo-controlled clinical trial of L-tryptophan in premenstrual dysphoria. *Biological Psychiatry*. 1999;45(3):313-20.

[115] Landén M, Eriksson O, Sundblad C, Andersch B, Naessén T, Eriksson E. Compounds with affinity for serotonergic receptors in the treatment of premenstrual dysphoria: a comparison of buspirone, nefazodone and placebo. *Psychopharmacology*. 2001;155(3):292-8.

[116] Roca CA, Schmidt PJ, Smith MJ, Danaceau MA, Murphy DL, Rubinow DR. Effects of metergoline on symptoms in women with premenstrual dysphoric disorder. *American Journal of Psychiatry*. 2002;159(11):1876-81.

[117] Rojansky N, Halbreich U, Zander K, Barkai A, Goldstein S. Imipramine receptor binding and serotonin uptake in platelets of women with premenstrual changes. *Gynecologic and Obstetric Investigation*. 1991;31(3):146-52.

[118] Steege JF, Stout AL, Knight DL, Nemeroff CB. Reduced platelet tritium-labeled imipramine binding sites in women with premenstrual syndrome. *American Journal of Obstetrics and Gynecology*. 1992;167(1):168-72.

[119] Su TP, Schmidt PJ, Danaceau M, Murphy DL, Rubinow DR. Effect of Menstrual Cycle Phase on Neuroendocrine and Behavioral Responses to the Serotonin Agonist m-Chlorophenylpiperazine in Women with Premenstrual Syndrome and Controls 1. *The Journal of Clinical Endocrinology & Metabolism*. 1997;82(4):1220-8.

[120] FitzGerald M, Malone KM, Li S, Harrison WM, McBride PA, Endicott J, et al. Blunted serotonin response to fenfluramine challenge in premenstrual dysphoric disorder. *American Journal of Psychiatry*. 1997;154(4):556-8.

[121] Melke J, Westberg L, Landen M, Sundblad C, Eriksson O, Baghei F, et al. Serotonin transporter gene polymorphisms and platelet [3H] paroxetine binding in premenstrual dysphoria. *Psychoneuroendocrinology*. 2003;28(3):446-58.

[122] Jovanovic H, Cerin Å, Karlsson P, Lundberg J, Halldin C, Nordström AL. A PET study of 5-HT 1A receptors at different phases of the menstrual cycle in women with premenstrual dysphoria. *Psychiatry Research: Neuroimaging*. 2006;148(2):185-93.

[123] Gingnell M, Comasco E, Oreland L, Fredrikson M, Sundström-Poromaa I. Neuroticism-related personality traits are related to symptom severity in patients with premenstrual dysphoric disorder and to the serotonin transporter gene-linked polymorphism 5-HTTPLPR. *Archives of Women's Mental Health*. 2010;13(5):417-23.

[124] Condon JT. The premenstrual syndrome: a twin study. *The British Journal of Psychiatry*. 1993;162(4):481-6.

[125] Treloar S, Heath A, Martin N. Genetic and environmental influences on premenstrual symptoms in an Australian twin sample. *Psychological Medicine*. 2002;32(01):25-38.

[126] Dhingra V, Magnay JL, O'brien PMS, Chapman G, Fryer AA, Ismail KM. Serotonin receptor 1A C (-1019) G polymorphism associated with premenstrual dysphoric disorder. *Obstetrics & Gynecology*. 2007;110(4):788-92.

[127] Magnay JL, El-Shourbagy M, Fryer AA, O'brien S, Ismail KM. Analysis of the serotonin transporter promoter rs25531 polymorphism in premenstrual dysphoric disorder. *American Journal of Obstetrics and Gynecology*. 2010;203(2):181. e1-.e5.

[128] Pilver CE, Levy BR, Libby DJ, Desai RA. Posttraumatic stress disorder and trauma characteristics are correlates of premenstrual dysphoric disorder. *Archives of Women's Mental Health*. 2011;14(5):383.

[129] Bertone-Johnson ER, Whitcomb BW, Missmer SA, Manson JE, Hankinson SE, Rich-Edwards JW. Early life emotional, physical, and sexual abuse and the development of premenstrual syndrome: a longitudinal study. *Journal of Women's Health*. 2014;23(9):729-39.

[130] Girdler SS, Leserman J, Bunevicius R, Klatzkin R, Pedersen CA, Light KC. Persistent alterations in biological profiles in women with abuse histories: influence of premenstrual dysphoric disorder. *Health Psychology*. 2007;26(2):201.

[131] Crowley SK, Girdler SS. Neurosteroid, GABAergic and hypothalamic pituitary adrenal (HPA) axis regulation: what is the current state of knowledge in humans? *Psychopharmacology*. 2014;231(17):3619-34.

[132] Serra M, Sanna E, Mostallino M, Biggio G. Social isolation stress and neuroactive steroids. *European Neuropsychopharmacology*. 2007;17(1):1-11.

[133] Evans J, Sun Y, McGregor A, Connor B. Allopregnanolone regulates neurogenesis

and depressive/anxiety-like behaviour in a social isolation rodent model of chronic stress. *Neuropharmacology*. 2012;63(8):1315-26.

[134] Epperson CN, Pittman B, Czarkowski KA, Stiklus S, Krystal JH, Grillon C. Luteal-phase accentuation of acoustic startle response in women with premenstrual dysphoric disorder. *Neuropsychopharmacology*. 2007;32(10):2190-8.

[135] Kask K, Gulinello M, Bäckström T, Geyer MA, Sundström-Poromaa I. Patients with premenstrual dysphoric disorder have increased startle response across both cycle phases and lower levels of prepulse inhibition during the late luteal phase of the menstrual cycle. *Neuropsychopharmacology*. 2008;33(9):2283-90.

[136] Smith SS, Shen H, Gong QH, Zhou X. Neurosteroid regulation of GABA A receptors: focus on the $\alpha4$ and δ subunits. *Pharmacology & Therapeutics*. 2007;116(1):58-76.

[137] Huang Y, Zhou R, Wu M, Wang Q, Zhao Y. Premenstrual syndrome is associated with blunted cortisol reactivity to the TSST. *Stress*. 2015;18(2):160-8.

[138] Lee EE, Nieman LK, Martinez PE, Harsh VL, Rubinow DR, Schmidt PJ. ACTH and cortisol response to Dex/CRH testing in women with and without premenstrual dysphoria during GnRH agonist-induced hypogonadism and ovarian steroid replacement. *The Journal of Clinical Endocrinology & Metabolism*. 2012;97(6):1887-96.

[139] Segebladh B, Bannbers E, Moby L, Nyberg S, Bixo M, Bäckström T, et al. Allopregnanolone serum concentrations and diurnal cortisol secretion in women with premenstrual dysphoric disorder. *Archives of Women's Mental Health*. 2013;16(2):131-7.

[140] Jeong HG, Ham BJ, Yeo HB, Jung IK, Joe SH. Gray matter abnormalities in patients with premenstrual dysphoric disorder: an optimized voxel-based morphometry. *Journal of Affective Disorders*. 2012;140(3):260-7.

[141] Berman SM, London ED, Morgan M, Rapkin AJ. Elevated gray matter volume of the emotional cerebellum in women with premenstrual dysphoric disorder. *Journal of Affective Disorders*. 2013;146(2):266-71.

[142] Protopopescu X, Tuescher O, Pan H, Epstein J, Root J, Chang L, et al. Toward a functional neuroanatomy of premenstrual dysphoric disorder. *Journal of Affective Disorders*. 2008;108(1):87-94.

[143] Gingnell M, Morell A, Bannbers E, Wikström J, Poromaa IS. Menstrual cycle effects on amygdala reactivity to emotional stimulation in premenstrual dysphoric disorder. *Hormones and Behavior.* 2012;62(4):400-6.

[144] Liu B, Wang G, Gao D, Gao F, Zhao B, Qiao M, et al. Alterations of GABA and glutamate-glutamine levels in premenstrual dysphoric disorder: A 3T proton magnetic resonance spectroscopy study. *Psychiatry Research: Neuroimaging.* 2015;231(1):64-70.

[145] Comasco E, Hahn A, Ganger S, Gingnell M, Bannbers E, Oreland L, et al. Emotional fronto-cingulate cortex activation and brain derived neurotrophic factor polymorphism in premenstrual dysphoric disorder. *Human Brain Mapping.* 2014;35(9):4450-8.

[146] Gingnell M, Bannbers E, Wikström J, Fredrikson M, Sundström-Poromaa I. Premenstrual dysphoric disorder and prefrontal reactivity during anticipation of emotional stimuli. *European Neuropsychopharmacology.* 2013;23(11):1474-83.

[147] Baller EB, Wei SM, Kohn PD, Rubinow DR, Alarcón G, Schmidt PJ, et al. Abnormalities of dorsolateral prefrontal function in women with premenstrual dysphoric disorder: a multimodal neuroimaging study. *American Journal of Psychiatry.* 2013;170(3):305-14.

[148] Eriksson E, Endicott J, Andersch B, Angst J, Demyttenaere K, Facchinetti F, et al. New perspectives on the treatment of premenstrual syndrome and premenstrual dysphoric disorder. *Archives of Women's Mental Health.* 2002;4(4):111-9.

[149] Halbreich U, O'brien PS, Eriksson E, Bäckström T, Yonkers KA, Freeman EW. Are there differential symptom profiles that improve in response to different pharmacological treatments of premenstrual syndrome/premenstrual dysphoric disorder? *CNS Drugs.* 2006;20(7):523-47.

[150] Dimmock PW, Wyatt KM, Jones PW, O'brien PS. Efficacy of selective serotonin-reuptake inhibitors in premenstrual syndrome: a systematic review. *The Lancet.* 2000;356(9236):1131-6.

[151] Brown J, O'Brien PMS, Marjoribanks J, Wyatt K. Selective serotonin reuptake inhibitors for premenstrual syndrome. *The Cochrane Library.* 2009.

[152] Shah NR, Jones J, Aperi J, Shemtov R, Karne A, Borenstein J. Selective serotonin

reuptake inhibitors for premenstrual syndrome and premenstrual dysphoric disorder: a meta-analysis. *Obstetrics & Gynecology.* 2008;111(5):1175.

[153] Marjoribanks J, Brown J, O'Brien PMS, Wyatt K. Selective serotonin reuptake inhibitors for premenstrual syndrome. *The Cochrane Library.* 2013.

[154] Sundblad C, Modigh K, Andersch B, Eriksson E. Clomipramine effectively reduces premenstrual irritability and dysphoria: a placebo-controlled trial. *Acta Psychiatrica Scandinavica.* 1992;85(1):39-47.

[155] Sundblad C, Hedberg MA, Eriksson E. Clomipramine administered during the luteal phase reduces the symptoms of premenstrual syndrome: a placebo-controlled trial. *Neuropsychopharmacology.* 1993;9(2):133-45.

[156] Freeman EW, Rickels K, Yonkers KA, Kunz NR, McPherson M, Upton GV. Venlafaxine in the treatment of premenstrual dysphoric disorder. *Obstetrics & Gynecology.* 2001;98(5):737-44.

[157] Cohen LS, Soares CN, Lyster A, Cassano P, Brandes M, Leblanc GA. Efficacy and tolerability of premenstrual use of venlafaxine (flexible dose) in the treatment of premenstrual dysphoric disorder. *Journal of Clinical Psychopharmacology.* 2004;24(5):540-3.

[158] Mazza M, Harnic D, Catalano V, Janiri L, Bria P. Duloxetine for premenstrual dysphoric disorder: a pilot study. *Expert Opinion on Pharmacotherapy.* 2008;9(4):517-21.

[159] Ramos MG, Hara C, Rocha FL. Duloxetine treatment for women with premenstrual dysphoric disorder: a single-blind trial. *International Journal of Neuropsychopharmacology.* 2009;12(8):1081-8.

[160] Lovick T. SSRIs and the female brain-potential for utilizing steroid-stimulating properties to treat menstrual cycle-linked dysphorias. *Journal of Psychopharmacology.* 2013;27(12):1180-5.

[161] Miner C, Brown E, McCray S, Gonzales J, Wohlreich M. Weekly luteal-phase dosing with enteric-coated fluoxetine 90 mg in premenstrual dysphoric disorder: a randomized, double-blind, placebo-controlled clinical trial. *Clinical Therapeutics.* 2002;24(3):417-33.

[162] Landén M, Nissbrandt H, Allgulander C, Sörvik K, Ysander C, Eriksson E. Placebo-

controlled trial comparing intermittent and continuous paroxetine in premenstrual dysphoric disorder. *Neuropsychopharmacology.* 2007;32(1):153-61.

[163] Eriksson E, Ekman A, Sinclair S, Sörvik K, Ysander C, Mattson UB, et al. Escitalopram administered in the luteal phase exerts a marked and dose-dependent effect in premenstrual dysphoric disorder. *Journal of Clinical Psychopharmacology.* 2008;28(2):195-202.

[164] Yonkers KA, Kornstein SG, Gueorguieva R, Merry B, Van Steenburgh K, Altemus M. Symptom-onset dosing of sertraline for the treatment of premenstrual dysphoric disorder: A randomized clinical trial. *JAMA Psychiatry.* 2015;72(10):1037-44.

[165] Freeman EW, Rickels K, Sammel MD, Lin H, Sondheimer SJ. Time to relapse after short-or long-term treatment of severe premenstrual syndrome with sertraline. *Archives of General Psychiatry.* 2009;66(5):537-44.

[166] Michelson D, Fava M, Amsterdam J, Apter J, Londborg P, Tamura R, et al. Interruption of selective serotonin reuptake inhibitor treatment. *The British Journal of Psychiatry.* 2000;176(4):363-8.

[167] Rosenbaum JF, Fava M, Hoog SL, Ascroft RC, Krebs WB. Selective serotonin reuptake inhibitor discontinuation syndrome: a randomized clinical trial. *Biological Psychiatry.* 1998;44(2):77-87.

[168] Judge R, Parry M, Quail D, Jacobson JG. Discontinuation symptoms: comparison of brief interruption in fluoxetine and paroxetine treatment. *International Clinical Psychopharmacology.* 2002;17(5):217-25.

[169] Wikander I, Sundblad C, Andersch B, Dagnell I, Zylberstein D, Bengtsson F, et al. Citalopram in premenstrual dysphoria: is intermittent treatment during luteal phases more effective than continuous medication throughout the menstrual cycle? *Journal of Clinical Psychopharmacology.* 1998;18(5):390-8.

[170] Yonkers KA, Holthausen GA, Poschman K, Howell HB. Symptom-onset treatment for women with premenstrual dysphoric disorder. *Journal of Clinical Psychopharmacology.* 2006;26(2):198-202.

[171] Nevatte T, O'Brien PMS, Bäckström T, Brown C, Dennerstein L, Endicott J, et al. ISPMD consensus on the management of premenstrual disorders. *Archives of Women's Mental Health.* 2013;16(4):279-91.

[172] Harrison WM, Endicott J, Nee J. Treatment of premenstrual dysphoria with alprazolam: a controlled study. *Archives of General Psychiatry.* 1990;47(3):270-5.

[173] Berger CP, Presser B. Alprazolam in the treatment of two subsamples of patients with late luteal phase dysphoric disorder: a double-blind, placebo-controlled crossover study. *Obstetrics & Gynecology.* 1994;84(3):379-85.

[174] Smith S, Rinehart JS, Ruddock VE. Treatment of Premenstrual Syndrome With Alprazolam. *Obstetrics & Gynecology.* 1987;70(1):37-43.

[175] Usman SaB, Indusekhar R, O'Brien S. Hormonal management of premenstrual syndrome. *Best Practice & Research Clinical Obstetrics & Gynaecology.* 2008;22(2):251-60.

[176] Aydin Y, Atis A, Kaleli S, Uludağ S, Goker N. Cabergoline versus bromocriptine for symptomatic treatment of premenstrual mastalgia: a randomised, open-label study. *European Journal of Obstetrics & Gynecology and Reproductive Biology.* 2010;150(2):203-6.

[177] Kayatekin ZE, Sabo AN, Halbreich U. Levetiracetam for treatment of premenstrual dysphoric disorder: a pilot, open-label study. *Archives of Women's Mental Health.* 2008;11(3):207.

[178] Sepede G, Martinotti G, Gambi F, Salerno RM, Di Giannantonio M. Lamotrigine augmentation in premenstrual dysphoric disorder: a case report. *Clinical Neuropharmacology.* 2013;36(1):31-3.

[179] Jackson C, Pearson B, Girdler S, Johnson J, Hamer RM, Killenberg S, et al. Double-blind, placebo-controlled pilot study of adjunctive quetiapine SR in the treatment of PMS/PMDD. *Human Psychopharmacology: Clinical and Experimental.* 2015;30(6):425-34.

[180] Muse KN, Cetel NS, Futterman LA, Yen SS. The premenstrual syndrome: effects of medical ovariectomy. *New England Journal of Medicine.* 1984;311(21):1345-9.

[181] Bancroft J, Boyle H, Warner P, Fraser H. The use of an lhrh agonist, buserelin, in the long-term management of premenstrual syndromes. *Clinical Endocrinology.* 1987;27(2):171-82.

[182] Hammarbäck S, Bäckström T. Induced anovulation as treatment of premenstrual tension syndrome: a double-blind cross-over study with GnRH-agonist versus

placebo. *Acta Obstetricia et Gynecologica Scandinavica*. 1988;67(2):159-66.

[183] Sundström I, Nyberg S, Bixo M, Hammarbäck S, Bäckström T. Treatment of premenstrual syndrome with gonadotropin-releasing hormone agonist in a low dose regimen. *Acta Obstetricia et Gynecologica Scandinavica*. 1999;78(10):891-9.

[184] Wyatt KM, Dimmock PW, Ismail KM, Jones PW, O'brien P. The effectiveness of GnRHa with and without 'add-back' therapy in treating premenstrual syndrome: a meta analysis. *BJOG: An International Journal of Obstetrics & Gynaecology*. 2004;111(6):585-93.

[185] Leather A, Studd J, Watson N, Holland E. The treatment of severe premenstrual syndrome with goserelin with and without 'add-back' estrogen therapy: a placebo-controlled study. *Gynecological Endocrinology*. 1999;13(1):48-55.

[186] Di Carlo C, Palomba S, Tommaselli GA, Guida M, Sardo ADS, Nappi C. Use of leuprolide acetate plus tibolone in the treatment of severe premenstrual syndrome. *Fertility and Sterility*. 2001;75(2):380-4.

[187] Halbreich U, Rojansky N, Palter S. Elimination of ovulation and menstrual cyclicity (with danazol) improves dysphoric premenstrual syndromes. *Fertility and Sterility*. 1991;56(6):1066-9.

[188] Deeny M, Hawthorn R, Hart DM. Low dose danazol in the treatment of the premenstrual syndrome. *Postgraduate Medical Journal*. 1991;67(787):450-4.

[189] Hahn PM, Van Vugt DA, Reid RL. A randomized, placebo-controlled, crossover trial of danazol for the treatment of premenstrual syndrome. *Psychoneuroendocrinology*. 1995;20(2):193-209.

[190] O'Brien PS, Abukhalil I. Randomized controlled trial of the management of premenstrual syndrome and premenstrual mastalgia using luteal phase-only danazol. *American Journal of Obstetrics and Gynecology*. 1999;180(1):18-23.

[191] Oksa S, Luukkaala T, Mäenpää J. Toremifene for premenstrual mastalgia: a randomised, placebo-controlled crossover study. *BJOG: An International Journal of Obstetrics & Gynaecology*. 2006;113(6):713-8.

[192] Magos A, Brincat M, Studd J. Treatment of the premenstrual syndrome by subcutaneous estradiol implants and cyclical oral norethisterone: placebo controlled study. *Br Med J (Clin Res Ed)*. 1986;292(6536):1629-33.

[193] Watson N, Studd J, Savvas M, Baber R. The long-term effects of estradiol implant therapy for the treatment of premenstrual syndrome. *Gynecological Endocrinology.* 1990;4(2):99-107.

[194] Watson N, Sawas M, Studd J, Garnett T, Baber R. Treatment of severe premenstrual syndrome with oestradiol patches and cyclical oral norethisterone. *The Lancet.* 1989;334(8665):730-2.

[195] Domoney C, Panay N, Hawkins A, Studd J. Treatment of premenstrual syndrome with transdermal oestrogen. *Int J Gynaecol Obstet.* 2003;83(suppl 3):37.

[196] Wildemeersch D, Dhont M. Treatment of nonatypical and atypical endometrial hyperplasia with a levonorgestrel-releasing intrauterine system. *American journal of obstetrics and gynecology.* 2003;188(5):1297-8.

[197] Bancroft J, Rennie D. The impact of oral contraceptives on the experience of perimenstrual mood, clumsiness, food craving and other symptoms. *Journal of psychosomatic research.* 1993;37(2):195-202.

[198] Graham CA, Sherwin BB. A prospective treatment study of premenstrual symptoms using a triphasic oral contraceptive. *Journal of Psychosomatic Research.* 1992;36(3):257-66.

[199] Sulak PJ, Kuehl TJ, Ortiz M, Shull BL. Acceptance of altering the standard 21-day/7-day oral contraceptive regimen to delay menses and reduce hormone withdrawal symptoms. *American Journal of Obstetrics and Gynecology.* 2002;186(6):1142-9.

[200] Freeman E. Evaluation of a unique oral contraceptive (Yasmin) in the management of premenstrual dysphoric disorder. *The European Journal of Contraception & Reproductive Health Care: The Official Journal of the European Society of Contraception.* 2002;7:27-34; discussion 42-3.

[201] Rapkin AJ, Winer SA. Drospirenone: a novel progestin. *Expert Opinion on Pharmacotherapy.* 2007;8(7):989-99.

[202] Yonkers KA, Brown C, Pearlstein TB, Foegh M, Sampson-Landers C, Rapkin A. Efficacy of a new low-dose oral contraceptive with drospirenone in premenstrual dysphoric disorder. *Obstetrics & Gynecology.* 2005;106(3):492-501.

[203] Pearlstein TB, Bachmann GA, Zacur HA, Yonkers KA. Treatment of premenstrual dysphoric disorder with a new drospirenone-containing oral contraceptive

formulation. *Contraception.* 2005;72(6):414-21.

[204] Lopez LM, Kaptein AA, Helmerhorst FM. Oral contraceptives containing drospirenone for premenstrual syndrome. *The Cochrane Library.* 2012.

[205] Halbreich U, Freeman EW, Rapkin AJ, Cohen LS, Grubb GS, Bergeron R, et al. Continuous oral levonorgestrel/ethinyl estradiol for treating premenstrual dysphoric disorder. *Contraception.* 2012;85(1):19-27.

[206] Sayegh R, Schiff I, Wurtman J, Spiers P, McDERMOTT J, Wurtman R. The effect of a carbohydrate-rich beverage on mood, appetite, and cognitive function in women with premenstrual syndrome. *Obstetrics & Gynecology.* 1995;86(4):520-8.

[207] Freeman E, Stout A, Endicott J, Spiers P. Treatment of premenstrual syndrome with a carbohydrate-rich beverage. *International Journal of Gynaecology and Obstetrics.* 2002;77(3):253-4.

[208] Steege JF, Blumenthal JA. The effects of aerobic exercise on premenstrual symptoms in middle-aged women: a preliminary study. *Journal of Psychosomatic Research.* 1993;37(2):127-33.

[209] Daley A. Exercise and premenstrual symptomatology: a comprehensive review. *Journal of Women's Health.* 2009;18(6):895-9.

[210] Wyatt KM, Dimmock PW, Jones PW, O'brien PS. Efficacy of vitamin B-6 in the treatment of premenstrual syndrome: systematic review. *Bmj.* 1999;318(7195):1375-81.

[211] Thys-Jacobs S, Starkey P, Bernstein D, Tian J, Group PSS. Calcium carbonate and the premenstrual syndrome: effects on premenstrual and menstrual symptoms. *American Journal of Obstetrics and Gynecology.* 1998;179(2):444-52.

[212] Thys-Jacobs S. Micronutrients and the premenstrual syndrome: the case for calcium. *Journal of the American College of Nutrition.* 2000;19(2):220-7.

[213] Facchinetti F, Borella P, Sances G, Fioroni L, Nappi RE, Genazzani AR. Oral magnesium successfully relieves premenstrual mood changes. *Obstetrics & Gynecology.* 1991;78(2):177.

[214] Whelan AM, Jurgens TM, Naylor H. Herbs, vitamins and minerals in the treatment of premenstrual syndrome: a systematic review. *Can J Clin Pharmacol.* 2009;16(3):e407-29.

[215] Schellenberg R. Treatment for the premenstrual syndrome with agnus castus fruit extract: prospective, randomised, placebo controlled study. *Bmj.* 2001;322(7279):134-7.

[216] Berger D, Schaffner W, Schrader E, Meier B, Brattström A. Efficacy of Vitex agnus castus L. extract Ze 440 in patients with pre-menstrual syndrome(PMS). *Archives of Gynecology and Obstetrics.* 2000;264(3):150-3.

[217] Atmaca M, Kumru S, Tezcan E. Fluoxetine versus Vitex agnus castus extract in the treatment of premenstrual dysphoric disorder. *Human Psychopharmacology: Clinical and Experimental.* 2003;18(3):191-5.

[218] Tesch BJ. Herbs commonly used by women: an evidence-based review. *American Journal of Obstetrics and Gynecology.* 2003;188(5):S44-S55.

[219] Stevinson C, Ernst E. A pilot study of Hypericum perforatum for the treatment of premenstrual syndrome. *BJOG: An International Journal of Obstetrics & Gynaecology.* 2000;107(7):870-6.

[220] Agha-Hosseini M, Kashani L, Aleyaseen A, Ghoreishi A, Rahmanpour H, Zarrinara A, et al. Crocus sativus L.(saffron) in the treatment of premenstrual syndrome: a double-blind, randomised and placebo-controlled trial. *BJOG: An International Journal of Obstetrics & Gynaecology.* 2008;115(4):515-9.

[221] Ozgoli G, Selselei EA, Mojab F, Majd HA. A randomized, placebo-controlled trial of Ginkgo biloba L. in treatment of premenstrual syndrome. *The Journal of Alternative and Complementary Medicine.* 2009;15(8):845-51.

[222] Hunter MS, Ussher JM, Browne S, Cariss M, Jelley R, Katz M. A randomized comparison of psychological (cognitive behavior therapy), medical (fluoxetine) and combined treatment for women with premenstrual dysphoric disorder. *Journal of Psychosomatic Obstetrics & Gynecology.* 2002;23(3):193-9.

[223] Hunter MS, Ussher JM, Cariss M, Browne S, Jelley R, Katz M. Medical (fluoxetine) and psychological (cognitive-behavioural therapy) treatment for premenstrual dysphoric disorder: a study of treatment processes. *Journal of Psychosomatic Research.* 2002;53(3):811-7.

[224] Lustyk MKB, Gerrish WG, Shaver S, Keys SL. Cognitive-behavioral therapy for premenstrual syndrome and premenstrual dysphoric disorder: a systematic review.

Archives of Women's Mental Health. 2009;12(2):85.

[225] Portella ATN, Haaga DA, Rohan KJ. The association between seasonal and premenstrual symptoms is continuous and is not fully accounted for by depressive symptoms. *The Journal of Nervous and Mental Disease*. 2006;194(11):833-7.

[226] Parry BL, Berga SL, Kripke DF, Klauber MR, Laughlin GA, Yen SS, et al. Altered waveform of plasma nocturnal melatonin secretion in premenstrual depression. *Archives of General Psychiatry*. 1990;47(12):1139-46.

[227] Parry BL, Newton RP. Chronobiological basis of female-specific mood disorders. *Neuropsychopharmacology*. 2001;25:S102-S8.

[228] Lam RW, Carter D, Misri S, Kuan AJ, Yatham LN, Zis AP. A controlled study of light therapy in women with late luteal phase dysphoric disorder. *Psychiatry research*. 1999;86(3):185-92.

[229] Krasnik C, Montori VM, Guyatt GH, Heels-Ansdell D, Busse JW, Group MUSS. The effect of bright light therapy on depression associated with premenstrual dysphoric disorder. *American Journal of Obstetrics and Gynecology*. 2005;193(3):658-61.

[230] Parry B, Berga S, Mostofi N, Sependa P, Kripke D, Gillin J. Morning versus evening bright light treatment of late luteal phase dysphoric disorder. *The American Journal of Psychiatry*. 1989;146(9):1215.

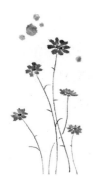

제7장

임신 중 우울증
(Depression during Pregnancy)

　여성에게 임신 기간은 즐거운 경험과 희망찬 기대를 갖게 되는 시기이기도 하지만 많은 스트레스와 어려움에 직면하는 시기이기도 하다. 여성에서의 임신 기간 동안 주요우울장애뿐만 아니라 다양한 정신질환이 호발하며, 기존에 앓고 있던 정신질환이 재발하기도 한다[1]. 임신 기간이 우울증을 비롯한 여러 정신 장애에 취약한 기간임에도 불구하고, 임신 중 정기적인 검진을 통해 여러 내과적 질환에 대한 진단적 평가 및 치료가 이뤄지는 것에 비해 주요우울장애에 대한 임상적 관심은 상대적으로 부족하여 진단 및 치료가 제대로 이뤄지지 않고 있는 것이 현실이다. 산후 기간에 발생하게 되는 정서적인 문제에 대해서는 비교적 많이 알려져 있으나 임신 기간 중의 우울장애 및 불안장애의 발생에 대해서는 상대적으로 이해가 부족한 편이다. 역학 연구에 의하면 전체 임신 여성의 약 8~12%가 임신 기간 중에 주요우울장애를 앓게 되는 것으로 조사되었다[2, 3, 4, 5]. 임신 중 주요우울장애에는 병을 앓고 있는 당사자인 산모뿐만 아니라 태아에게까지 유해한 영향을 미칠 수 있다. 특히, 주산기 무렵에 산모의 자살로 이어지는 경우도 있을 수 있다[6]. 일 연구에 의하면 주산기 여성의 사망 원인 중 자살이 다섯 번째로 흔한 원인인 것으로 조사되었다. 임신 중 자살 사고를 보이는 산모는 전체 산모의 2.6%에 해당하지만, 주요우울장애를 앓고 있는 산모의 많게는 30% 가량이 자살 사고를 보고하였다[2, 7]. 이 때문에 미국 산부인과협회에서는 2006년부터 임신 중인 여성에서 우울증 선별 검사를 시행하도록 강력하게 권고하고 있다.

임상 현장에서 임신 중인 여성에서 적절하게 우울장애 및 불안장애를 선별하기 위해서는 임신 중 우울증 발생에 기여하는 위험 인자들에 대해서 이해하고, 이를 바탕으로 고위험군에서 적절한 평가를 시행하는 것이 필요할 것이다.

1. 임신 중 우울증의 위험 요인

1) 심리사회적인 요인

신체적 학대나 성적 학대의 경험이 있는 여성은 임신 중에 더 쉽게 우울증에 걸리는 것으로 알려져 있다[8]. 임신 이전에 우울증을 앓았던 여성이나 월경전불쾌장애를 앓았던 여성들에서도 임신 중에 우울증의 발생 위험도가 증가하는 것으로 알려져 있다[8, 9]. 또 주요우울장애의 가족력이 있는 경우에도 임신 중 우울증 발생이 증가하는 것으로 나타났는데, 이는 유전적인 요인이 관여함을 시사하는 소견이라 할 수 있겠다[8, 10, 11]. 또 이전에 정신질환의 기왕력이 없었던 산모가 임신 중 우울증을 앓은 경우에는 출산 이후에 더 쉽게 회복되는 것으로 보고되고 있다[12].

2) 사회 경제적인 요인

임신 당시 연령이 어릴수록 임신 중 우울증이 흔한 것으로 알려져 있다[3, 13, 14, 15]. 이는 청소년기 임신에서 우울증의 위험도가 증가하는 것과 관련이 있을 수 있다[16, 17]. 다른 연구들에서는 오히려 노산모들에서 우울증이 흔할 수 있다고 보고하고 있다[17, 18, 19, 20, 21, 22].

많은 연구에서 낮은 교육 수준의 산모들이 좀 더 임신 중 우울증을 경험한다고 보고하였다[13, 14, 18, 23, 24]. 하지만 방글라데시의 일 연구에서는 오히려 문식성이 임신 중 우울증과 관련이 있으며[19], 말레이시아와 파키스탄에서의 몇몇 연구에서는 교육 수준이 높을수록 임신 중 우울증이 더 흔하다고 보고되기도 하였다[25, 26].

낮은 경제적인 요인 역시 임신 중에 우울증의 발생 위험도를 높이는 것으로 알려져 있다[4, 8, 11, 14, 22, 27, 28]. 불안정한 고용 상태나 무직이 임신 중 우울증과 관련이 있다는 보고도 있었다[29, 30, 31, 32]. 하지만 일부 연구에서는 경제적인 요인과 임신 중 우울증과의 상관 관계를 찾지 못했다[23, 33, 34].

3) 임신 관련 요인

원하지 않은 임신을 하게 된 경우에 훨씬 임신 중 우울증의 위험도가 증가하는 것으로 알려져 있다[3, 8, 13, 22, 32, 35, 36, 37, 38]. 이전의 출산 경험의 유무와 임신 중 우울증에 대해서는 그 관계가 명확하지 않다. 일부 연구에서는 초산부에서 임신 중 우울증 위험도가 높았으나, 다른 연구들에서는 오히려 출산 경험이 많은 산부에서 임신 중 우울증 위험도가 올라가는 것으로 나타났다[39].

4) 배우자 및 가족의 지지

산모가 배우자의 지지 및 가족의 지지가 충분하지 못하다고 지각하는 것과 임신 중 우울증 발생은 밀접한 관련이 있다[2, 8, 11, 20, 36, 40, 41]. Melville 등이 1,888명의 임산부를 대상으로 시행한 전향적 연구에서는 배우자의 폭력이 가장 강력한 위험 요인이었으며, 약 3.5배가량 위험도를 증가시키는 것으로 나타났다[2]. 이 연구에서는 경제적인 스트레스, 대인관계 스트레스, 기타 일상생활에서의 스트레스 등도 임신 중 우울증에 영향을 미칠 수 있는 것으로 조사되었으며, 각각의 스트레스들이 약 1.3배가량의 우울증 발생 위험을 증가시키는 것으로 조사되었다. 저자가 국내 산모들을 대상으로 시행한 연구에서도 배우자의 임신 기간 무렵의 정서적 지지가 부족한 경우 약 2배가량 임신 중 우울증 발생이 증가하는 것으로 나타났다[8]. 흥미로운 점은 임신 무렵이 아닌 성장 과정에서 어머니로부터 받은 정서적 지지가 부족한 경우에도 약 1.5배가량 임신 중 우울증 발생 위험을 높이는 것으로 조사되었다.

5) 내과적 공존 질환

임신 전부터 앓고 있던 만성적인 내과 질환이 2가지 이상 있는 산모에서는 그렇지 않은 산모에 비해 약 3배가량 임신 기간 중 주요우울장애의 발생 위험이 증가하는 것으로 조사되었다. 특히, 임신 전 고혈압을 앓고 있는 산모에서 임신 중 우울증 발생이 높다는 보고가 있다[42].

2. 임신 중 우울증이 태아에 미치는 영향

산모의 정서적인 상태가 자궁 환경에 영향을 미칠 수 있는 것으로 알려져 있다. 우울증을 앓고 있는 산모에서 태아의 과활동성 및 불규칙한 심장 리듬을 보이는 것으로 나타났다[43, 44, 45]. 어떤 태아에서는 처음엔 태아가 적응하기 위해 과활동을 보이게 되나 점차 신체적으로나 행동적으로 그 반응이 줄어들면서 결국은 어느 정도 지치게 된 상태에 이르게 되는 '태아 경고 반응(fetal alarm reaction)'이 나타나기도 한다[43].

임신 중 우울증을 앓았던 산모에서 조산이 증가하는 것으로 알려져 있다[46, 47]. 특히, 우울증을 앓는 산모 중 체질량 지수가 19 미만일 정도의 저체중을 갖고 있거나 과거 외상후 스트레스장애를 앓은 기왕력이 있는 경우에서 더 조산이 흔한 것으로 알려져 있다[48, 49, 50]. 우울증상이 심한 산모 일수록 조산의 위험도도 함께 증가하는 것으로 나타났다[49, 51]. 하지만 일부 연구에서는 임신 중 우울증이 조산, 저체중아 출산과의 상관성에 대해서 유의한 관련성을 발견하지 못하여 여전히 논란은 남아 있다.

3. 임신 중 우울증이 신생아 및 이후 성장에 미치는 영향

임신 중 우울증을 앓은 산모로부터 태어난 신생아에서 혈중에 코티졸과 노르에피네프린의 수치가 상승되어 있고, 도파민 수치는 감소되어 있는 것으로 조사되었다[52]. 우울증을 앓은 산모에서 태어난 신생아들은 표정의 적절성이 떨어지고, 울거나 보채는 시간이 더 길며, 스트레스 행동을 더 자주 보인다고 한다. 임신 중 우울 증상과 이러한 산모에서 태어난 유아의 돌 무렵 애착 행태에 관한 연구에서는 우울 증상을 앓은 산모로부터 태어난 유아에서 부적절한 양육에 노출되었을 때 더

혼하게 disorganized type의 애착을 많이 보이게 된다고 한다[53].

임신 중 우울증을 앓은 산모에서 태어난 아이들은 뇌 신경 발달에도 영향을 받게 된다. 임신 중 심한 우울 증상을 보인 산모들이 낳은 아이들은 4세가 되었을 때 인지 기능이 더 낮은 것으로 조사되었다[54]. 이 외에도 임신 중 우울증을 치료하기 위해 항우울제를 사용하게 된 경우에 자폐성 질환을 보이는 아이를 낳게 될 위험이 증가한다는 연구가 있었다[55, 56]. 하지만 다른 연구들에서는 임신 중 우울증을 앓은 산모에서의 자폐 장애 아이에 대한 출산 위험도가 크지 않다는 결과를 보고하기도 하였다[53, 54, 57].

임신 중 우울증을 앓은 산모에서 태어난 아이들은 신체 발달에도 영향을 받게 된다. 우울증을 앓은 산모로부터 태어난 아이들이 3세가 되었을 때 신체 계측을 시행해 본 결과, 동일 신장 대비 체중은 적고 그에 비해 중심 지방의 비율은 높은 것으로 나타났다[58].

4. 임신 중 우울증이 산모에 미치는 영향

임신 중 우울증으로 인해 일상생활을 유지하는 데 어려움을 겪고, 적절한 산전 진료를 받지 못하는 경우도 많고, 부적절한 식이, 음주 및 흡연 등 물질 사용 장애를 동반하게 되는 경우가 많다. 임신 중독증의 위험도를 증가시킨다는 보고도 있다[59]. 또 임신 중 우울증을 앓은 여성에서 출산 시 제왕절개 수술을 시행받거나 경막외 진통제(epidural analgesia)를 투여받게 되는 경우가 많다고 한다[60].

임신 중 우울증을 앓고 있는 산모에서는 좀 더 흔하게 신체화 증상을 호소하게 되며[61, 62], 자살 사고 및 시도도 더 빈번한 것으로 알려져 있다.

출산 전 우울증을 앓았던 여성에서 출산 이후에 산후 정신증 및 기분장애의 발생이 증가하는 것으로 알려져 있다[63, 64].

5. 임신 중 우울증 치료

1) 약물학적 치료

(1) 항우울제

임신 중 우울증을 앓고 있는 산모에서 우울증상의 심각도가 경도에서 중등도 정도이면 지지적 정신치료, 대인관계 정신치료 등과 같은 비약물학적 치료를 시도해 볼 수 있겠지만 중증의 우울증이나 만성적인 경과를 밟고 있는 경우에는 항우울제의 사용을 고려해야 한다.

기존에 우울증을 앓고 있던 환자가 임신과 함께 약물을 중단한 경우에는 우울증의 재발이 흔한 것으로 알려져 있다[65]. 약물을 중단했던 임산부가 다시 임신 중에 항우울제의 복용을 시작하면 재발의 위험이 감소하는 것으로 나타났다.

임신 중 우울증에 대해서 제대로 치료를 받지 않은 경우에 산모의 산전 관리가 미흡해지는 경우가 많고 다른 물질 사용 장애가 동반되기 쉽다[66, 67]. 또 조산이나 저체중아와 같은 문제가 야기되기도 한다[68, 69].

임신 중 항우울제 사용으로 인한 유산, 기형, 조산, 저체중아 출산 등의 문제들이 야기될 수 있다는 우려들이 있어 왔다. 임신 초기에 항우울제에 노출이 되는 것이 조기 유산의 가능성을 1.5배가량 높일 수 있음이 보고되기는 했으나, 이들 연구에서는 유산에 영향을 미칠 수 있는 비만, 이전의 유산 기왕력, 약물 사용 장애의 공존여부 등에 대해서 충분히 배제하지 않은 결과를 보고하였다[70, 71]. 임신 중 항우울제 사용이 사산의 위험도를 증가시키지는 않는 것으로 알려져 있다[72, 73, 74].

세로토닌 재흡수 차단 항우울제가 기형을 유발하는가에 대해서는 전반적으로 안전한 것으로 생각된다. 단, 파록세틴은 몇몇 연구에서 보고된 바와 같이 임신 첫 3개월 기간에 사용하는 것이 태아의 심장 기형 발생과 관계가 있다. 이 때문에 일반적으로 임신 초기 기간 중 파록세틴 사용을 1차적인 치료제로 선택하는 일은 피하는 것이 좋다[75]. 삼환계 항우울제 계열의 약제나 이후 개발된 벤라팍신, 부프로피온과 같은 약제 역시 특별히 기형을 증가시키는 것으로 알려져 있지는 않다.

선택적 세로토닌 재흡수 차단 우울증 약제의 경우에는 조산을 야기할 수 있다고 보고되고 있으나, 이로 인한 영향은 중등도 정도로 사료되며 임산 기간이 약 3일에서 5일 짧아지는 정도의 효과에 불과하다는 주장도 있다[76].

임신 중 항우울제 사용이 저체중아 출산에 기여할 수 있는지에 대해서는 여전히 논란이 많으며, 만약 저체중아 출산을 유발한다고 해도 그 효과는 미미할 것으로 분석되었다[71].

항우울제를 사용하는 것은 전반적으로 효과가 있는 것으로 알려져 있다. 일부 연구에서는 평균적인 처방 용량보다 고용량의 항우울제를 사용해야 효과가 있다고 보고하기도 하였다. 임신 중 생리적인 특징을 고려해 보면 자궁이 항우울제에 미치는 경우를 고려해야 할 것으로 생각된다. 과거부터 축적된 연구 결과들을 종합하여 볼 때 삼환계 항우울제나 선택적 세로토닌 재흡수 차단 항우울제는 유산이나 기형을 유발하지는 않는 것으로 알려졌다.

많은 연구들이 임신 중 항우울증 사용이 안전하다고 보고하고 있지만 몇몇 예외적인 연구들도 있다. 일 연구에서는 임신 20주 이후에 산모가 선택적 세로토닌 재흡수 차단 항우울제를 사용한 경우 신생아에서 지속적인 폐성 고혈압(pulmonary hypertension)이 나타날 수 있음에 대해서 보고하였다[77]. 후속 연구들에서도 선택적 세로토닌 재흡수 차단 항우울제와 폐성 고혈압의 상관관계에 대해서 유의미한 결과를 보고하였으나[78, 79, 80], 몇몇 연구들에서는 특별한 관계가 없음을 보고하기도 하였다[81, 82, 83]. 폐성 고혈압을 항우울제가 직접적으로 야기하는지 아니면 산모의 내과적인 문제가 관여하는지는 여전히 불분명하다.

임신 중 우울증을 앓은 환자에게 항우울제 선택 시 이전에 항우울제를 사용한 적이 있다면 이전 치료 반응을 고려하는 것이 필요하다. 이전에 치료 반응이 좋았던 약물을 사용함으로써 치료 반응이 떨어지는 여러 약제를 함께 투여하게 되는 상황을 피할 수 있을 것이다. 만약 흡연을 해 오던 환자가 임신 이후에도 금연에 어려움을 겪고 있다면 부프로피온과 같은 항우울제를 선택하는 것이 도움이 된다. 비록 임신 중 부프로피온의 사용에 대한 안정성에 대해서 충분한 결과가 도출되지는 않은 상황이지만 흡연으로 인한 기형아 출산 가능성이 알려져 있기 때문에, 우울증 치료 및 금연 모두에 효과를 보이는 부프로피온은 좋은 선택이 될 수 있다[84].

임신 중 항우울제 사용 시 저용량으로 사용하는 것은 충분한 효과를 발현하는 데 제약이 될 수 있다. 임신 기간 동안에 약물에 대한 대사가 증가하고 체내 총 수분량이 증가함으로써 약물의 농도 및 분포의 변화가 야기되며, 단백 결합이 감소하여 자유-약물 농도가 증가함으로써 임신이 아닌 상태와 비슷한 수준의 혈장 약물 농도를 유지하기 위해서는 더 고용량의 투여가 필요할 수 있다. 하지만 임신 후기에는 산모와 앞으로 태어날 태아에게 미칠 수 있는 이득 및 해로움에 대해서 함께 따져봐야 한다. 임신 3기에도 항우울제를 사용한 산모에서 태어난 신생아들의 금단 증후군(withdrawal syndrome)이나 적응 증후군(adaptation syndrome)의 발생, 내과적 합병증 등에 대해서 주의를 기울여야 한다.

일단 임신 중 앓고 있는 우울증의 치료를 위해서 항우울제 사용을 결정하였다면, 환자가 접하게 되는 산부인과 의사, 소아과 의사, 건강 관련 종사자들에게 이러한 치료 결정의 배경 및 근거에 대해서 설명하는 것이 필요하다. 이를 통해 환자가 임신 기간 중 항우울제 사용에 대해서 다른 치료자나 기관으로부터 혼돈을 줄 수 있는 정보를 받게 되는 것을 최소화하고, 오히려 이러한 치료적 결정에 대해서 지지를 받을 수 있도록 유도하여 도움을 주는 것이 필요하다.

(2) 항정신병약물

2세대 항정신병약물은 조현병과 같은 정신병적 장애 환자들에게만 처방하는 것이 아니라 우울증, 불안장애, 주의력결핍 과잉행동장애의 치료와 같이 폭넓게 이용되고 있다. 이와 함께 임신 이전에 항정신병약물을 사용하고 있는 환자에서 약물의 사용을 중단해야 하는지, 혹은 항우울제에 잘 반응하지 않는 임신 중 우울증 환자에게 항정신병약물을 부가 요법으로 사용할 수 있을지에 대한 관심이 증가하고 있다.

임신 중 항정신병약물에 노출된 환자에서 선천적 기형이 증가할 수 있음이 보고되고 있으며, 고전적 항정신병약물과 2세대 항정신병약물 사이에 차이는 없는 것으로 보고되었다[85].

올란자핀의 경우에는 태반을 잘 통과하나 중요한 선천성 기형을 유발한다는 뚜렷한 연구 결과는 없다. 하지만 몇몇 증례 보고에서는 고관절 이형성증, 수막류, 안검 유착, 신경관 결손 발생에 대한 보고가 있었다[86, 87, 88]. 쿠에티아핀은 다른 항정신병약제에 비해 상대적으로 태반을 통과하는 약제의 양이 적은 편으로, 기형 발생에 대한 보고는 없어 안전한 편인 것으로 생각된다[86, 89, 90]. 리스페리돈 경구형이나 장기 지속형 주사제 모두 특별히 기형을 유발하지 않는 것으로 알려졌으나, 리스페리돈의 대사물에 해당하는 팔리페리돈에 대한 연구는 아직까지 많지는 않다[91, 92]. 임신 중 아리피프라졸의 사용에 대한 연구에서도 특별한 기형 유발을 보고하지 않았다[93]. 지프라시돈 사용에 대해서는 구개열을 야기했다는 증례 보고가 있다[94].

2) 비약물학적 치료

(1) 정신치료

임신 중 우울증 환자에서의 정신치료는 효과가 있는 것으로 알려져 있으며, 임신 기간 동안의 정신치료는 출산 이후의 산후우울증 발생을 낮추는 데에도 도움이 되는 것으로 알려져 있다. 대인관계 정신치료 및 인지행동치료가 경도 및 중등도의 임신 중 우울증 환자에서 효과적임에 대해 많은 연구자가 보고하였다[95, 96]. 하지만 많은 산모가 고가의 치료비를 감당하기 부담스럽고 치료에 소요되는 시간적인 제한으로 인해 정신치료를 쉽게 받지 못하고 있는 것으로 나타났다.

(2) 전기경련요법

임신 중 치료를 시작하기 전에 적절한 의학적 주의를 기울인다면, 전기경련요법은 충분히 안전하고 효과적인 치료이다[97, 98]. 임신 3기에 시행된 전기경련요법이 특별히 태아나 출산 합병증을 야기하지는 않는다고 보고되어 있다[97, 99]. 하지만 전기경련요법 시 사용되는 마취제 및 근이완제로 인해 자궁 수축, 조산, 태아 심박 상승 등의 잠재적인 부작용은 가능하다는 의견이 있다[100].

(3) 경두개자기자극술

좌측 전전두엽 쪽에 반복적인 자기 자극을 줌으로써 우울 증상을 호전시킬 수 있음에 대해서 잘 알려져 있다. 임신 중 우울증을 앓는 환자에서 이러한 경두개자기 자극술은 산모와 태아 모두에게 안전한 것으로 알려져 있다[101]. 경두개자극술은 임신 중 우울증 환자에서 단독으로도 적용 가능하며, 항우울제 치료에 부가적인 요법으로 사용하여도 효과적이다[102].

(4) 운동

운동은 심폐 기능을 향상시키는 등 일반적인 신체적 건강에 도움이 될 뿐만 아니라 어느 정도 항우울 효과를 갖는 것으로 알려져 있다[103, 104, 105]. 운동 치료 자체가 일차적인 우울증 치료뿐만 아니라 다른 치료에 부가적으로 활용될 수 있다. 미국 산부인과협회에서는 임신 기간 중에 하루 30분씩 규칙적인 운동을 하는 것을 권장하고 있다.

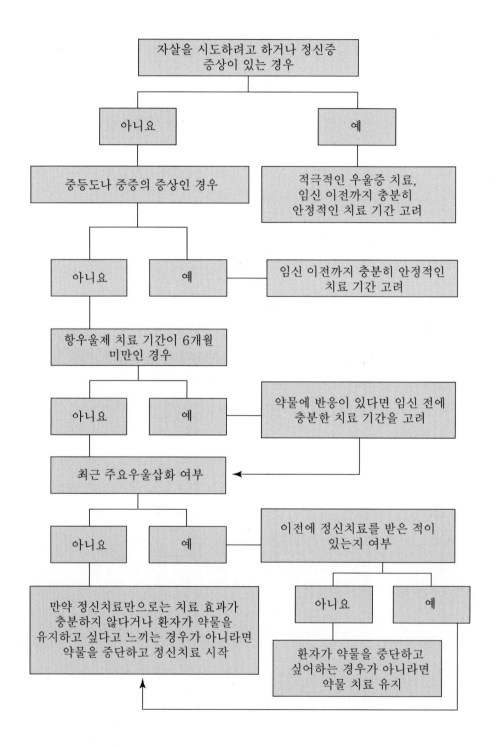

그림 7-1   임신을 앞두고 있는 상황에서 항우울제 치료를 받고 있는 경우

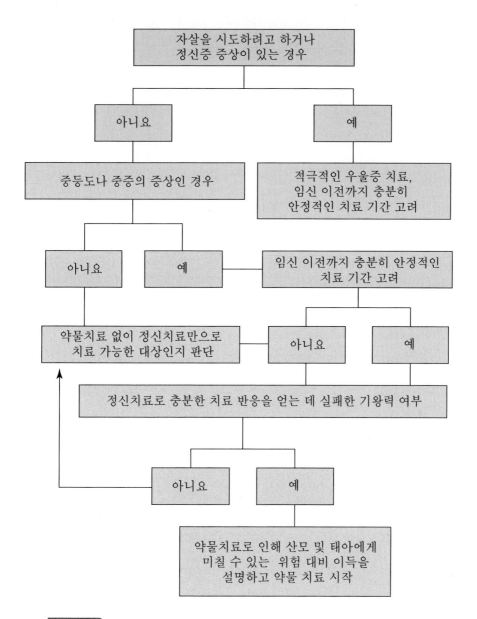

그림 7-2 임신 중 주요우울삽화를 앓고 있고 항우울제를 복용하지 않는 경우

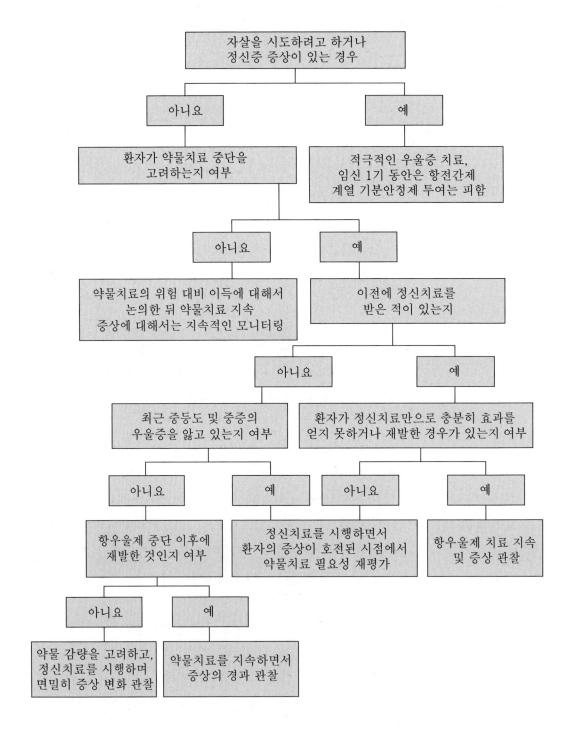

그림 7-3 　임신중 주요우울삽화를 앓고 최근에 항우울제를 복용하고 있는 경우

참고문헌

[1] Smith MV, Shao L, Howell H, Lin H, Yonkers KA. Perinatal depression and birth outcomes in a Healthy Start project. *Matern Child Health J.* 2011;15:401-9.

[2] Melville JL, Gavin A, Guo Y, Fan MY, Katon WJ. Depressive disorders during pregnancy: prevalence and risk factors in a large urban sample. *Obstet Gynecol.* 2010;116:1064-70.

[3] Lee AM, Lam SK, Sze Mun Lau SM, Chong CS, Chui HW, Fong DY. Prevalence, course, and risk factors for antenatal anxiety and depression. *Obstet Gynecol.* 2007;110:1102-12.

[4] Husain N, Cruickshank K, Husain M, Khan S, Tomenson B, Rahman A. Social stress and depression during pregnancy and in the postnatal period in British Pakistani mothers: a cohort study. *J Affect Disord.* 2012;140:268-76.

[5] Gavin NI, Gaynes BN, Lohr KN, Meltzer-Brody S, Gartlehner G, Swinson T. Perinatal depression: a systematic review of prevalence and incidence. *Obstet Gynecol.* 2005;106:1071-83.

[6] Farias DR, Pinto TdJP, Teofilo MMA, Vilela AAF, Vaz JdS, Nardi AE, et al. Prevalence of psychiatric disorders in the first trimester of pregnancy and factors associated with current suicide risk. *Psychiatry Research.* 2013;210:962-8.

[7] Borges G, Angst J, Nock MK, Ruscio AM, Walters EE, Kessler RC. A risk index for 12-month suicide attempts in the National Comorbidity Survey Replication (NCS-R). *Psychol Med.* 2006;36:1747-57.

[8] Jeong HG, Lim JS, Lee MS, Kim SH, Jung IK, Joe SH. The association of psychosocial factors and obstetric history with depression in pregnant women: focus on the role of emotional support. *Gen Hosp Psychiatry.* 2013;35:354-8.

[9] Marcus SM. Depression during pregnancy: rates, risks and consequences--Motherisk Update 2008. *Can J Clin Pharmacol.* 2009;16:e15-22.

[10] Devlin AM, Brain U, Austin J, Oberlander TF. Prenatal exposure to maternal

depressed mood and the MTHFR C677T variant affect SLC6A4 methylation in infants at birth. *PLoS One.* 2010;5:e12201.

[11] Lydsdottir LB, Howard LM, Olafsdottir H, Thome M, Tyrfingsson P, Sigurdsson JF. The mental health characteristics of pregnant women with depressive symptoms identified by the Edinburgh Postnatal Depression Scale. *J Clin Psychiatry.* 2014;75:393-8.

[12] Andersson L, Sundstrom-Poromaa I, Wulff M, Astrom M, Bixo M. Depression and anxiety during pregnancy and six months postpartum: a follow-up study. *Acta Obstet Gynecol Scand.* 2006;85:937-44.

[13] Martini J, Petzoldt J, Einsle F, Beesdo-Baum K, Hofler M, Wittchen HU. Risk factors and course patterns of anxiety and depressive disorders during pregnancy and after delivery: a prospective-longitudinal study. *J Affect Disord.* 2015;175:385-95.

[14] Bodecs T, Szilagyi E, Cholnoky P, Sandor J, Gonda X, Rihmer Z, et al. Prevalence and psychosocial background of anxiety and depression emerging during the first trimester of pregnancy: data from a Hungarian population-based sample. *Psychiatr Danub.* 2013;25:352-8.

[15] Hartley M, Tomlinson M, Greco E, Comulada WS, Stewart J, le Roux I, et al. Depressed mood in pregnancy: prevalence and correlates in two Cape Town peri-urban settlements. *Reprod Health.* 2011;8:9.

[16] Figueiredo B, Pacheco A, Costa R. Depression during pregnancy and the postpartum period in adolescent and adult Portuguese mothers. *Arch Womens Ment Health.* 2007;10:103-9.

[17] Raisanen S, Lehto SM, Nielsen HS, Gissler M, Kramer MR, Heinonen S. Risk factors for and perinatal outcomes of major depression during pregnancy: a population-based analysis during 2002-2010 in Finland. *BMJ Open.* 2014;4:e004883.

[18] Gavin AR, Melville JL, Rue T, Guo Y, Dina KT, Katon WJ. Racial differences in the prevalence of antenatal depression. *Gen Hosp Psychiatry.* 2011;33:87-93.

[19] Nasreen HE, Kabir ZN, Forsell Y, Edhborg M. Prevalence and associated factors of depressive and anxiety symptoms during pregnancy: a population based study in rural Bangladesh. *BMC Womens Health.* 2011;11:22.

[20] Golbasi Z, Kelleci M, Kisacik G, Cetin A. Prevalence and correlates of depression in

pregnancy among Turkish women. *Matern Child Health J.* 2010;14:485-91.

[21] Luke S, Salihu HM, Alio AP, Mbah AK, Jeffers D, Berry EL, et al. Risk factors for major antenatal depression among low-income African American women. *J Womens Health (Larchmt).* 2009;18:1841-6.

[22] Weobong B, Soremekun S, Ten Asbroek AH, Amenga-Etego S, Danso S, Owusu-Agyei S, et al. Prevalence and determinants of antenatal depression among pregnant women in a predominantly rural population in Ghana: the DON population-based study. *J Affect Disord.* 2014;165:1-7.

[23] Abujilban SK, Abuidhail J, Al-Modallal H, Hamaideh S, Mosemli O. Predictors of antenatal depression among Jordanian pregnant women in their third trimester. *Health Care Women Int.* 2014;35:200-15.

[24] Dmitrovic BK, Dugalic MG, Balkoski GN, Dmitrovic A, Soldatovic I. Frequency of perinatal depression in Serbia and associated risk factors. *Int J Soc Psychiatry.* 2014;60:528-32.

[25] Stewart RC, Umar E, Tomenson B, Creed F. A cross-sectional study of antenatal depression and associated factors in Malawi. *Arch Womens Ment Health.* 2014;17:145-54.

[26] Karmaliani R, Asad N, Bann CM, Moss N, McClure EM, Pasha O, et al. Prevalence of anxiety, depression and associated factors among pregnant women of Hyderabad, Pakistan. *Int J Soc Psychiatry.* 2009;55:414-24.

[27] Zeng Y, Cui Y, Li J. Prevalence and predictors of antenatal depressive symptoms among Chinese women in their third trimester: a cross-sectional survey. *BMC Psychiatry.* 2015;15:66.

[28] Prady SL, Pickett KE, Croudace T, Fairley L, Bloor K, Gilbody S, et al. Psychological distress during pregnancy in a multi-ethnic community: findings from the born in Bradford cohort study. *PLoS One.* 2013;8:e60693.

[29] Cooklin AR, Rowe HJ, Fisher JR. Employee entitlements during pregnancy and maternal psychological well-being. *Aust N Z J Obstet Gynaecol.* 2007;47:483-90.

[30] Dibaba Y, Fantahun M, Hindin MJ. The association of unwanted pregnancy and social support with depressive symptoms in pregnancy: evidence from rural Southwestern Ethiopia. *BMC Pregnancy Childbirth.* 2013;13:135.

[31] Marcus SM, Flynn HA, Blow FC, Barry KL. Depressive symptoms among pregnant women screened in obstetrics settings. *J Womens Health (Larchmt)*. 2003;12:373-80.

[32] Giardinelli L, Innocenti A, Benni L, Stefanini MC, Lino G, Lunardi C, et al. Depression and anxiety in perinatal period: prevalence and risk factors in an Italian sample. *Arch Womens Ment Health*. 2012;15:21-30.

[33] Josefsson A, Angelsioo L, Berg G, Ekstrom CM, Gunnervik C, Nordin C, et al. Obstetric, somatic, and demographic risk factors for postpartum depressive symptoms. *Obstet Gynecol*. 2002;99:223-8.

[34] Srinivasan N, Murthy S, Singh AK, Upadhyay V, Mohan SK, Joshi A. Assessment of burden of depression during pregnancy among pregnant women residing in rural setting of chennai. *J Clin Diagn Res*. 2015;9:Lc08-12.

[35] Akcali Aslan P, Aydin N, Yazici E, Aksoy AN, Kirkan TS, Daloglu GA. Prevalence of depressive disorders and related factors in women in the first trimester of their pregnancies in Erzurum, Turkey. *Int J Soc Psychiatry*. 2014;60:809-17.

[36] Bayrampour H, McDonald S, Tough S. Risk factors of transient and persistent anxiety during pregnancy. *Midwifery*. 2015;31:582-9.

[37] Fellenzer JL, Cibula DA. Intendedness of pregnancy and other predictive factors for symptoms of prenatal depression in a population-based study. *Matern Child Health J*. 2014;18:2426-36.

[38] Marchesi C, Bertoni S, Maggini C. Major and minor depression in pregnancy. *Obstet Gynecol*. 2009;113:1292-8.

[39] Biaggi A, Conroy S, Pawlby S, Pariante CM. Identifying the women at risk of antenatal anxiety and depression: A systematic review. *J Affect Disord*. 2016;191:62-77.

[40] Agostini F, Neri E, Salvatori P, Dellabartola S, Bozicevic L, Monti F. Antenatal depressive symptoms associated with specific life events and sources of social support among Italian women. *Matern Child Health J*. 2015;19:1131-41.

[41] Bowen A, Baetz M, Schwartz L, Balbuena L, Muhajarine N. Antenatal group therapy improves worry and depression symptoms. *Isr J Psychiatry Relat Sci*. 2014;51:226-31.

[42] Katon WJ, Russo JE, Melville JL, Katon JG, Gavin AR. Depression in pregnancy is

associated with preexisting but not pregnancy-induced hypertension. *Gen Hosp Psychiatry*. 2012;34:9-16.

[43] Emory EK, Dieter JN. Maternal depression and psychotropic medication effects on the human fetus. *Ann N Y Acad Sci*. 2006;1094:287-91.

[44] Dieter JN, Field T, Hernandez-Reif M, Jones NA, Lecanuet JP, Salman FA, et al. Maternal depression and increased fetal activity. *J Obstet Gynaecol* 2001;21:468-73.

[45] Allister L, Lester BM, Carr S, Liu J. The effects of maternal depression on fetal heart rate response to vibroacoustic stimulation. *Dev Neuropsychol*. 2001;20:639-51.

[46] Diego MA, Field T, Hernandez-Reif M, Cullen C, Schanberg S, Kuhn C. Prepartum, postpartum, and chronic depression effects on newborns. *Psychiatry*. 2004;67:63-80.

[47] Wisner KL, Sit DK, Hanusa BH, Moses-Kolko EL, Bogen DL, Hunker DF, et al. Major depression and antidepressant treatment: impact on pregnancy and neonatal outcomes. *Am J Psychiatry*. 2009;166:557-66.

[48] Yonkers KA, Smith MV, Forray A, Epperson CN, Costello D, Lin H, et al. Pregnant women with posttraumatic stress disorder and risk of preterm birth. *JAMA Psychiatry*. 2014;71:897-904.

[49] Grote NK, Bridge JA, Gavin AR, Melville JL, Iyengar S, Katon WJ. A meta-analysis of depression during pregnancy and the risk of preterm birth, low birth weight, and intrauterine growth restriction. *Arch Gen Psychiatry*. 2010;67:1012-24.

[50] Dayan J, Creveuil C, Herlicoviez M, Herbel C, Baranger E, Savoye C, et al. Role of anxiety and depression in the onset of spontaneous preterm labor. *Am J Epidemiol*. 2002;155:293-301.

[51] Li D, Liu L, Odouli R. Presence of depressive symptoms during early pregnancy and the risk of preterm delivery: a prospective cohort study. *Hum Reprod* 2009;24:146-53.

[52] Field T, Diego M, Hernandez-Reif M. Prenatal depression effects on the fetus and newborn: a review. *Infant Behav Dev*. 2006;29:445-55.

[53] Hayes LJ, Goodman SH, Carlson E. Maternal antenatal depression and infant disorganized attachment at 12 months. *Attach Hum Dev*. 2013;15:133-53.

[54] Barker ED, Kirkham N, Ng J, Jensen SK. Prenatal maternal depression symptoms and

nutrition, and child cognitive function. *Br J Psychiatry*. 2013;203:417-21.

[55] El Marroun H, White TJ, van der Knaap NJ, Homberg JR, Fernandez G, Schoemaker NK, et al. Prenatal exposure to selective serotonin reuptake inhibitors and social responsiveness symptoms of autism: population-based study of young children. *Br J Psychiatry*. 2014;205:95-102.

[56] Man KK, Tong HH, Wong LY, Chan EW, Simonoff E, Wong IC. Exposure to selective serotonin reuptake inhibitors during pregnancy and risk of autism spectrum disorder in children: a systematic review and meta-analysis of observational studies. *Neurosci Biobehav Rev*. 2015;49:82-9.

[57] Orr ST, James SA, Blackmore Prince C. Maternal prenatal depressive symptoms and spontaneous preterm births among African-American women in Baltimore, Maryland. *Am J Epidemiol*. 2002;156:797-802.

[58] Ertel KA, Koenen KC, Rich-Edwards JW, Gillman MW. Maternal depressive symptoms not associated with reduced height in young children in a US prospective cohort study. *PLoS One*. 2010;5:e13656.

[59] Qiu C, Williams MA, Calderon-Margalit R, Cripe SM, Sorensen TK. Preeclampsia risk in relation to maternal mood and anxiety disorders diagnosed before or during early pregnancy. *Am J Hypertens*. 2009;22:397-402.

[60] Andersson L, Sundstrom-Poromaa I, Wulff M, Astrom M, Bixo M. Implications of antenatal depression and anxiety for obstetric outcome. *Obstet Gynecol*. 2004;104:467-76.

[61] Newport DJ, Levey LC, Pennell PB, Ragan K, Stowe ZN. Suicidal ideation in pregnancy: assessment and clinical implications. *Arch Womens Ment Health*. 2007;10:181-7.

[62] Yonkers KA, Smith MV, Gotman N, Belanger K. Typical somatic symptoms of pregnancy and their impact on a diagnosis of major depressive disorder. *Gen Hosp Psychiatry*. 2009;31:327-33.

[63] Ebeid E, Nassif N, Sinha P. Prenatal depression leading to postpartum psychosis. *J Obstet Gynaecol*. 2010;30:435-8.

[64] Gentile S. Bipolar disorder in pregnancy: to treat or not to treat? *Bmj*. 2012;345:e7367.

[65] Cohen LS, Altshuler LL, Harlow BL, Nonacs R, Newport DJ, Viguera AC, et al. Relapse of major depression during pregnancy in women who maintain or discontinue antidepressant treatment. *JAMA*. 2006;295:499-507.

[66] Einarson A. Antidepressants and pregnancy: complexities of producing evidence-based information. *Cmaj*. 2010;182:1017-8.

[67] Yonkers KA, Wisner KL, Stewart DE, Oberlander TF, Dell DL, Stotland N, et al. The management of depression during pregnancy: a report from the American Psychiatric Association and the American College of Obstetricians and Gynecologists. *Gen Hosp Psychiatry*. 2009;31:403-13.

[68] Steer RA, Scholl TO, Hediger ML, Fischer RL. Self-reported depression and negative pregnancy outcomes. *J Clin Epidemiol*. 1992;45:1093-9.

[69] Oberlander TF, Warburton W, Misri S, Aghajanian J, Hertzman C. Neonatal outcomes after prenatal exposure to selective serotonin reuptake inhibitor antidepressants and maternal depression using population-based linked health data. *Arch Gen Psychiatry*. 2006;63:898-906.

[70] Nikfar S, Rahimi R, Hendoiee N, Abdollahi M. Increasing the risk of spontaneous abortion and major malformations in newborns following use of serotonin reuptake inhibitors during pregnancy: A systematic review and updated meta-analysis. *Daru*. 2012;20:75.

[71] Ross LE, Grigoriadis S, Mamisashvili L, Vonderporten EH, Roerecke M, Rehm J, et al. Selected pregnancy and delivery outcomes after exposure to antidepressant medication: a systematic review and meta-analysis. *JAMA Psychiatry*. 2013;70:436-43.

[72] Stephansson O, Kieler H, Haglund B, Artama M, Engeland A, Furu K, et al. Selective serotonin reuptake inhibitors during pregnancy and risk of stillbirth and infant mortality. *Jama*. 2013;309:48-54.

[73] Colvin L, Slack-Smith L, Stanley FJ, Bower C. Early morbidity and mortality following in utero exposure to selective serotonin reuptake inhibitors: a population-based study in Western Australia. *CNS Drugs*. 2012;26:e1-14.

[74] Jimenez-Solem E, Andersen JT, Petersen M, Broedbaek K, Jensen JK, Afzal S, et al. Exposure to selective serotonin reuptake inhibitors and the risk of congenital

malformations: a nationwide cohort study. *BMJ Open*. 2012;2.

[75] Grigoriadis S, VonderPorten EH, Mamisashvili L, Roerecke M, Rehm J, Dennis CL, et al. Antidepressant exposure during pregnancy and congenital malformations: is there an association? A systematic review and meta-analysis of the best evidence. *J Clin Psychiatry*. 2013;74:e293-308.

[76] Yonkers KA, Norwitz ER, Smith MV, Lockwood CJ, Gotman N, Luchansky E, et al. Depression and serotonin reuptake inhibitor treatment as risk factors for preterm birth. *Epidemiology*. 2012;23:677-85.

[77] Chambers CD, Hernandez-Diaz S, Van Marter LJ, Werler MM, Louik C, Jones KL, et al. Selective serotonin-reuptake inhibitors and risk of persistent pulmonary hypertension of the newborn. *N Engl J Med*. 2006;354:579-87.

[78] Andrade SE, Raebel MA, Brown J, Lane K, Livingston J, Boudreau D, et al. Use of antidepressant medications during pregnancy: a multisite study. *Am J Obstet Gynecol*. 2008;198:194.e1-5.

[79] Wichman CL, Moore KM, Lang TR, St Sauver JL, Heise RH, Jr., Watson WJ. Congenital heart disease associated with selective serotonin reuptake inhibitor use during pregnancy. *Mayo Clin Proc*. 2009;84:23-7.

[80] Wilson KL, Zelig CM, Harvey JP, Cunningham BS, Dolinsky BM, Napolitano PG. Persistent pulmonary hypertension of the newborn is associated with mode of delivery and not with maternal use of selective serotonin reuptake inhibitors. *Am J Perinatol*. 2011;28:19-24.

[81] Kallen B, Olausson PO. Maternal use of selective serotonin re-uptake inhibitors and persistent pulmonary hypertension of the newborn. *Pharmacoepidemiol Drug Saf*. 2008;17:801-6.

[82] Kieler H, Artama M, Engeland A, Ericsson O, Furu K, Gissler M, et al. Selective serotonin reuptake inhibitors during pregnancy and risk of persistent pulmonary hypertension in the newborn: population based cohort study from the five Nordic countries. *Bmj*. 2012;344:d8012.

[83] Reis M, Kallen B. Delivery outcome after maternal use of antidepressant drugs in pregnancy: an update using Swedish data. *Psychol Med*. 2010;40:1723-33.

[84] Yonkers KA, Vigod S, Ross LE. Diagnosis, pathophysiology, and management of

mood disorders in pregnant and postpartum women. *Obstet Gynecol.* 2011;117:961–77.

[85] Coughlin CG, Blackwell KA, Bartley C, Hay M, Yonkers KA, Bloch MH. Obstetric and neonatal outcomes after antipsychotic medication exposure in pregnancy. *Obstet Gynecol.* 2015;125:1224–35.

[86] McKenna K, Koren G, Tetelbaum M, Wilton L, Shakir S, Diav-Citrin O, et al. Pregnancy outcome of women using atypical antipsychotic drugs: a prospective comparative study. *J Clin Psychiatry.* 2005;66:444–9; quiz 546.

[87] Arora M, Praharaj SK. Meningocele and ankyloblepharon following in utero exposure to olanzapine. *Eur Psychiatry.* 2006;21:345–6.

[88] Spyropoulou AC, Zervas IM, Soldatos CR. Hip dysplasia following a case of olanzapine exposed pregnancy: a questionable association. *Arch Womens Ment Health.* 2006;9:219–22.

[89] Gentile S. Antipsychotic therapy during early and late pregnancy. A systematic review. *Schizophr Bull.* 2010;36:518–44.

[90] Tenyi T, Trixler M, Keresztes Z. Quetiapine and pregnancy. *Am J Psychiatry.* 2002;159:674.

[91] Coppola D, Russo LJ, Kwarta RF, Jr., Varughese R, Schmider J. Evaluating the postmarketing experience of risperidone use during pregnancy: pregnancy and neonatal outcomes. *Drug Saf.* 2007;30:247–64.

[92] Kim SW, Kim KM, Kim JM, Shin IS, Shin HY, Yang SJ, et al. Use of long-acting injectable risperidone before and throughout pregnancy in schizophrenia. *Prog Neuropsychopharmacol Biol Psychiatry.* 2007;31:543–5.

[93] Bellet F, Beyens MN, Bernard N, Beghin D, Elefant E, Vial T. Exposure to aripiprazole during embryogenesis: a prospective multicenter cohort study. *Pharmacoepidemiol Drug Saf.* 2015;24:368–80.

[94] Peitl MV, Petric D, Peitl V. Ziprasidone as a possible cause of cleft palate in a newborn. *Psychiatr Danub.* 2010;22:117–9.

[95] Claridge AM. Efficacy of systemically oriented psychotherapies in the treatment of perinatal depression: a meta-analysis. *Arch Womens Ment Health.* 2014;17:3–15.

[96] Sockol LE, Epperson CN, Barber JP. A meta-analysis of treatments for perinatal

depression. *Clin Psychol Rev.* 2011;31:839-49.

[97] Miller LJ. Use of electroconvulsive therapy during pregnancy. *Hosp Community Psychiatry.* 1994;45:444-50.

[98] O'Reardon JP, Cristancho MA, von Andreae CV, Cristancho P, Weiss D. Acute and maintenance electroconvulsive therapy for treatment of severe major depression during the second and third trimesters of pregnancy with infant follow-up to 18 months: case report and review of the literature. *J ect.* 2011;27:e23-6.

[99] Rabheru K. The use of electroconvulsive therapy in special patient populations. *Can J Psychiatry.* 2001;46:710-9.

[100] Leiknes KA, Cooke MJ, Jarosch-von Schweder L, Harboe I, Hoie B. Electroconvulsive therapy during pregnancy: a systematic review of case studies. *Arch Womens Ment Health.* 2015;18:1-39.

[101] Hizli Sayar G, Ozten E, Tufan E, Cerit C, Kagan G, Dilbaz N, et al. Transcranial magnetic stimulation during pregnancy. *Arch Womens Ment Health.* 2014;17:311-5.

[102] Kim DR, Epperson N, Pare E, Gonzalez JM, Parry S, Thase ME, et al. An open label pilot study of transcranial magnetic stimulation for pregnant women with major depressive disorder. *J Womens Health (Larchmt).* 2011;20:255-61.

[103] Blumenthal JA, Babyak MA, Moore KA, Craighead WE, Herman S, Khatri P, et al. Effects of exercise training on older patients with major depression. *Arch Intern Med.* 1999;159:2349-56.

[104] Blumenthal JA, Babyak MA, Doraiswamy PM, Watkins L, Hoffman BM, Barbour KA, et al. Exercise and pharmacotherapy in the treatment of major depressive disorder. *Psychosom Med.* 2007;69:587-96.

[105] Babyak M, Blumenthal JA, Herman S, Khatri P, Doraiswamy M, Moore K, et al. Exercise treatment for major depression: maintenance of therapeutic benefit at 10 months. *Psychosom Med.* 2000;62:633-8.

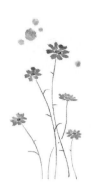

제8장
산후우울증과 산후정신병
(Postpartum Depression and Postpartum Psychosis)

1. 서론

산후우울증은 인구 집단과 문화 배경에 관련 없이 여성에게 흔히 이환되는 심각한 장애이다. 일반적으로 여성은 출산 후 흔히 산후우울기분을 경험하지만 대부분 자연적으로 호전되고, 증상이 심각한 경우에는 산후우울증의 진단을 내리게 된다. 산후정신병은 자해 혹은 영아 살해의 위험이 높기 때문에 정신의학적으로 응급 상태이며 입원을 필요로 한다. 산후정신병은 망상, 환각, 와해된 사고 과정 등의 증상을 나타내며 반드시 산후우울증과 감별하여야 한다. 2013년 5월 정신질환의 진단 및 통계 편람 제5판(Diagnostic and Statistical Manual of Mental Disorder 5th edition, DSM-5)에서는 주요우울삽화의 '산후 발병' 세부 기준이 '주산기 발병'으로 변경되었다. 임신과 관련된 발병 시기의 기준이 확대되어야 한다는 여러 증거에도 불구하고, DSM-5 세부 기준은 우울 증상이 임신 동안 혹은 출산 후 4주 안에 발생하였을 때만 진단하게 되어 있다. 산후기의 시간적인 범위에 대해서 의견이 다양하지만, 이 장에서는 산후 12개월 내에 발생한 질환을 대상으로 하여 기술하려고 한다[1].

2. 유병률

1) 산후우울증

'출산 후'라는 시간적인 개념과 우울증의 심각도 차이에 따라 산후우울증 (postpartum depression)의 기간 유병률은 다양하게 보고되고 있다. 기간을 산후 3 개월까지로 하고 주요 및 경도 우울증을 모두 포함한다면 기간 유병률은 19.2%, 시점 유병률은 12.9%이다[2, 3]. 주요우울증만을 고려하면 3개월 산후기의 기간 유병률은 7.1%(시점 유병률 4.7%)이고, 12개월 산후기의 경우 기간 유병률은 21.9%(시점 유병률 3.9%)이다. 우울증 척도를 사용하는 경우에는 일반 인구의 7~14%의 여성이 4~6주의 산후기에 우울증 양성으로 선별될 것으로 추정된다. 흥미롭게도 우울증이 있는 산후 여성의 40%가 산후 발생 삽화를 보고한 반면, 33.4%가 산전 발병을, 26.5%가 임신 전 발병을 보고하고 있다. 산후우울증이 있는 여성은 대조군에 비해 우울 삽화의 재발 가능성이 더 높은 것으로 알려져 있으며, 한 코호트 연구에서도 산후우울증이 있는 여성은 산후우울증에 이환되지 않은 여성에 비해 향후 우울 증상을 경험할 가능성이 6배나 높다고 보고하였다[4].

2) 산후정신병

산후정신병(postpartum psychosis)은 일반 인구에서 출생아 1,000명당 1~2명 정도이고, 산후정신병이나 양극성장애의 과거력이 있는 여성은 100배 더 높은 발병률을 보였다[5]. 양극성장애와 조현병은 산후정신병의 유병률을 높인다[6, 7]. Kendell 등은 12년 동안 54,000건의 출산을 대상으로 산후우울증으로 인한 정신건강의학과 입원 시기와 출산 시기 사이의 시간적 관계를 연구하였다[8]. 이 연구에서 정신건강의학과 입원이 임신 전보다 출산 후 첫 30일 내에 7배가 더 많았으며, 이에 저자들은 산후정신병의 발병과 대사 요인과의 관련성을 추정하였다. 또한 출산 후 산후정신병이 발병한 환자의 72~80%가 양극성장애 혹은 조현정동장애이었고, 12%가 조현병이었다.

3) 산후우울기분

산후우울기분(postpartum blues)은 산후 1주일 내 여성에게 흔히 나타나는 일시적 증후군이다. 대부분의 연구자는 50% 이상의 여성이 이 증후군을 경험한다고 보고하고 있으며, 기분의 불안정성도 치료적인 개입 없이 1~2주 내에 사라진다.

3. 원인 및 위험요소

1) 원인

산후우울증의 생물학적 원인에 대해서는 연구가 활발히 진행되고 있다. 일부 여성은 주산기 동안 정상적인 호르몬의 변동에 민감한 반응을 보이는데, 일례로 에스트라디올(E2)의 감소와 모노아민 산화효소(monoamine oxidase, MAO)의 상승이 기분을 악화시키게 된다. 또한 임신 기간 동안 시상하부-뇌하수체-부신 축(hypothalamic-pituitary-adrenal axis, HPA 축)의 조절에 문제가 생기면 출산 후에도 HPA 축의 반응이 저하되고 우울증이 발생한다는 가설이 제기되고 있다. 유전적 기전으로는 세로토닌 유전자 다형성이 있는 여성의 경우 산후 8주 내에 우울증 발병 위험이 증가된다고 보고되었지만 논란이 있다. 그 외에도 에스트로겐 기반 DNA 메틸화의 감수성 증가와 에스트로겐 수용체(ESR1)의 다형성이 산후우울증과 관련이 있다고 보고되고 있다[9, 10]. 산후우울증의 발병은 생물학적, 심리적, 사회적 요인의 상호작용을 통해 나타난다. 산후우울증의 위험 요인으로 주요우울장애의 과거력, 생활 스트레스, 산후기 지지 체계의 부재 등이 제기되고 있다.

(1) 성 호르몬

출산 후에는 호르몬의 급격한 농도 변화가 확인되므로, 성 호르몬은 산후우울증의 원인으로 관심을 받게 되었다. 임신 중의 호르몬 상태처럼 에스트로겐과 프로게스테론을 투약하다가 중단한 경우 산후우울증의 과거력이 있는 여성은 과거력이 없는 여성에 비해 우울증을 경험할 가능성이 더 높았다[11]. 또한 출산 후에 에스트로겐을 투약하여 산후기의 에스트로겐 감소를 늦춰 준 경우에도 우울 증상이 해소되는 결과를 보였다[12, 13]. 그러나 에스트로겐은 우울증과 관련된 신경전달물질에도 많은 영향을 주기 때문에 그 영향은 간접적일지도 모른다.

(2) 신경전달물질

양전자방출 단층촬영의 사용을 통한 연구에서 출산 초기에 MAO-A 농도가 에스트로겐의 감소와 관련되었음을 밝혀 냈다[14]. 이를 통해 산후우울기분과 산후우울증의 기분 변화를 모노아민의 급성 감소 모델로 설명할 수 있게 되었다. 또한 신경전달물질의 활성에 대한 말초 표지자를 측정했던 연구들도 이 모델을 지지하고 있다. 산후우울증이 있는 여성의 혈소판 세로토닌은 산후우울증이 없는 여성보다 낮았고, 세로토닌 운반체의 경우에는 우울 증상이 있는 산후 여성에서 더 높았으며 [15], 혈소판의 세로토닌도 출산 후 우울의 심각도와 관련된다고 보고되고 있다[16]. 이는 낮은 시냅스 내의 세로토닌 농도가 출산 후에 우울 증상을 유발할 수 있음을 보여 주고 있다. 그러나 한 연구에서는 우울 증상이 없는 여성보다 우울 증상이 있는 여성에서 출산 후 노르에피네프린의 대사물이 상승되었음을 보고하였는데, 이는 스트레스에 대한 반응의 결과로 이해할 수 있다[16].

(3) HPA 축 이상

우울증은 HPA 축의 기능 부전과 관련된 것으로 이해되고 있으며, 임신과 출산의 영향을 받게 된다. 임신하지 않은 여성은 코티졸, 코르티코트로핀 분비 호르몬(corticotropin-releasing hormone, CRH), 아드레노코르티코트로핀(adrenocorticotropin, ACTH)의 자가수용체에 의하여 시상하부, 뇌하수체, 부신피질의 호르몬 생산이 조절된다. 임신 시 태반은 독립적으로 이들 호르몬을 만들고[17], 이는 시상하부와 뇌하수체의 자가수용체를 하향 조절한다. 수용체가 하향 조절되고 임신 전 호르몬 상태로 이행되면서 기분장애에 대한 취약성이 발생하게 된다[18]. 우울 증상이 있는 산후기 여성은 CRH에 의한 ACTH의 억제가 우울 증상이 없는 여성보다 더 두드러졌다[18]. 또한 우울증이 있는 경우 ACTH 분비에 대한 코티졸의 반응도 관련성을 보이지 않게 된다[19]. 특히 산후우울증 여성은 임신 25주에 CRH 농도가 상승하고 [20], 스트레스에 대한 코티졸 반응이 증가하는 등 HPA 축의 과활성을 보인다[21].

(4) 면역계

출산은 통증, 신체적인 소모, 출산 관련 조직 손상으로 염증유발(pro-inflammatory) 상태를 자극한다[22]. 염증유발 시토카인은 HPA 축 활성과 관련되어 있고, 임신하지 않은 여성에서 기분장애와 관련성을 보여 왔다[23, 24]. 강력한 염증유발 시토카인인 인터루킨-1β는 백혈구에서 분비되는데, 이는 산후 첫 달에 상승한다[25]. 우울 증상이 있는 산후기 여성의 경우 혈청 인터페론 γ 혹은 인터루킨-10, 코티졸 농도는 낮게 검출되는데, 이는 HPA 축과 면역 반응의 활성 저하를 의미한다[26].

(5) 갑상샘 기능

갑상샘 기능의 이상과 기분장애와의 상관성은 비교적 잘 정립되어 있다. 임신은 갑상샘에 대한 융모성생식샘자극호르몬(chorionic gonadotropin)의 효과를 통해 갑상샘 축에 영향을 주며, 주산기 우울증의 생물학적 취약성에 기여하게 된다. 다양한 갑상샘 지표는 임신과 산후기 여성 모두에서 기분 변화와의 관련성을 보인다[27, 28, 29, 30, 31]. 갑상샘저하증을 나타내는 갑상선자극호르몬의 상승과 무증상 갑상샘항진증을 의미하는 유리 T4의 상승이 여기에 해당된다. 또한 일부 연구에서는 갑상샘 자가항체의 상승이 임신과 산후의 우울증 위험인자임을 보고하고 있다[28, 29, 32, 33, 34]. 임신과 산후기 여성의 갑상샘 상태를 평가함으로써 갑상샘의 기능부전을 확인하고 우울증의 치료에도 도움을 줄 수 있다. 그러나 갑상샘 지표의 이상이 주산기 우울증의 모든 사례에서 확인되지는 않는다.

(6) 멜라토닌

Parry 등은 우울증이 없는 대조군에 비하여 임신한 우울증 여성의 경우 멜라토닌이 낮고, 산후우울증이 있는 여성은 멜라토닌 농도가 높다고 보고하였다[35]. 이 결과는 산후우울증 여성에서 특정 시점의 수면박탈이 기분 증상에 긍정적인 효과를 보인다는 초기 연구와 일치하는 소견이다[36]. 그러나 주산기 우울증의 병태생리로 고려하기 위해서는 후속 연구 결과들이 뒷받침되어야 한다.

(7) 가족 군집성

산후우울증은 가족 내 군집을 이루는 경향이 있다. 838명의 여성 쌍생아를 이용한 연구는 산후의 주요우울증은 유전적 요인으로 25%를 설명할 수 있으며, 산후기 우울 증상의 경우에는 38%를 설명할 수 있음을 발견하였다[37]. 후향적이라는 제한은 있지만, 주요우울장애로 진단된 여성을 대상으로 한 코호트들에서도 가족성의 증거를 발견하였다. 한 연구에서는 산후우울증을 경험한 자매가 있는 여성 중 42%가 산후우울증을 진단받은 데 비해, 산후우울증을 경험하지 않은 자매가 있는 경우에는 15%만 산후우울증을 진단받았다[38]. 또 다른 연구에서는 산후우울증이 있는 형제는 산후우울증을 가질 교차비가 4.96(95% CI 1.51-10.42)이었다[39].

(8) 유전학 연구

가족 군집성 연구로부터 얻은 결과는 기저의 유전적 기전을 탐색하고자 하는 연구자들에게 원동력을 제공하였다. 세로토닌수송체 유전자의 다형성에 따라 세로토닌수송체의 발현에 차이가 나타난다. 수송체 유전자의 발현이 높은 경우에는 세로토닌전구체인 트립토판의 고갈과 우울 증상이 관련성을 보이게 된다. 특히 산후기는 트립토판이 상대적으로 고갈되는 시기이므로 다형성의 발현과 산후 8주까지의 에딘버러 산후 우울증 척도(Edinburgh Postnatal Depression scale) 점수 사이에는 관련성이 나타난다[40]. 산후기 기분장애(양극성 혹은 단극성) 여성에서는 hemicentin 1, methyltransferase-like 13의 2개의 잠재적 후보 유전자가 확인되었다. 해마에서 다수 발현되는 hemicentin 1은 4곳의 에스트로겐 결합 부위를 함유하고 있고, 쥐에서는 산후기 에스토르겐 농도의 감소에 따라 변화하게 된다. Methyltransferase-like 13은 DNA 메틸전이효소의 활성과 연관되어 있을 가능성이 있으며, 이는 에스트로겐 수용체 유도 유전자 전이에서 중요한 역할을 한다[41]. 산후기 여성에서 유전적 위험도에 대한 연구들도 진행되었다. 주산기 여성의 전향적 코호트 연구에서 세로토닌 운반체 기능저하의 다형성은 산후 6주째의 우울 증상과 연관되었으며, MAO-A와 COMT(catechol-O-methyl-transferase) 기능저하의 다형성도 임신 후기와 출산 후 6주 째의 우울 증상과 관련되어 있었다[42].

요약하면 상관 연구, 가족 연구, 유전적 연구로부터 주산기에 주요우울장애의 위험이 있는 여성군이 존재함을 추정할 수 있다. 이들의 위험에 대한 생물학적 기전이 명확하지는 않지만 성 호르몬과 단가 아민 농도의 갑작스러운 변화, 산후 갑상샘 호르몬의 조절 실패, 면역 반응, HPA 축의 이상들이 관련되어 있는 것 같다. 하지만 이 요인들이 주산기 우울증의 위험에 대한 생물학적 지표로 이용되기에는 근거가 부족한 상태이다.

2) 위험요소

(1) 산후우울증

산후우울증과 관련된 이환율과 사망률을 확인하고자 많은 연구자가 주산기 우울증의 위험이 있는 여성들의 표현형을 탐구해 왔다. 낮은 사회경제적 상태는 산후우울증의 가장 강력한 인구학적 위험 요소이며, 우울 혹은 불안, 이전 산후우울증, 사회적 지지의 부족 등의 과거력도 위험요인이 된다[43, 44, 45]. 전향적 코호트 연구에서는 임신 중 항우울제를 중단한 80% 여성이 산후 첫해에 우울증이 재발하였다[46]. 소아기 외상 경험은 산후우울증보다 산전 우울증의 위험을 증가시킨다고 보고가 있으며[47], 월경전불쾌장애가 산후우울증의 위험 인자로 확인된 후향적 대조군 연구도 있었다[48].

산후우울증은 가족 체계에 다양하고 심각한 영향을 미치게 된다. 예를 들어, 산후우울증은 아버지의 우울증과 영아기 및 소아기의 부적응적 발달의 위험을 높이게 된다. 엄마는 대체로 영아를 일차적으로 돌보는 사람이므로 영아의 안전을 지키기 위해서는 심리적 안정이 필수적이다. 소아 외상 경험은 산후우울증 발생의 위험 요인일 수 있으며, 이러한 순환이 연속적일 수 있기 때문에 아동 학대와 방치는 산후우울증이 있는 여성에서 더욱 흔할 수 있다. 그러나 모든 연구에서 아동학대가 산후우울증의 위험 인자임을 지지하지는 않는다. 산후우울증이 있는 여성은 애착을 돕고 이상적인 영양 공급처가 될 수 있는 수유를 기피하는 것으로 알려져 있다.

〈표 8-1〉 산후우울증의 위험요인

- 20세 미만
- 약물남용
- 정신질환의 과거력 혹은 가족력
- 임신 중의 스트레스 사건
- 부부 갈등
- 임신에 대한 가족과 친구로부터의 지지 부족
- 엄마의 실직 상태
- 남편의 우울증 과거력
- 양육 스트레스
- 입덧
- 자궁 과민성
- 정신질환이 임신 중에도 지속되는 경우

- 예상하지 못한 임신
- 유산된 경우
- 유산의 과거력
- 엄마와 관계가 좋지 않은 산모
- 수유하지 않을 때
- 배우자 없이 혼자 사는 경우
- 배우자의 감정적 · 재정적 지지가 부족한 경우
- 산부인과 진료가 잦은 경우
- 기형아를 출생한 경우
- 인격 요인(내성적이고 과민한 경우)
- 양극성장애

(2) 산후정신병

출산 시 발생하는 갑작스러운 호르몬 변화는 정신상태에 영향을 주게 되는데, 이들이 현재 산후정신병의 원인으로 관심이 모아지고 있다. 양극성장애 여성은 출산 시 에스트로겐과 프로게스테론의 급작스러운 저하에 민감하다[11]. 임신하지 않은 여성에게 류프롤라이드(leuprolide)를 투여하여 생식샘 저하 상태를 유도한 연구에서 산후우울증에 대한 호르몬의 영향을 확인하였다[11]. 8주 동안 에스트라디올과 프로게스테론을 생리적 용량 이상으로 투여하고, 이중 맹검 조건하에서 이들 스테로이드를 중단하면 출산을 가장할 수 있다. 이 연구에서 산후우울증의 과거력이 있는 8명의 여성 중 5명에서는 기분 증상이 나타났으나, 과거력이 없는 여성에서는 기분 증상이 나타나지 않았다.

산후정신병을 겪는 여성에서의 양극성장애와 산후정신병의 가족력은 여러 연구에서 입증되어 왔다. 한 연구에서는 산후정신병의 가족력이 없는 양극성장애 여성의 30%가 산후정신병에 이환되는 것에 비해, 산후정신병의 일차 친족이 있는 양극성장애 여성은 74%가 이환되었다[49]. 출산에 의한 양극성 삽화의 발생은 산후정신병이 양극성장애의 유전적 아형임을 의미할 수도 있다[50]. 출산 6주 내에 조증 혹은 정신병적 삽화를 가진 가족 구성원이 한 명 이상 있는 가족을 모집하여 진행한 연구에서 염색체 16p13이 중요한 연관성을 보였으며, 염색체 8q24도 잠재적으로 연관이 관찰되었다[50]. 또한 세로토닌 운반 유전자의 변이도 삽화의 감수성에 중대한 영향을 끼쳤다[51].

4. 임상 양상과 진단

1) 임상 양상

(1) 산후우울증

산후 우울 삽화는 신생아에 초점이 맞춰진 강박, 반추와 동반되는 수면, 식사, 활동 양상의 변화를 증상으로 한다. 많은 여성이 정신의학적 과거력이 없고 자발적으로 증상을 보고하지 않으며, 도움을 구하기도 꺼려한다. 강박 사고나 자살 사고가 있는 경우에는 반드시 평가되어야 한다. 산후우울증 여성의 60%에서 영아에 대한 공격성에 초점이 맞춰진 강박 사고를 보고한다[52]. 이 여성들이 실제로 영아를 해치려고 하지는 않으나, 그 생각을 최소화하기 위해 영아를 피하게 될 수 있다. 산후 불안은 우울과 함께 자주 나타나고, 두 상태가 병발할 때 임상 양상은 더욱 심각하다. 산후우울증의 흔한 증상은 〈표 8-2〉에 제시하였다.

〈표 8-2〉 산후우울증의 증상과 증후

- 잠을 잘 자지 못하거나, 영아가 깨어 있을 때조차 과하게 수면함
- 기분의 변동
- 식욕의 변화
- 아이가 해를 입을지도 모른다는 두려움, 과한 몰두, 걱정
- 슬픔 혹은 과한 울음
- 죄책감과 무력감
- 집중하기, 기억해 내기 어려움
- 취미나 일상 활동에 대한 관심 상실
- 자살 사고나 자살 계획과 같이 죽음에 대한 반복적 생각

(2) 산후정신병

Brockington 등은 출산 2주 내에 시작한 정신병 58 사례와 주산기와 무관하게 정신병에 이환된 젊은 여성 52가지 사례의 비교로 산후정신병과 양극성장애의 관계를 확인하였다[53]. 산후정신병 환자는 기분 불안정, 주의산만, 혼돈 등의 증상이 더 심하였다. 또한 감각 장해와 기괴한 망상, 기억력 감소의 가능성이 더 높았다. Wisner 등은 정형화된 신경정신의학적 검사를 사용하여 출산 시 발병된 정동 정신

병의 엄마에서 '인지적으로 와해된 정신병'을 확인하였다[54]. 출산과 관련된 정신병은 인지기능 손상, 기괴한 행동, 사고의 와해, 병식 결여, 관계 망상, 피해 망상, 타살 사고 및 행동의 증가 등의 증상을 나타낸다. 또한 시각, 촉각, 후각의 환각과 섬망과 유사한 양상을 보이기도 한다. 이렇게 복잡한 정동성(조현정동 혹은 양극성)정신병의 양상은 섬망과의 관련성을 추정하게 하지만 연구결과는 일관되지 않았다.

Chandra 등은 산후정신병을 가진 53%의 여성이 누군가 아기를 죽일 것이라든가 모유에 의해 해를 입을 수 있다는 망상을 가진다는 것을 발견하였다[55]. Oosthuizen 등은 산후정신병을 가진 20명의 여성과 20명의 양극성장애 여성을 비교하였는데, 전자는 더욱 빠르고 강렬한 기분 변동을 보이고 혼돈과 조종 망상을 더 많이 보였다[56]. Kadrmas 등은 62%의 산후 양극성 정신병 환자는 슈나이더 1급 증상인 사고 전파, 조정 망상 등의 망상과 환각을 경험한다고 보고하였다[57].

산후정신병을 진단받은 여성의 약 4%가 영아살해를 저지른다[58]. 치료감호소에 수용된 영아살해 여성에 관한 연구에서 75.6%는 입원 시점에 주요우울증으로 진단되었고, 24.4%는 양극성장애로 진단되었다[59]. 퇴원 시에는 구금 동안에 발생한 경조증 혹은 조증 삽화에 기반을 두고, 73.3%가 양극성장애로 진단되었다. 산후 기분장애를 보이는 여성에게는 반드시 자신 혹은 영아를 해치려는 생각이 있는지에 관해 물어서, 영아살해 사고가 강박적인지 혹은 정신병적인지를 결정해야 한다. 산후우울증 여성은 이성적인 판단과 현실 검증력이 보존되어 있으며, 자아 이질적인 영아 살해의 강박 사고를 흔히(41~57%) 경험한다[60]. 예를 들면, 갑작스럽게 창문 밖으로 아기를 던지거나 아기를 떨어뜨리는 상상 등이다. 대조적으로 산후정신병에서는 영아살해 사고는 정신병적 믿음과 현실 검증력의 상실과 관련되어 자아 동질적이고, 강박적으로 행동에 옮기게 된다[60].

(3) 산후우울기분

대부분의 산모가 경험하며, 출산 후 4일째 무렵 심해지고 10일째 해소된다. 발작적인 울음(crying spell), 불안, 슬픔, 불면, 혼돈, 예민함 등의 증상이 나타나지만, 자살 사고는 동반되지 않는다. 출산후우울기분은 중대한 기능의 저하를 동반하지 않고 이환 기간이 짧기 때문에 치료가 필요하지 않다[61, 62].

2) 진단 및 평가도구

(1) 산후우울증

미국 일부 주에서는 주산기 우울증의 선별을 의무화하고 있다. 일반적으로 우울증이 있는 여성은 심리적 증상보다는 신체적 증상으로 산부인과 의사를 찾게 되며, 의사도 우울증에 대해서는 주의 깊게 확인하지 않는다. 선별은 몇 가지 척도로 빠르고 정확하게 시행할 수 있는데, EPDS(Edinburgh Postnatal Depression Scale)가 흔히 추천된다. EPDS는 자살사고 평가 항목을 비롯하여 0점에서 3점까지 평가하도록 만들어진 10개의 항목으로 구성되어 있다. 원저에서는 점수가 13점 이상일 경우 민감도를 86%, 특이도를 78%로 보고하였고, 10점 이상일 경우 민감도 85%, 특이도 77%라고 보고하였다[63]. 산후 주요우울증의 병력이 없는 여성의 경우 12점 이상일 때 민감도는 86%이고, 특이도는 78%이다[63]. 언어와 문화에 따라 다르지만 일반적으로 13점을 초과하는 경우 산후우울증으로 선별하게 되며, 자살사고를 평가하는 항목 10에 1점 이상으로 표기하게 되면 특별히 주의하여야 한다. PDSS(Postpartum Depression Screening Scale)도 흔히 사용되는 도구이다[64]. PHQ-9(Patient Health Questionnaire-9)는 9개의 항목으로 구성된 척도로 증상과 기능장해를 평가하며 우울증의 진단을 도와주고 우울증의 선별과 치료 반응의 추적관찰에도 이용된다[65]. EPDS, PDSS는 특별히 산후우울증을 위해 개발되었지만 PHQ-9는 일반적인 의료 환경에서 우울증의 선별을 위해 추천된다.

정신의학적 진단 기준이 되는 DSM 4판에서 처음으로 주요우울증의 세부 진단 기준으로 산후 발병을 명시하였으며, 또한 이 기준은 주요우울증의 삽화뿐 아니라 양극성장애, 단기정신병적장애에도 동일하게 적용되었다. DSM 5판에서는 주요우울삽화의 산후 발병 세부 기준이 주산기 발병으로 변경되었으나 임신 동안 혹은 출산 후 4주 안에 발생하였을 때만 진단할 수 있다.

(2) 산후정신병

산후정신병은 양극성장애 환자에서 흔히 발생하지만 주요우울증이나 조현병, 조현정동장애 환자에서도 발생할 수 있다. 일부 삽화성으로 발생하는 산후정신병의 경우에는 산후기 이후에 기분장애나 정신병으로 이환되지 않는다. DSM-5에서는 산후정신병을 단일 진단명으로 분류하지 않으며, '산후 발병(with postpartum onset)'

의 세부 진단 기준을 삭제하고, 임신 중이나 출산 후 4주 이내의 발병으로 명시하는 '주산기 발병(with peripartum onset)'의 세부 기준으로 대체하였다. 따라서 산후정신병의 진단은 원발성 질환과 부가된 '주산기 발병'의 세부 기준으로 진단명을 붙이게 된다. 즉, 양극성장애의 경우 양극성장애(Bipolar disorder), 현재 조증 삽화(current episode manic), 정신병적 증상(with psychotic features), 주산기 발병(with peripartum onset)과 같은 진단명이 붙는다.

5. 치료 및 예방

1) 산후우울증

(1) 정신치료

정신치료는 산후우울증의 일차 치료로 고려되어 왔으며, 많은 여성은 심리적 치료를 선호한다[66]. 대인관계치료와 인지행동치료는 가장 흔하게 이용되는 정신치료이자 효과적인 치료이다[67]. 경도에서 중등도의 산후우울증에서 개인 혹은 집단 정신치료는 효과적이다[68]. 정신치료는 중등도에서 중증의 산후우울증에서는 약물치료에 부가적으로 사용할 수 있다. 산후우울증에 대한 정신사회적 치료와 심리치료에 대한 무작위 통제 연구들을 대상으로 수행한 코크란 메타분석은 이들 치료가 효과적으로 우울을 경감시킨다고 결론을 내렸다[69]. 또한 여러 연구에서 의사들은 운동, 침술, 마사지, 오전에 적당한 광 노출, 다른 사람으로부터 도움 구하기 등을 산후우울증의 치료에 부가하여 장려하고 있다.

(2) 약물치료

산후기는 우울증의 위험이 증가함에도 불구하고 항우울제 복용을 꺼려할 수 있다. 우울증의 과거력이 있는 여성은 정신치료보다 항우울제를 선호하고, 수유하는 여성은 정신치료를 선호한다. 최근 연구는 출산 전 우울증이 있었던 산후우울증 여성은 약물치료와 정신치료의 병용을 선호한다고 보고하였다. 따라서 산후우울증 여성들과 치료 방법을 상의하는 것이 중요하다.

SSRI는 투약이 용이하고, 과량 복용 시에도 위험이 덜하기 때문에 첫 시도 약물로 선택할 수 있다. 87명의 산후우울증 여성을 대상으로 플루옥세틴과 위약, 상담 치료(인지행동치료)를 비교한 무작위 통제 시험에서 플루옥세틴은 우울증상을 줄이는 데 있어 위약보다 유의하게 우월한 효과를 보였다[70]. 또한 인지행동치료를 6회기를 받은 군이 1회기를 받은 군보다 더 많은 호전을 보였다. 설트랄린을 이용한 위약 대조군 연구들도 산후우울증에 있어 SSRI의 효용성을 보여 주고 있다[71]. 36명의 산후우울증 환자를 대상으로 하는 연구에서 설트랄린은 위약에 비해 높은 치료 반응을 보여 주었고 특히 산후 4주 내 환자의 경우에는 위약에 비해 두드러지는 치료 반응을 보였다. Bloch 등은 산후우울증 환자를 설트랄린+단기정신역동치료 군과 위약+단기정신역동치료 군으로 분류하여 RCT 연구를 시행하였다[72]. 통계적으로 유의하지는 않았지만 치료반응율과 관해율 모두 약물치료 군에서 높게 보고되었으며, 특히 증상이 심한 경우에 차이는 더욱 커졌다. 산후우울증의 RCT 연구를 대상으로 한 최근의 연구는 SSRI의 치료반응율과 관해율은 약물에 따라 차이를 보였지만 산후우울증의 치료에 효과적임을 보여 주고 있다.

산후우울증 환자의 30~40%는 초기 치료에 반응을 하지 않는 것으로 알려져 있다. Robakis와 Williams는 주산기 동안의 치료저항성 우울증에 대한 지침을 통해 SSRI를 초기 치료 약물로 권장하였다[73]. SSRI에 부분 반응을 보이는 경우에는 3번의 강화(augmentation) 치료를 시도하고, 반응을 보이지 않는 경우에는 3가지 다른 종류의 항우울제 시도를 권장하였다. 흔히 치료 약물 용량이 낮은 경우나 불안, 약물남용 등이 동반된 경우에도 치료저항성 우울증이 발생할 수 있으므로 충분한 용량으로 충분한 기간 동안 투약을 유지하고, 동반 정신질환의 치료에도 관심을 가져야 한다. 일반적인 우울증 치료 지침에 기초하여 증상이 관해되면 적어도 9~12개월 동안 투약을 지속해야 한다.

(3) 수유와 항우울제

수유를 선택한 여성에서 대부분의 항우울제는 위험성이 낮다[74]. 모든 정신작용제는 장으로부터 혈관뇌장벽을 통과하는 분자적 성질로 인하여 모유로 수동 확산된다. 모든 의사는 약제를 처방하기 전에 항우울제 투약 이력을 고려해야 한다. 만약 환자가 이전에 특정 약제에 반응하였다면, 그 약제가 잠재적으로 부정적인 측면이 있다 하더라도 첫 투여 약제로 고려해야 한다. 설트랄린, 파록세틴, 노르트립틸린의 과거 연구들을 분석한 결과들은 이 약물들이 영아에서 거의 검출되지 않는 것으로 보고하였다. 산후우울증이 있는 수유 여성에서 항우울제를 선택할 때 모유/혈청비(M/P)나 상대적 영아 용량(relative infant dose, RID)을 고려할 수 있다. RID는 모유에 의해 영아에게 노출되는 용량(mg/kg/d)을 엄마의 체중보정 용량(mg/kg/d)을 나누어서 계산한다. M/P 비가 1미만이거나 혹은 동시에 RID가 10% 미만이면 영아 노출은 적을 것으로 추정할 수 있다. 이 변수에 기초하면 시탈로프람, 벤라팍신, 플루옥세틴은 피해야 하지만 이들 약물에 효과적으로 치료 반응을 보였던 여성에서는 투여를 고려하여야 한다[74, 75](〈표 8-3〉 참조).

수유하는 여성에게는 영아의 행동을 세심히 관찰하도록 조언해 주어야 한다. 항우울제를 시작하기 전에는 기준 상태를 명확하게 파악하고, 항우울제 시작 후에 예민함, 초조, 과한 울음, 수유 후 구토 혹은 진정 여부를 관찰하도록 권해야 한다. 임상적으로 독성이 의심이 되지 않는다면 영아에서 항우울제 혈청 농도의 검사까지는 추천되지 않는다. 일반적으로 개개 환자에 대하여 기대되는 효능과 내약성에 기초하여 항우울제를 선택하는 것이 타당하다.

〈표 8-3〉 산후우울증의 항우울제 치료

약물의 종류	시작 용량 (mg)	치료 용량 (mg)	최고 용량 (mg)	부작용	상대적 영아 용량(RID)
• 선택적 세로토닌재흡수 억제제					
시탈로프람	10	20~40	60	두통, 오심, 설사, 진정, 불면, 진전, 신경 과민, 성욕 저하, 극치감의 지연	3~10
에스시탈로프람	5	10~20	20		3~6
플루옥세틴	10	20~40	80		〈12
파록세틴	10	20~40	50		0.5~3
설트랄린	25	50~100	200		0.5~3
• 세로토닌 노르에피네프린 재흡수 억제제					
데스벤라팍신	50	50	100	두통, 오심, 설사, 진정, 불면, 진전, 신경 과민, 성욕 저하, 극치감의 지연, 고혈압	5.5~8.1
둘록세틴	20	30~60	60		〈1
벤라팍신	37.5	75~300	300		6~9
• 기타 항우울제					
미르타자핀	15	15~45	45	진정, 변비, 졸림, 식욕 증가, 체중 증가,	0.5~3

부프로피온 지속정	150	150~300	450	경련(0.4%), 초조, 입 마름, 다한, 오심	2

(4) 호르몬치료

단기간 에스트로겐 치료는 일반적으로 위험성이 낮지만, 유방암이나 혈액응고 질환의 과거력 또는 가족력이 있거나, 중대한 심혈관계 질환이 있거나, 흡연을 하고 있으면 피하는 것이 좋다. 여성에서는 에스트론(estrone, E1), 에스트라디올(estradiol, E2), 에스트리올(estriol, E3)과 같이 3가지 에스트로겐이 있다. E2는 가장 강력하며, 뉴런의 생장과 생존을 촉진하고, 세로토닌을 활성화하며 항산화 기능을 갖는다[76]. 경구 에스트로겐은 일반적으로 E1으로 구성되며, $17-\beta-E2$는 에스트로겐 수용체 친화도가 E1이나 E3에 비해 우월하다[77]. 경피형 $17-\beta-E2$는 간 대사를 우회하고 E1에 대한 E2 비율을 1:1로 한다[78]. 경피형 E2는 간의 응고 인자의 유도를 피하기 때문에 정맥 혈전 발생의 위험도를 증가시키지 않는다. 에스트로겐의 장기 사용은 프로게스테론에 의한 자궁내막의 순환을 억제하므로 약 1%에서는 자궁내막 과형성의 가능성이 있다. 모유 생산이 적어질 수 있으며, 경피 E2는 하루 100mcg 용량까지는 모유로의 통과를 무시해도 된다[79]. 호르몬은 산후우울증의 치료 약물로서 지속적인 관심을 받고 있으나, 에스트로겐의 적절한 유지 기간이 아직 알려져 있지 않으므로, 현재로서는 산후우울증 치료에 E2의 사용은 추천되지 않는다[80].

(5) 예방

산후우울증 예방 프로그램은 보편적(모든 임신 여성), 선택적(특이 위험 인자가 있는 여성), 적응증이 있는(증상이 있는 여성) 경우 등 3가지 주요 범주로 나눌 수 있다. 정신사회적 심리 중재를 시행한 연구들에 대한 분석은 공중 보건 간호사 혹은 조산사 같은 건강 전문가에 의해 제공된 산후기의 집중적인 지지가 산후기 기분장애의 발병을 완화시킬 수 있는 가장 효과적인 중재였다고 결론을 내렸다. 최근에는 전화를 통한 또래의 지지도 산후기 우울증의 예방에 효과적일 수 있음이 제시되고 있다.

2) 산후정신병

산후정신병은 정신과적 응급이다. 엄마와 영아의 안전을 확실히 보장할 수 있는 입원 치료가 필수적이다. 신체 검사를 시행하여 대사에 의한 원인을 감별해야 한다 [6, 81]. 이를 위해 완전혈구계산(complete blood chemistry, CBC), 갑상샘 검사(갑상샘 항체 포함), 칼슘, 비타민 B12, 엽산 농도 등의 검사도 필요하다[6].

치료는 증상에 따라 이루어져야 하며, 일반적으로 초기 치료는 기분조절제, 항정신병제, 벤조디아제핀 등을 이용한다. 특히 리튬의 경우에는 단독치료와 병합치료에 모두 효과적인 것으로 알려져 있으며, 급성기 치료와 유지 치료에도 모두 효과적인 것으로 보고하고 있다. 산후 첫 6~9개월까지는 리튬의 유지 치료가 권장되며, 일부 환자의 경우에는 항정신병 약물의 병용이 도움이 된다. 모유 수유 중인 영아의 리튬 혈중 농도는 평균적으로 모체의 25%이며, 특히 영아가 감염 등으로 탈수가 되는 경우에는 독성이 나타날 수 있으므로 주의하여야 한다. 항우울제는 급속순환이나 혼합형 상태를 유도할 수도 있기 때문에 피해야 한다. 양극성장애의 치료에 승인을 받은 비정형 항정신병제도 고려될 수 있다. 수유는 영아의 안전을 위하거나 모체의 수면 교란을 막기 위해서도 피해야 한다. 전기경련치료는 일반적인 치료에 반응이 없거나 긴장증 등이 동반된 경우, 정신병적 증상이 매우 심한 경우, 안전을 우선 고려해야 할 경우 등에서 선택되어야 한다. 불면도 적극적으로 치료되어야 한다[81, 82]. 짧은 반감기의 벤조디아제핀은 수면 유도에 효과적이지만, 남용의 위험성을 고려하여 단기간 투여하여야 하며, 장기간 사용 시에는 영아의 진정 위험도 높아진다.

퇴원 전에 추적 관찰, 적절한 수면, 스트레스 요인의 감소를 포함하는 치료 계획이 선행되어야 한다[6]. 가족에 대한 정신의학적 교육도 긴요하다. 영아와의 분리는 필수적이며, 모든 정신병적 증상이 소실되었음이 확인될 때까지 누군가가 항상 아기와 함께 있어야 한다. 산부인과의사와 소아과의사 모두에게 엄마의 정신 상태에 관하여 조언을 해 주어야 한다.

양극성장애 혹은 산후정신병이 있는 여성은 악화와 재발의 위험이 높기 때문에 예방적 처치도 필요하다. 출산 즈음에 수면장해의 예방은 산후정신병의 삽화를 피할 수 있게 한다. 산후정신병 환자는 양극성장애 환자보다 산후에 정신질환의 삽화(우울 및 조증 삽화) 발생 가능성이 높지만, 임신 중 삽화의 가능성은 낮다. 따라서 양극성장애 환자의 경우에는 임신 중의 예방치료가 효과적이며, 산후에만 국한되어 정신병 삽화를 경험했던 환자는 출산 직후 리튬의 투약을 추천한다. 산후정신병 재발 예방을 위한 일차선택 약제로 어떤 기분조절제 혹은 항정신병제를 선택할 것인가에 대해서는 아직은 일치된 의견이 없으며, 기분 삽화에 대한 과거 치료를 고려해서 약물을 선택해야 한다.

참고문헌
----

[1] Segre LS, Davis WN. Postpartum depression and perinatal mood disorders in the DSM. *Postpartum Support International*. 2013.

[2] Gaynes BN, et al. Perinatal depression: Prevalence, screening accuracy, and screening outcomes: Summary. *AHRQ Evidence Report Summaries*. 2005.

[3] Gavin NI, et al. Perinatal depression: a systematic review of prevalence and incidence. *Obstetrics & Gynecology*. 2005;106:1071–1083.

[4] Cox JL, Murray D, Chapman G. A controlled study of the onset, duration and prevalence of postnatal depression. *The British Journal of Psychiatry*. 1993;163:27–31.

[5] Stewart D, Klompenhouwer J, Kendell R, Van Hulst A. Prophylactic lithium in puerperal psychosis. The experience of three centres. *The British Journal of Psychiatry*. 1991;158:393–397.

[6] Sit D, Rothschild AJ, Wisner KL. A review of postpartum psychosis. *Journal of Women's Health*. 2006;15:352–368.

[7] Brockington I, Guedeney A. Motherhood and mental health. *International Journal of Infant Observation and Its Applications*. 1999;2:116–117.

[8] Kendell R, Chalmers J, Platz C. Epidemiology of puerperal psychoses. *The British Journal of Psychiatry*. 1987;150:662–673.

[9] Costas J, et al. Association study of 44 candidate genes with depressive and anxiety symptoms in post-partum women. *Journal of Psychiatric Research* 2010;44:717–724.

[10] Pinsonneault JK, et al. Association study of the estrogen receptor gene ESR1 with postpartum depression-a pilot study. *Archives of Women's Mental Health*. 2013;16:499–509.

[11] Bloch M, et al. Effects of gonadal steroids in women with a history of postpartum depression. *American Journal of Psychiatry*. 2000;157:924–930.

[12] Ahokas A, Kaukoranta J, Aito M. Effect of oestradiol on postpartum depression.

Psychopharmacology. 1999;146:108-110.

[13] Gregoire A, Kumar R, Everitt B, Studd J. Transdermal oestrogen for treatment of severe postnatal depression. *The Lancet.* 1996;347:930-933.

[14] Sacher J, et al. Elevated brain monoamine oxidase A binding in the early postpartum period. *Archives of General Psychiatry.* 2010;67:468-474.

[15] Maurer-Spurej E, Pittendreigh C, Misri S. Platelet serotonin levels support depression scores for women with postpartum depression. *Journal of Psychiatry & Neuroscience.* 2007;32:23.

[16] Doornbos B, Fekkes D, Tanke MA, de Jonge P, Korf J. Sequential serotonin and noradrenalin associated processes involved in postpartum blues. *Progress in Neuro-Psychopharmacology and Biological Psychiatry.* 2008;32:1320-1325.

[17] Chrousos GP, Torpy DJ, Gold PW. Interactions between the hypothalamic-pituitary-adrenal axis and the female reproductive system: clinical implications. *Annals of Internal Medicine.* 1998;129:229-240.

[18] Magiakou M, et al. Hypothalamic corticotropin-releasing hormone suppression during the postpartum period: implications for the increase in psychiatric manifestations at this time. *The Journal of Clinical Endocrinology & Metabolism.* 1996;81:1912-1917.

[19] Jolley SN, Elmore S, Barnard KE, Carr DB. Dysregulation of the hypothalamic-pituitary-adrenal axis in postpartum depression. *Biological Tesearch for Nursing.* 2007;8:210-222.

[20] Yim IS, et al. Risk of postpartum depressive symptoms with elevated corticotropin-releasing hormone in human pregnancy. *Archives of General Psychiatry.* 2009;66:162-169.

[21] Nierop A, Bratsikas A, Zimmermann R, Ehlert, U. Are stress-induced cortisol changes during pregnancy associated with postpartum depressive symptoms? *Psychosomatic Medicine.* 2006;68:931-937.

[22] Corwin EJ, Pajer K. The psychoneuroimmunology of postpartum depression. *Journal of Women's Health.* 2008;17:1529-1534.

[23] Maes M. Introduction to the special section: the depressogenic effects of cytokines: implications for the psychological and organic aetiology and treatment of depression.

International Journal of Neuropsychopharmacology. 2002;5:329-331.

[24] Maes M, et al. Increased serum IL-6 and IL-1 receptor antagonist concentrations in major depression and treatment resistant depression. *Cytokine*. 1997;9:853-858.

[25] Corwin EJ, Johnston N, Pugh L. Symptoms of postpartum depression associated with elevated levels of interleukin-1 beta during the first month postpartum. *Biological Research for Nursing*. 2008;10:128-133.

[26] Groer MW, Morgan K. Immune, health and endocrine characteristics of depressed postpartum mothers. *Psychoneuroendocrinology*. 2007;32:133-139.

[27] Bunevicius R, et al. Depressive disorder and thyroid axis functioning during pregnancy. *The World Journal of Biological Psychiatry*. 2009;10:324-329.

[28] McCoy SJB, et al. Postpartum thyroid measures and depressive symptomology: a pilot study. *The Journal of the American Osteopathic Association*. 2008;108:503-507.

[29] Harris B. Postpartum depression and thyroid antibody status. *Thyroid*. 1999;9:699-703.

[30] Pedersen CA, et al. Antenatal thyroid correlates of postpartum depression. *Psychoneuroendocrinology*. 2007;32:235-245.

[31] Pedersen CA, et al. Thyroid and adrenal measures during late pregnancy and the puerperium in women who have been major depressed or who become dysphoric postpartum. *Journal of Affective Disorders*. 1993;29:201-211.

[32] Kuijpens JL, et al. Thyroid peroxidase antibodies during gestation are a marker for subsequent depression postpartum. *European Journal of Endocrinology*. 2001;145:579-584.

[33] Oretti RG, Harris B, Lazarus JH, Parkes AB, Crownshaw T. Is there an association between life events, postnatal depression and thyroid dysfunction in thyroid antibody positive women? *International Journal of Social Psychiatry*. 2003;49:70-76.

[34] Pop V, et al. Microsomal antibodies during gestation in relation to postpartum thyroid dysfunction and depression. *Acta Endocrinologica*. 1993;129:26-30.

[35] Parry BL, et al. Plasma melatonin circadian rhythm disturbances during pregnancy and postpartum in depressed women and women with personal or family histories of depression. *American Journal of Psychiatry*. 2008;165:1551-1558.

[36] Parry BL, et al. Can critically timed sleep deprivation be useful in pregnancy and

postpartum depressions? *Journal of Affective Disorders*. 2000;60:201-212.

[37] Treloar S, Martin N, Bucholz K, Madden P, Heath, A. Genetic influences on post-natal depressive symptoms: findings from an Australian twin sample. *Psychological Medicine*. 1999;29:645-654.

[38] Davidson L, McComb JG, Bowen I, Krieger MD. Craniospinal Langerhans cell histiocytosis in children: 30 years' experience at a single institution. *Journal of Neurosurgery Pediatrics*. 2008;1:187-195.

[39] Murphy-Eberenz K, et al. Is perinatal depression familial? *Journal of Affective Disorders*. 2006;90:49-55.

[40] Sanjuan J, et al. Mood changes after delivery: role of the serotonin transporter gene. *The British Journal of Psychiatry*. 2008;193:383-388.

[41] Mahon PB, et al. Genome-wide linkage and follow-up association study of postpartum mood symptoms. *American Journal of Psychiatry*. 2009;166:1229-1237.

[42] Doornbos B, et al. The development of peripartum depressive symptoms is associated with gene polymorphisms of MAOA, 5-HTT and COMT. *Progress in Neuro-Psychopharmacology and Biological Psychiatry*. 2009;33:1250-1254.

[43] O'hara MW, Swain AM. Rates and risk of postpartum depression-a meta-analysis. *International Review of Psychiatry*. 1996;8:37-54.

[44] Milgrom J, et al. Antenatal risk factors for postnatal depression: a large prospective study. *Journal of Affective Disorders*. 2008;108:147-157.

[45] Fitelson E, Kim S, Baker AS, Leight K. Treatment of postpartum depression: clinical, psychological and pharmacological options. *International Journal of Women's Health*. 2011;3:1.

[46] Cohen LS, et al. Relapse of major depression during pregnancy in women who maintain or discontinue antidepressant treatment. *JAMA*. 2006;295:499-507.

[47] Robertson-Blackmore E, et al. Antecedent trauma exposure and risk of depression in the perinatal period. *The Journal of Clinical Psychiatry*. 2013;74:e942-948.

[48] Bloch M, Rotenberg N, Koren D, Klein E. Risk factors for early postpartum depressive symptoms. *General Hospital Psychiatry*. 2006;28:3-8.

[49] Jones I, Craddock N. Familiality of the puerperal trigger in bipolar disorder: results of a family study. *American Journal of Psychiatry*. 2001;158:913-917.

[50] Jones I, et al. Bipolar affective puerperal psychosis: genome-wide significant evidence for linkage to chromosome 16. *American Journal of Psychiatry.* 2007;164:1099-1104.

[51] Coyle N, Jones I, Robertson E, Lendon C, Craddock N. Variation at the serotonin transporter gene influences susceptibility to bipolar affective puerperal psychosis. *The Lancet.* 2000;356:1490-1491.

[52] Wisner KL, Peindl KS, Hanusa BH. Psychiatric episodes in women with young children. *Journal of Affective Disorders.* 1995;34:1-11.

[53] Brockington IF, et al. Puerperal psychosis: phenomena and diagnosis. *Archives of General Psychiatry.* 1981;38:829-833.

[54] Wisner KL, Peindl K, Hanusa BH. Symptomatology of affective and psychotic llnesses related to childbearing. *Journal of Affective Disorders.* 1994;30:77-87.

[55] Chandra PS, Bhargavaraman R, Raghunandan V, Shaligram D. Delusions related to infant and their association with mother-infant interactions in postpartum psychotic disorders. *Archives of Women's Mental Health.* 2006;9:285-288.

[56] Oosthuizen P, Russouw H, Roberts M. Is puerperal psychosis bipolar mood disorder?: A phenomenological comparison. *Comprehensive Psychiatry.* 1995;36:77-81.

[57] Kadrmas A, Winokur G, Crowe R. Postpartum mania. *The British Journal of Psychiatry.* 1979;135:551-554.

[58] Parry B, Hamilton J. Postpartum psychiatric syndromes. *Comprehensive Textbook of Psychiatry.* 1995.

[59] Kim J-H, Choi SS, Ha K. A closer look at depression in mothers who kill their children: is it unipolar or bipolar depression? *The Journal of Clinical Psychiatry.* 2008;69:1625-1631.

[60] Brandes M, Soares C, Cohen L. Postpartum onset obsessive-compulsive disorder: diagnosis and management. *Archives of Women's Mental Health.* 2004;7:99-110.

[61] Patel M, et al. Postpartum depression: a review. *Journal of Health Care for the Poor and Underserved.* 2012;23:534-542.

[62] Cohen LS, et al. Treatment of mood disorders during pregnancy and postpartum. *Psychiatric Clinics of North America.* 2010;33:273-293.

[63] Cox JL, Holden JM, Sagovsky R. Detection of postnatal depression. Development of the 10-item Edinburgh Postnatal Depression Scale. *The British Journal of Psychiatry.* 1987;150:782-786.

[64] Gibson J, McKenzie-McHarg K, Shakespeare J, Price J, Gray R. A systematic review of studies validating the Edinburgh Postnatal Depression Scale in antepartum and postpartum women. *Acta Psychiatrica Scandinavica.* 2009;119:350-364.

[65] Kroenke K, Spitzer RL. The PHQ-9: a new depression diagnostic and severity measure. *Psychiatric Annals.* 2002;32:509-515.

[66] Pearlstein T, et al. Patient choice of treatment for postpartum depression: a pilot study. *Archives of Women's Mental Health.* 2006;9:303-308.

[67] Nonacs R, Cohen LS. Postpartum mood disorders: diagnosis and treatment guidelines. *The Journal of Clinical Psychiatry.* 1998.

[68] Zlotnick C, Johnson SL, Miller IW, Pearlstein T, Howard M. Postpartum depression in women receiving public assistance: pilot study of an interpersonal-therapy-oriented group intervention. *American Journal of Psychiatry.* 2001;158:638-640.

[69] Dennis CL, Hodnett ED. Psychosocial and psychological interventions for treating postpartum depression. *The Cochrane Library.* 2007.

[70] Turner KM, Sharp D, Folkes L, Chew-Graham C. Women's views and experiences of antidepressants as a treatment for postnatal depression: a qualitative study. *Family practice.* 2008;25:450-455.

[71] Hantsoo L, et al. A randomized, placebo-controlled, double-blind trial of sertraline for postpartum depression. *Psychopharmacology.* 2014;231:939-948.

[72] Bloch M, et al. The effect of sertraline add-on to brief dynamic psychotherapy for the treatment of postpartum depression: a randomized, double-blind, placebo-controlled study. *The Journal of clinical psychiatry.* 2012;73:235-241.

[73] Robakis TK, Williams KE. Biologically based treatment approaches to the patient with resistant perinatal depression. *Archives of Women's Mental Health.* 2013;16:343-351.

[74] Davanzo R, Copertino M, De Cunto A, Minen F, Amaddeo A. Antidepressant drugs and breastfeeding: a review of the literature. *Breastfeeding Medicine.* 2011;6:89-98.

[75] Oystein Berle J, Spigset O. Antidepressant use during breastfeeding. *Current*

Women's Health Reviews. 2011;7:28-34.

[76] Amin Z, Canli T, Epperson CN. Effect of estrogen-serotonin interactions on mood and cognition. *Behavioral and Cognitive Neuroscience Reviews*. 2005;4:43-58.

[77] Craig MC. Should psychiatrists be prescribing oestrogen therapy to their female patients? *The British Journal of Psychiatry*. 2013;202:9-13.

[78] Moses-Kolko EL, Berga SL, Kalro B, Sit DK, Wisner KL. Transdermal estradiol for postpartum depression: a promising treatment option. *Clinical Obstetrics and Gynecology*. 2009;52:516.

[79] Perheentupa A, Ruokonen A, Tapanainen JS. Transdermal estradiol treatment suppresses serum gonadotropins during lactation without transfer into breast milk. *Fertility and Sterility*. 2004;82:903-907.

[80] Kim DR, Epperson CN, Weiss AR, Wisner KL. Pharmacotherapy of postpartum depression: an update. *Expert Opinion on Pharmacotherapy*. 2014;15:1223-1234.

[81] Chaudron LH, Pies RW. The relationship between postpartum psychosis and bipolar disorder: a review. *The Journal of Clinical Psychiatry*. 2003;64:1284-1292.

[82] Sharma V. Pharmacotherapy of postpartum psychosis. *Expert Opinion on Pharmacotherapy*. 2003;4:1651-1658.

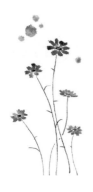

제9장
갱년기 우울증
(Perimenopausal Depression)

1. 갱년기 우울증의 역사

갱년기 멜랑콜리아(involutional melancholia)라는 진단명은 Kraepelin이 최초로 명명하였는데, 이 질환은 중년기 이후에 발생하고, 두려움, 의존성, 초조 증상과 더불어 신체 질병에 대한 망상적 사고(hypochondriacal delusion)를 특징으로 하여 DSM-II의 진단체계에 정식 편입되었다. 그러다가 Weissman의 연구에서 폐경 전후의 여성에게 보이는 우울증이 독립적인 질환은 아닌 것 같다는 의견이 대두되면서[1], 1908년에 개정된 DSM-III에서는 갱년기 멜랑콜리아(involutional melancholia)라는 진단명이 삭제되었다. 하지만 이후 진행된 미국 전국 역학연구에서 45~49세 사이의 여성에서 우울증의 새로운 발병이 증가한다는 것이 보고되었고, 갱년기 호르몬 변화에 의해 우울증 발병 위험성이 증가하는 것과 일치한다는 것을 알게 되었다.

갱년기란 여성의 월경주기가 불규칙해지면서 폐경에 이르는 기간을 말하며, 보통 45~49세 사이에 일어나는 현상이다. 세계보건기구(WHO)와 생식기 노화단계 워크샵(the Stages of Reproductive Aging Workshop, STRAW)에서 정한 폐경의 정의는 마지막 월경 이후 12개월 동안 무월경이 계속된 경우를 말하며, 평균 폐경 연령은 51세이다. 폐경기의 여포자극호르몬(follicle-stimulating hormone, FSH) 농도는 대개 40mIU/ml를 상회하는데, 개인차가 있기 때문에 대개 폐경의 진단은 호르몬의 혈중농도 검사보다는 임상적 병력청취와 산부인과 진찰에 의해 이루어지는 경우가 많다[2].

2. 중년기 여성의 우울증

우울증상과 우울증(우울장애)은 인간의 전 생애에 걸쳐서 흔하게 발생하는데, 전 세계적으로 3억 5천만 명이 우울증에 걸리며 사회에 대한 질병부담이 빠르게 증가하고 있다[3, 4]. 우울증은 인간관계의 어려움뿐 아니라 가정과 직장 일을 제대로 하지 못하게 함으로써 경제적 곤란을 초래하며, 심한 경우에는 자해나 자살이라는 비극을 초래하기도 한다. 이런 심리사회적인 측면뿐 아니라, 신체적인 기능에도 영향을 주기 때문에 허혈성 심장질환이나 암 등의 진단율이 우울증 환자에서 더 높은 것으로 보고되고 있다[3, 5, 6]. 우울증은 비단 정신건강뿐만 아니라, 건강증진의 전반적인 측면에서 가장 중요한 요인 중 하나라고 하겠다.

갱년기(menopause transition, MT)는 여성의 생리가 드물어지고 불규칙해지면서 폐경까지 이르는 시기를 말하며, 이 시기가 지나면 폐경기가 시작되는 것이다[7]. 갱년기는 대개 3년에서 9년까지 지속되며, 성 호르몬 혈중 농도의 변동성, 안면홍조 같은 혈관운동 증상(vasomotor symptoms, VMS), 질 건조증 및 성욕 감소를 특징으로 한다. 이 시기는 대개 여성의 나이 45~55세까지의 중년기와 일치하는데, 이 시기 우울증상의 예방과 치료에 대한 관심이 지속되어 왔다[3].

중년기 여성에서 우울증상 유병율은 8~40%로 다양하다[8, 9]. 한국에서 2011년에 시행한 정신질환 역학조사에서 주요우울장애의 평생 유병율은 6.7%, 일년 유병율은 3.1%로 보고되었는데, 그 중 남성은 4.3%, 여성은 9.1%의 평생 유병율을 보여 여성이 남성보다 2배가 넘는 우울증 유병율을 보이는 것으로 확인되었다[10]. 또한 여성에서 우울증이 많은 이유는 사춘기, 임신, 갱년기 같은 호르몬의 변화가 있는 시기에 우울증에 더 취약하기 때문이라고 많은 학자들이 제안한다[11]. 사실 특정 호르몬의 체내 혈중 농도 변화와 우울증 발생의 인과관계가 명확하게 밝혀진 것은 아니지만, 많은 관찰연구 결과에 기반하여 "여성에게 삶의 주기 중 우울증에 더 취약한 시기가 있다"는 것을 의미한다[3]. 일반적으로 최근 연구결과에 따라 여성의 월경주기에 따른 우울 증상 유병률을 말하자면 폐경 전 8~37%, 폐경주위기 11~47%, 자연적 폐경기 8~47%, 수술적 폐경 8~38%라 말하는 것이 타당하겠다[12].

3. 우울증상과 갱년기

갱년기와 우울장애(우울증)의 상관관계를 연구하기 위해서는 CES-D 우울척도 [13]나 PHQ-9[14, 15] 등의 우울증상 척도를 사용하여 우울증상의 빈도와 심각도를 조사하는 방법이 많이 사용되고 있다. 우울증상이 경한 정도로 있다고 해서 삶의 모든 영역의 기능을 떨어뜨리는 것은 아니지만, 우울증 진단기준에는 미치지 않더 라도 삶의 질을 떨어뜨린다. 몇몇 단면 연구 조사에서는 우울증상과 갱년기의 상관 성을 보고하였지만[16, 17, 18], 상관이 없다고 보고한 연구도 있었다[19, 20]. 국내 연 구에서는 조숙행 등이 후기 폐경기의 삶의 질이 초기 폐경기보다 현저히 낮음을 보 고하였고[21], 폐경에 대한 부정적 태도와 우울, 불안증상이 폐경기 증상의 심각도 와 상관성을 보임을 보고하였다[22].

미국 여성들을 대상으로 대규모 추적조사를 하여 횡단연구 보고를 하였는데, 갱 년기로부터 폐경기에 이르기까지 우울증상과의 양적 상관관계가 있음을 보고하 였다[23, 24, 25, 26]. 이 중 SWAN(Study of Women's Health Across the Nation) 연구 는 3,302명의 다인종 여성을 대상으로 갱년기가 지나가는 동안 추적 관찰한 대규 모 횡단연구인데, 우울증상 측정을 위해 CES-D(Center for Epidemiologic Studies Depression Scale) 척도[27]를 사용하였으며 16점 이상을 중증 우울증으로 하여 분석 하였다. 연구결과에서 이들 여성의 우울증상은 인구학적 요인, 정신사회적 요인, 행동학적 요인 등과는 독립적으로 갱년기와 상관성을 보였다. 5년 후 추적관찰 연 구에서는 폐경전기에 비해서 초기 갱년기(Odd Ratio, OR 1.3), 후기 갱년기(OR 1.7), 그리고 폐경 이후(OR 1.57)에 우울증상에 대한 상대위험도가 더 높게 보고되었는 데, 이 결과는 우울증상이 갱년기 동안 증가하며, 폐경 이후에도 지속해서 우울증 상이 증가한다는 것을 의미한다고 하겠다[23].

하지만 다른 횡단연구에서는 같은 결과가 보고되지 않아서 폐경 이후와 우울증의 상관관계가 아직 명확하지 않다고 할 수 있다. 435명의 여성 코호트 연구인 펜실베니아 난소 노화연구(Pennsylvanian Ovarian Aging Study, PENN study)에서는 갱년기의 우울증상 점수가 폐경 전(pre-menopausal)이나 폐경 후(post-menopausal stages)에 비해서도 가장 높았다[25]. 또한, 302명 여성 대상의 시애틀 중년여성 건강 연구(Seattle Midlife Women's Health study)에서는 폐경 전에 비해 오직 후기 갱년기 동안에만 우울증상이 증가하였다[26].

그럼에도 전반적으로 보아 갱년기 기간의 우울증상 발생 빈도는 더 증가하는 것이 사실로 보인다. 다만, 이들 연구결과를 해석할 때에는 연구디자인의 다양성, 우울증상 측정 방법의 차이, 분석상의 혼란을 줄 만한 요인들의 측정 여부 등을 주의 깊게 고려해야 한다. 우울증 자가평가 도구를 선별도구로 주로 사용하였기 때문에 우울증상의 존재가 반드시 우울증 진단 여부를 의미하는 것은 아니라는 점 또한 중요하게 고려해야 한다. 또한, 다양한 갱년기 증상들(수면장애, 성기능 저하 등)과 우울증의 증상들이 겹치는 부분이 많기 때문에 해석에 주의하여야 한다.

4. 우울장애와 갱년기

갱년기와 우울장애의 관계를 연구한 세 개의 대규모 미국 연구는 서로 약간씩 다른 결과를 보고하고 있다[24, 28, 29]. Bromberger 등은 대규모 다인종 코호트 연구인 SWAN 연구의 한 지역에서 221명을 대상으로 임상 진단을 위한 구조적 인터뷰를 매년 시행하였다. 인구학적 요인 및 정신사회적 위험요인을 연구 초기에 기록해 놓았으며, 매년 진단 평가를 하면서 스트레스 사건, 혈관운동 증상 등을 평가하였는데, 정신사회적 위험요인과 폐경기 증상들을 배제하고도 우울장애가 갱년기에 2배 정도 많았으며, 폐경 전에 비해 폐경 후에는 4배나 더 많았다[28].

대규모 횡단연구의 일환으로 이루어진 다른 두 연구에서는 갱년기 동안 새로 발생한 우울장애의 발병율을 조사하였는데, 폐경 전(pre-menopause)에 비해 갱년기 동안에 우울장애가 2배 더 높음을 보고하였다[24, 29]. Freeman 등은 위험요인을 보정하면 우울증상이 갱년기와 상관하지만, 우울장애는 그렇지 않다고 보고하였는데, 이 연구에서는 우울장애로 진단된 여성의 수가 42명으로 너무 적어서 결과의 유의성을 인정하기에는 어려움이 있다[24]. 반면에 Cohen 등은 갱년기의 혈관운동 증상과 삶의 스트레스 사건 등이 있을 때 우울장애 발병 위험이 높으며, 2개의 위험요인을 모두 가진 경우에 우울장애 발병 위험이 가장 높았다고 보고하였다(OR 2.5; 1.2~5.2)[29].

우울증상과 우울증을 통칭하여 최근까지의 11개 연구를 메타분석한 보고에서는 폐경주위기가 폐경전기에 비해 우울증 발병위험이 더 높지는 않았다(OR=1.78, 95% CI=0.99~3.2; p=0.054). 폐경주위기는 폐경 전에 비해 우울증상 발생 위험이 높았지만(OR=2.0, 95% CI=1.48~2.71; p<0.001), 폐경 이후에 비해서 더 높은 것은 아니었다(OR=1.07, 95% CI=0.737~1.571; p=0.70). 우울증상의 심각도는 폐경 전에 비해 폐경주위기에 현저히 더 높았다(Hedges's g=0.44, 95% CI=0.11~0.73; p=0.007). 폐경 전에 혈관운동 증상과 우울증에 대한 비교위험도(odds)는 2.25(95% CI=1.14~3.35; p<0.001)였다[30].

연구 방법상의 차이점들이 있어서 해석상의 주의가 필요하지만, 여러 연구결과를 종합해서 보면 갱년기 기간 동안에 우울증상이나 우울장애가 증가하며, 위험요인이 있는 경우에는 개인의 취약성이 더 증가하는 것으로 보는 것이 타당하다. 폐경기 이후에 수년 동안은 혈관운동 증상과 더불어 우울증상과 우울증이 증가하는 양상을 보이는 것은 일치된 소견이지만, 폐경 이후 수년이 지난 이후에도 우울증 발병 위험이 지속적으로 증가하는가에 대한 연구보고는 근거가 충분하지 않다고 할 수 있다.

갱년기에 우울증상이나 우울장애 등의 기분장애가 잘 생기는 위험요인으로는 다음의 것들이 보고되고 있다. 우울장애를 앓았던 개인의 과거력이 강한 위험요인이며, 첫째, 인구학적 요인(백인종, 낮은 경제 수준), 둘째, 정신과적 요인(우울장애나 불안장애 과거력, 최근에 향정신약물 복용), 셋째, 정신사회적 요인(스트레스 사건, 신체기능 저하, 수면장애, 부부불화 및 가정폭력, 폐경에 대한 부정적 태도), 넷째, 폐경기 요인(지속적으로 심한 혈관운동 증상, 젊은 나이의 폐경, 수술로 인한 폐경, 갱년기 동안 호르몬 변동이 심한 경우) 등이 보고되고 있다[3].

5. 생식기 노화단계(STRAW 단계)

2001년에 미국 생식의학회(American Society for Reproductive Medicine) 주관으로

| | 초경 | | | | | | 마지막 월경(0) | | | |
단계	-5	-4	-3b	-3a	-2	-1	+1a	+1b	+1c	+2
용어	가임기				갱년기		폐경기			
	초기	절정기	후기		초기	후기	폐경 초기			폐경 후기
					폐경주위기					
기간	유동적				다양함	1~3년	2년 (1+1)		3~6년	사망 까지

그림 9-1 정상 생식기 노화단계(STRAW 단계)

* 노화단계는 주로 혈관운동 증상으로 분류되었다.

미국 유타에서 생식기 노화단계 워크샵(the Stages of Reproductive Aging Workshop, STRAW)이라는 이름의 학술모임이 개최되었다. 이 워크샵에는 여성의 생식기 노화에 대한 임상의학 및 연구 경험이 풍부한 전문가들이 초청되어서 여성의 생식기 노화과정에 대한 적절한 분류와 명칭을 정하는 작업을 시행하였다. 다양한 발표와 토론 과정을 거쳐서 정상적인 여성에서 생식기의 노화단계 및 각각에 해당하는 명명법을 정하고 이를 표로 만들어서 발표하였으며, 이를 STRAW 단계라고 하였다[31]. STRAW 생식기 노화단계는 마지막 월경주기를 0단계로 정하여 기준점으로 하였으며, 월경주기 변화, 여성 호르몬 변화와 증상을 기반으로 −5단계부터 ＋2단계까지 7개의 생식기 노화단계를 구분할 수 있도록 제시하였다.

2001년에 발표된 STRAW 단계는 난소의 노화단계를 분류하기 위해 월경주기와 여성 호르몬의 양적 변화에 대한 단계별 기준을 마련한 것이었다. 그 이후 10년 동안 갱년기에서 폐경 이후에 이를 때까지 나타나는 시상하부, 뇌하수체, 난소의 기능 변화에 대한 많은 생물학적 연구들과 코호트 연구들이 이루어졌으며, 이 연구결과를 바탕으로 2011년에 미국 워싱턴 DC에서 생식기 노화단계 개정 워크샵 STRAW＋10(Addressing the Unfinished Agenda of Staging Reproductive Aging)이 개최되었다.

STRAW＋10 워크샵의 목적은 다음과 같다. 첫째, 2001년 이후 새롭게 대규모 연구에서 얻어진 여포자극호르몬(follicle-stimulating hormone, FSH), antral follicle

	초경 →					마지막 월경(0) →				
단계	-5	-4	-3b	-3a	-2	-1	+1a	+1b	+1c	+2
용어	가임기				갱년기		폐경기			
	초기	절정기	후기		초기	후기	폐경 초기			폐경 후기
					폐경주위기					
기간	유동적				다양함	1~3년	2년 (1+1)		3~6년	사망까지
단계별 주요 기준										
월경주기	불규칙하다가 규칙적으로 됨	규칙적	규칙적	양과 주기가 조금씩 변화	지속적으로 7일 이상 월경주기의 차이가 나타남	무월경 기간이 60일 이상				
단계별 보조 기준										
호르몬 변화 FSH			저하	유동적*	유동성 증가	25 IU/L 이상 증가**	유동성 증가		안정화	
AMH			저하	저하	저하	저하	저하		아주 저하	
Inhibin B			저하	저하	저하	저하	저하		아주 저하	
Antral Follicle Count			저하	저하	저하	저하	아주 저하		아주 저하	
기타 특징										
증상						혈관운동 증상 시작	혈관운동 증상 많아짐			비뇨생식기계 위축 증상 증가

그림 9-2 여성 생식기 노화단계+10(STRAW+10)[32]

* 월경주기 2~5일째의 혈중 농도
** 국제 뇌하수체 표준(international pituitary standard) 측정 방법에 의거한 혈중 농도

count(AFC), antimüllerian hormone(AMH), inhibin-B 데이터에 근거한 후기 생식주기(late reproductive life)와 초기 갱년기(early menopausal transition) 시작에 대한 기준 재평가다. 둘째, 마지막 월경주기(final menstrual period, FMP) 이후 FSH, 에스트라디올 농도에 대한 대규모 연구 데이터에 근거한 폐경 이후 단계(staging postmenopause) 재분류이다. 셋째, 여성의 몸 크기, 생활습관, 현재 건강상태의 다양성에 근거한 임상 적용 가능성 재평가다. 넷째, 더 연구되어야 할 연구 주제 선정 및 우선순위를 정하는 것을 목적으로 하였다. 5개국에서 초청된 임상 및 기초 생물

학 분야의 연구자들이 각국에서 진행된 생물학적 연구와 코호트 연구결과에 대한 발표와 토론을 하였으며, 새로이 보고된 연구결과들을 반영하여 개정된 STRAW 단계+10을 발표하였다[32].

STRAW+10 생식기 노화단계에서는 2001년의 STRAW 단계에서 고려하지 못했던 호르몬들의 변화를 추가로 고려하여 가임기(reproductive), 갱년기(menopausal transition), 폐경후(postmenopause)로 일차적으로 구분한 이후에 −5단계에서부터 +2단계까지 10단계로 세분하여 각 단계별 기준을 개정하였다. 이 기준에 따르면 −2단계부터 +1a단계까지가 폐경주위기(perimenopause)가 되며 갱년기 후기인 −1단계부터 혈관운동 증상이 시작되는 것을 알 수 있다[32]. 각 단계별 특징은 다음과 같다.

1) 후기 가임기(late reproductive stage, −3단계)

이 시기는 수태 가능성이 떨어지기 시작하면서 여성 스스로 월경주기가 다소 불규칙해짐을 느끼는 시기이다. 여성 호르몬의 혈중 농도도 미세하게 저하되는 양상을 보인다. STRAW+10에서는 후기 가임기를 −3b, −3a 두 단계로 나누었는데, −3b단계에서는 월경주기가 아직 규칙적이고 월경 기간과 조기 여포기의 여포자극 호르몬 FSH 혈중 농도의 변화는 없지만, AMH와 난소 내 여포숫자(antral follicle counts, AFC)가 낮아진다. 많은 연구에서 inhibin-B의 농도도 낮아진다고 보고하였다. −3a단계에서는 주기가 짧아지는 등의 미세한 월경주기 변화가 나타나기 시작한다. 조기 여포기 FSH 농도가 증가하면서 변동성이 증가한다. 다른 난소 호르몬들은 계속 낮게 측정된다.

2) 초기 갱년기(early menopausal transition, −2단계)

월경주기 길이가 점점 더 불규칙해지는데, 반복되는 월경주기가 이어지면서 지속적으로 7일 이상의 차이가 나는 경우로 정의한다. 지속적이라 함은 최근 10번의 월경주기가 반복적으로 불규칙해짐을 의미한다. 이 시기에도 여전히 조기 여포기 FSH 농도가 증가되고 변동성이 있으며, AMH 농도와 AFC 개수는 감소되어 있다.

3) 후기 갱년기(late menopausal transition, –1단계)

60일 이상의 월경이 없는 경우라면 후기 갱년기를 의심한다. 이 시기의 월경주기는 불규칙성이 심해지고, 호르몬 농도의 변화도 극단적으로 오르내리는데, 배란이되지 않는 주기가 많아진다. 이 시기 여성의 FSH 농도는 폐경 수준까지 증가하기도하지만, 에스트라디올 농도가 높은 경우에는 초기 가임기 수준으로 낮은 경우도 있다. 최근 얻어진 대규모 연구결과에 근거하여 혈중 FSH 농도가 25 IU/L이상인 경우에 후기 갱년기로 정의할 수 있다[33]. 이 시기에 다양한 혈관운동 증상이 나타나기 시작한다.

4) 초기 폐경기(early postmenopause, +1a, +1b, +1c단계)

마지막 월경 이후 약 2년 동안의 기간을 말한다. 이 기간 동안 FSH는 지속적으로증가하고, 에스트라디올은 지속적으로 감소하여 안정적으로 낮은 농도를 유지하게 된다. STRAW+10에서는 초기 폐경기를 3개의 소 단계로 세분하는 것을 권장한다(+1a, +1b, 그리고 +1c). +1a, +1b단계는 각각 1년간 지속하며, FSH와 에스트라디올 농도가 안정화될 때까지이다. +1a단계는 마지막 월경주기 이후 1년까지를말하며, +1a단계가 끝나면 폐경주위기(perimenopause, –2단계부터 +1a단계까지)가끝나는 것이다.

+1b단계는 FSH와 에스트라디올 농도가 안정화될 때까지의 남은 기간을 말한다. 약 2년 동안의 +1a, +1b단계는 혈관운동 증상이 흔하게 나타나는 시기이다. +1c단계는 높은 FSH, 낮은 에스트라디올 농도가 안정화된 상태가 지속되는 3~6년을 말한다. 따라서 초기 폐경기의 전체 기간은 5~8년이다.

5) 후기 폐경기(late postmenopause, +2단계)

+2단계에서는 호르몬의 변화는 크지 않지만, 신체적인 노화가 많이 일어나는시기로서 질 건조 증상과 비뇨생식기의 위축이 두드러지게 나타난다. 고령 환자에서는 드물게 FSH 농도의 저하가 보고되기도 한다[32].

6. 호르몬 변화와 우울증상의 연관성

갱년기 및 폐경기 증후군과 우울증 사이의 공통점은 이 기간에 호르몬 변화가 있다는 점이다. 심리사회적 요인과는 독립적으로 갱년기와 우울증이 연관한다는 연구결과는 일부라 할지라도 갱년기와 우울증의 생물학적 연결고리가 있다는 것을 의미한다. Joffe 등의 연구에서는 GnRH로 폐경을 유도한 동물 모델에서 호르몬 변화와 혈관운동증상, 수면장애 사이의 연관성을 보고하였으며, 야간 홍조(hot flushes)가 수면을 방해한다는 것을 객관적으로 측정하였다[34].

혈중 에스트라디올과 FSH 농도와 우울증의 상관성에 대한 보고는 일관적이지 않다[26, 35, 36]. Bromberger 등은 테스토스테론의 높은 혈중 농도가 우울증상과 상관한다는 연구보고를 하였지만[35], 다른 연구에서 재현되지는 않았다[26, 37]. 아마 이 결과는 기존의 혈중 테스토스테론 농도의 측정법 자체가 일정한 결과를 도출하기 어려운 탓도 있을 것이다. 호르몬 측정 방법이 일정하지 않은 탓도 있겠지만, 우울증상과 호르몬 변화의 관계에 대한 연구보고도 다양한 편이다. Freeman 등은 에스트라디올, FSH 등의 호르몬 농도 변동성이 클수록 우울증상과 우울증과의 상관성이 유의하게 높다는 보고를 하였다[24]. 횡단적 추적연구에서는 우울증상과 호르몬 변화가 높다는 보고[36]와 유의하지 않았다는 보고[35]가 혼재되어 있다.

그럼에도 불구하고, 호르몬 대체요법(hormone replacement therapy, HRT)이 갱년기 우울증상을 개선시킨다는 위약대조군 임상시험 연구보고들이 지속적으로 보고되고 있으며[38, 39], 이 효과는 혈관운동 증상의 유무와는 무관한 것으로 보인다[39]. 하지만 이들 HRT 연구는 상대적으로 적은 수의 여성을 대상으로 짧은 기간 동안 에스트로겐만 사용한 것이라는 점을 고려해야 한다. 현재 우울증 치료가이드라인에서는 우울증과 우울증상 치료에 에스트로겐의 사용을 권고하지는 않지만, 혈관운동 증상 때문에 에스트로겐을 투여받는 여성은 우울증상이 개선될 수 있다는 점을 제시한 연구로 보는 것이 타당하겠다.

7. 갱년기 우울증의 증상

갱년기 여성이 호소하는 4가지 핵심 증상은 혈관운동 증상을 선두로 성기 노화 증상(질 건조, 성교통), 수면장애, 그리고 기분 변화 증상이다. 건망증 등의 인지기능 변화가 동반될 수 있으나, 이는 노화 자체와 연관할 수도 있기 때문에 갱년기 여성의 호르몬 변화 탓으로만 돌리기에는 근거가 부족하다[40].

아시아 여성들의 폐경 전후기 증상에 대한 연구 23개를 비교 분석한 연구에서는 갱년기 및 폐경기 여성의 증상에서 가장 흔한 것은 신체 증상이고, 우울증상 같은 심리적 증상, 혈관운동 증상 및 성기능 부전 등의 증상은 그 다음 순서로 보고된다고 하였다[41]. 2016년에 19,028명의 대만 보험공단 데이터(Taiwan National Health Insurance Research Database)를 분석하여 갱년기 우울증상을 분석한 보고에서는 비교군에 비해서 갱년기 여성에서는 양극성장애(hazard ratio, HR=1.69, 95% confidence interval, CI=1.01~2.80), 우울장애(HR=2.17, 95% CI=1.93~2.45), 불안장애(HR=2.11, 95% CI=1.84~2.41), 수면장애(HR=2.01, 95% CI=1.73~2.34)의 비교위험도가 높다고 보고하였다[42].

1) 혈관운동성 홍조 증상

홍조는 갱년기의 주요 증상이다. Joffe 등은 정신과가 아닌 일차의료기관을 내원하는 여성에서 혈관운동 증상이 우울증과 상관한다는 보고를 하였다[43]. 홍조(hot flashes, HFs)는 갑자기 열이 오르면서 얼굴이 화끈거리는 증상으로서 땀이 많이 나고, 손발의 혈관이 확장되고, 신체 내부에 뭔가 열기가 심하게 느껴지는 증상을 말한다. 홍조는 난소 부전과 에스트로겐 감소 상황에서 시상하부 온도조절 중추의 조절 곤란으로 생긴다[44]. 홍조 증상은 신체중심온도(core body temperature, Tc)가 약간 상승하면서 일어나는데, 신체온도조절영역(thermos-neutral zone), 즉 덥거나 추운 것에 대한 상하부 역치 차이가 좁아지면서 나타나는 신체 증상이다. 이 증상은 단순히 에스트로겐 농도 감소에 의한 것으로만 보기는 힘들고, 알파2 아드레날린(α2-adrenergic) 수용체를 통한 교감신경계 활성 증가가 영향을 주는 것으로 보인다. 또한 홍조는 폐경기 여성의 수면에도 영향을 준다[45]. 야간 홍조와 열감 때문에 갱년기 여성은 수면 중에 자꾸 깨는 증상을 호소하기도 한다[46].

홍조와 열감은 갱년기 후반기와 초기 폐경기에 가장 흔하게 발생하며, 홍조와 우울증은 강한 연관성을 보인다. 연구자들은 폐경 이행기의 우울증이 홍조와 연관된 수면 중단의 간접적인 결과라고 제안하기도 하고, 어떤 연구자는 뇌에서 에스트라디올 변화에 대한 민감도 때문이라고 설명하기도 한다[41]. 그렇기 때문에 교감신경을 안정시키는 심호흡이나 명상, 클로니딘(clonidine) 투여 등이 홍조 증상 개선에 도움을 줄 수 있다.

2) 질 건조 및 위축 증상

여성의 비뇨생식기 조직은 에스트로겐의 영향을 많이 받기 때문에 갱년기 이후 폐경 이후까지 에스트로겐이 지속적으로 낮은 수준을 유지하게 되면 생식기 조직 자체를 약화시켜서 각종 노화 증상이 일어난다. 여러 연구에서 폐경 이후 여성은 27~60%에서 중등도 이상의 질 건조 증상이나 성교 시 통증을 호소한다는 것이 보고되었다[40]. 또한 요관이나 방광 자체에도 에스트로겐 수용체가 있기 때문에 장기적인 에스트로겐 저하에 의해 건조해지면서 비뇨기계 감염도 잘 생긴다. 이런 생식기 관련 증상들은 혈관운동 증상과는 달리 치료를 한다고 해서 회복이 되는 것은 아니다. 여성 호르몬 치료가 질 건조 및 위축 증상을 개선시키는 데 효과적이며, 주로 크림형으로 소량을 국소에 도포하는 방법을 권고한다. 크림형, 알약, 질 내 장치 등 다양한 치료법이 사용되고 있다[47]. 미국 FDA에서 회음부 건조 증상 치료에 승인된 약물로는 Premarin vaginal 0.625mg(Conjugated equine estrogens), Estrace vaginal 0.01% 크림(Estradiol), Estring 2mg(Estradiol), Osphena(Ospemifene) 등이 있다[40].

3) 수면장애

노화가 진행되면서 수면의 질은 점차 떨어지는데, 폐경이 되면 좀 더 복잡해진다. 갱년기에 접어든 여성은 잠 자는 것이 이전보다 더 힘들어지고 월경 기간에는 더 심해진다[48, 49]. 액티그라피(actigraphy)를 이용한 연구에서는 갱년기 여성은 월경전기에 매일 밤마다 25분가량 잠이 줄어든다는 보고를 하기도 하였다[48]. 폐경에 이르면 절반가량의 여성이 수면장애를 호소하는데, 이는 정상 노화과정과도 연관한다[50]. 호르몬 변화와 더불어 우울증상 등에 의한 나쁜 수면습관 등도 영향을 준다[51].

임상현장에서는 수면장애 증상의 특징에 따라 치료법을 선택하는 것도 도움이 된다. 갱년기 여성이 야간에 땀을 많이 흘리면서 자주 깬다면 호르몬 치료를 고려할 수 있다. 반면에 우울증이나 불안증상을 보이는 여성의 경우는 잠들기가 어렵거나, 새벽에 일찍 깨는 양상을 보인다. 정신건강 면담 시에는 수면무호흡증과 하지불안증후군 등의 다른 질환도 고려해야 하며, 수면 관련 척도를 사용하거나 수면다원검사도 의뢰할 수 있다[52].

4) 폐경과 인지기능 저하

많은 갱년기 여성이 건망증과 같은 인지기능의 저하를 호소한다. 특히 평상시에는 남성보다 우월하던 언어적 기억(단어 순서 학습 및 회상) 능력이 갱년기에 가장 흔하게 떨어진다. 즉, 이름을 기억하거나 방금 들은 것을 기억해 내는 능력이 떨어진다는 것이다. 종종 갱년기에는 집중력이 떨어져서 계획을 짜는 것도 힘들다고 토로한다. 한 연구에서는 205명의 폐경 여성 중에 72%가 주관적 기억력 저하를 호소하였다고 한다[53]. 갱년기 여성의 인지기능 저하는 갱년기(perimenopause)라는 시기적 측면보다는 주관적 스트레스나 우울증상과 연관된 것으로 보이는데, 건망증은 주로 갱년기 초기에 흔하게 호소하는 경향이 있다. 폐경전기, 후기, 폐경 후의 인지기능을 비교한 연구에서는 폐경 전후 시기에 따른 기억력의 차이가 없음을 보고하면서 에스트로겐의 혈중 농도와 인지기능의 상관이 없다고 하였다[54]. 인지기능 저하가 나중에 치매 등의 퇴행성 뇌질환으로 진행되는지에 대해서는 아직 많은 추적연구가 필요하다[40].

8. 갱년기 우울증의 진단

ICD-10에 수록된 4가지 기분장애, 우울증 삽화 및 반복성 우울장애, 조증 삽화 및 양극성 기분장애, 지속적 기분장애, 기타 기분장애 진단기준은 갱년기에도 그대로 적용된다. 2013년에 미국 정신질환 진단체계인 DSM-5가 개정되어 몇 가지 변화가 있었지만, 우울장애 진단기준은 비슷하게 유지되고 있다(〈표 9-1〉 참조).

〈표 9-1〉 DSM-5의 주요우울장애 진단기준

A. 아래 증상 중 5개 이상이 2주 동안 지속되어 기능의 저하를 초래하고, 적어도 1가지 증상은 ① 우울감 또는 ② 흥미, 즐거움의 소실일 것.
   (1) 거의 매일 우울함
   (2) 거의 하루 종일 일상생활의 흥미와 기쁨이 감소(주관적 또는 객관적으로)
   (3) 체중 감소 또는 식욕 변화
   (4) 불면증 또는 과다 수면
   (5) 정신운동성 초조 또는 정신운동성 지체
   (6) 피곤함 또는 기력 저하
   (7) 무가치감 또는 과도한 자책감
   (8) 사고능력과 집중력의 저하 또는 결정을 내리지 못함
   (9) 반복적인 죽음에 대한 생각 또는 반복적인 자살사고 혹은 자살시도
B. 상기 증상이 사회적, 직업적으로 임상적으로 유의한 장애를 초래할 것
C. 약물 등의 물질이나 의학적 상태에 기인한 것이 아닐 것

여성 인구 대상의 대규모 역학 연구인 SWAN(Study of Women's Health Across the Nation) 연구에서는 폐경 전기보다 폐경주위기에 기분 증상이 지속되는 비율이 높았으며, 이러한 기분 증상은 비관적인 기분 저하보다는 과민성(irritability), 긴장감(nervousness), 잦은 기분 변화 등이었다[55]. 임상 현장에서 폐경주위기 여성이 과민성, 긴장감, 잦은 기분 변화를 보이는 경우에 갱년기 우울증의 가능성을 고려해야 하는데 아직 갱년기 우울증 또는 폐경기 우울증을 선별적으로 진단할 수 있는 측정도구가 개발되어 있지 않은 현실이다.

임상연구 현장에서는 월경 주기를 측정하는 평가도구와 함께 우울증상 및 불안증상 등 정신과적 증상의 평가도구를 사용하는 것이 일반적이다. 국내에서는 조숙행 등이 최초로 한글판 사용을 제안한 폐경평가척도(Menopause Rating Scale, MRS)[22, 56] 등을 이용하여 폐경주위기의 시간적 경과 및 다양한 폐경증상을 평가하고, 그와 함께 우울증상 척도와 불안증상, 수면척도를 사용하는 것을 권장한다[57].

1) 폐경평가척도

폐경평가척도(Menopause Rating Scale, MRS)는 폐경과 관련한 증상으로 인해 불편하게 느낀 정도를 평가하는 자기보고식 척도인 동시에 삶의 질을 평가하는 척도로 고안되었다. 총 11개의 항목으로 구성되어 있고, 크게 3항목의 비뇨생식기 증상, 4항목의 신체-생장 증상, 4항목의 심리증상으로 구분된다. 각 항목에 대하여 0(전혀 그렇지 않다)부터 4(매우 심하다)까지 5점 척도로 표시하게 되어 있고, 척도 점수의 총점으로 증상의 심각도를 분류한다[56].

2) 우울증 진단을 위한 임상증상 척도

새로운 항우울제의 개발과 임상지침의 개발 및 홍보에도 불구하고, 불충분한 투약용량과 투약 기간, 환자들에 따른 항우울제의 효과나 부작용의 다양성 등으로 인하여 우울증의 관해에 도달하기 어려운 실정이다. 치료율을 높이기 위해서는 실제 임상에서 환자의 약물 순응도, 치료에 대한 반응, 약물의 부작용 등을 파악하여, 각각의 환자에게 적절한 시기에 최적의 치료를 하기 위한 전략과 노력이 필요하다. 미국 정신의학회(American Psychiatric Association, APA)에서도 증상평가 도구와 치료 알고리즘에 따른 치료를 추천하고 있다[58]. 우울증 평가도구에는 진단을 목적으로 개발된 구조화된 면담 도구가 있으며, 우울증상을 선별하고, 심각도를 평가하기 위한 평가도구들도 보편적으로 사용되고 있다. 이들 평가도구는 자가보고형 척도와 임상가 평가척도로 구분될 수 있다.

3) 임상가 평가척도

임상가 평가척도로는 해밀턴우울척도(Hamilton Depression Rating Scale, HDRS)가 미국에서 흔히 쓰이며, 몽고메리-아스버그 우울척도(Montgomery-Åsberg Depression Rating Scale, MADRS)는 유럽 지역에서 흔히 쓰이는 척도이다. 이 두 척도는 한글판으로도 표준화되어 임상 및 연구를 위해 활용되고 있다. 이 임상가 평가척도는 환자의 나이나 성별, 우울증의 심각도와 반추의 정도, 성격적인 특성과 인지기능과 같은 환자의 특성에 영향을 적게 받음으로써 보다 객관적이고, 정확하

게 우울증의 심각도 및 치료 효과나 경과를 평가하는 데 도움이 된다. 이 중 HDRS
는 특징적으로 신체증상과 생장 증상을 강조하며, 다면적인 요인 구조를 지니고 있
어 다면적인 접근을 통해 효과적인 치료를 하도록 할 수 있으며, 다양한 우울증 그
룹간의 차이를 발견하고 특정 가설을 평가하는 데 이점이 있다는 장점이 있다[59].
반면, MADRS는 HDRS에 비해 항목의 수가 적고, 사용하는 언어가 단순하며, 피검
자의 주관적인 보고에 근거하는 항목의 비율이 높아 비교적 덜 숙련된 평가자에 적
합하며, 소요 시간도 HDRS보다 적게 걸린다는 장점이 있다. 또한 MADRS는 HDRS
에 비해 항목당 점수의 최대치가 높아 증상의 변화를 민감하게 보여 줄 것으로 생
각된다[60]. 이러한 임상가 평가척도는 15분에서 30분가량의 시간이 소요되는데,
임상가 평가척도의 장점인 객관적이고, 정확한 평가를 위해서는 구조화된 면담과
평가자 교육이 필요하며, 한국의 경우처럼 비교적 단시간에 여러 환자를 면담하여
야 하는 경우에는 시간상, 비용상의 제약이 따른다고 할 수 있다.

4) 자가보고형 우울척도

정신증상을 측정하기 위해 사용하는 자가보고형 척도들은 환자가 직접 작성하기
때문에 환자 개인의 인구학적 특성이나 성격 등에 영향을 받을 수 있어 객관적이지
못할 수 있다는 단점을 지니지만, 대체로 임상가 평가척도들과 중등도 이상의 상관
성을 보이며, 유의한 수준의 진단적 민감성과 특이성을 보이고 있다. 또한 척도 적
용을 위한 별도의 교육이 필요치 않아 전문 정신건강의학과 진료 환경이 아닌 일
차 의료 현장이나 일반 인구를 위한 선별검사에도 사용될 수 있다. 일반적으로 벡
우울척도(Beck Depression Inventory, BDI), 노인우울척도(Geriatric Depression Scale,
GDS), PHQ 우울척도(Patient Health Questionnaire-9, PHQ-9)[14, 15] 등이 한글로 표
준화되어 우울증상의 심각성을 평가하고, 치료에 따른 증상 변화를 측정하는 데 유
용성이 검증되어 폭넓게 사용되고 있다[58]. 일차 의료 영역의 일반의나 산부인과
전문의들은 산전 진찰을 위한 방문 혹은 부인과적 진찰을 위해 내원한 부인들을 대
상으로 우울증, 불안증상 및 다른 기분장애를 선별하여 전문 치료를 받을 수 있도
록 하는 데 중요한 역할을 해야 한다[61].

9. 갱년기 우울증의 치료

갱년기 및 폐경기 우울증에 대한 치료는 항우울제를 사용한 약물치료, 에스트로겐 호르몬 치료 등을 포함한 생물학적 치료와 비 생물학적 치료로 나눈다[62].

1) 호르몬 치료

호르몬 치료는 갱년기 이후에 많이 사용되고 있으며, 다양한 증상 중에서 혈관운동 증상이 홍조를 가라앉히는 데 효과적이라고 한다[63]. 갱년기 우울증에 대한 호르몬 치료 효과를 보기 위한 이중 맹검 무작위 위약대조 임상연구에서는 경피적 에스트라디올(transdermal estradiol)을 50~100μg 매일 4~12주 사용하였을 경우 60~75%에서 우울 증상의 부분 또는 완전 관해를 보였다[64]. Cohen 등의 연구에서는 호르몬 치료를 대개 사용 한 달 안에 효과를 보이는 것으로 보이나, 안정적인 항우울제 효과를 얻기 위해 얼마 동안 호르몬 유지치료를 해야 하는지에 대한 자료는 부족한 편이다[65]. 프로게스틴(progestin)을 사용할 경우 과민성과 피곤함이 증가하며, 주기적으로 프로게스틴을 사용하면 에스트로겐 치료에 반응을 보였던 우울증이 악화되는 경우도 있다[66, 67].

2002년에 발표된 Women's Health Initiative(WHI) 결과에서는 폐경 이후 호르몬 대체 요법을 받은 여성에서 관상동맥 질환, 유방암, 뇌졸중, 정맥 혈전 색전증의 위험도가 증가한다는 보고가 있다[68]. 그 발표 이후 에스트로겐 사용 기간에 대한 우려가 많아졌고, 에스트로겐 처방을 원하지 않는 여성이나 임상가도 많아졌다. 호르몬을 중단하고 재발한 홍조 증상과 기분 증상에 대해서 SSRIs 등의 항우울제를 고려하는 경우가 많아졌다[69].

그로부터 10년 이후, 에스트로겐 호르몬 치료의 부작용에 대한 재평가를 시도하였고, 호르몬 치료의 장단점과 위험성에 대한 추적연구 결과(The Women's Health Initiative trial and related studies: 10 years later: A clinician's view)가 발표되었다. 결론적으로 폐경 초기에 진입한 여성에게 사용하는 호르몬 치료는 전반적으로 안전하고 효과적이며, 폐경 후기에 접어든 노령 여성에게 호르몬 치료를 하는 것에 대해서는 안정성에 대한 추가적 연구가 진행되어야 한다고 하였다[70]. 이후, 새롭게 사용되기 시작한 선택적 에스트로겐 수용체 조절제(selective estrogen receptor modulators, SERMs)는 조직특이적인 작용기전을 보이기 때문에 임상현장에서 폐경 여성에게 사용할 때 에스트로겐 효과로서 안면홍조 증상을 개선시키고, 유방 조직 이나 자궁내막을 자극하지 않으면서 골밀도 감소를 막는다는 장점을 가지고 있다 [71].

상기 연구 결과들을 종합하면, 갱년기 증상을 보이기 시작하는 여성의 경우에는 비교적 안전하게 에스트로겐 치료를 권할 수 있는 것으로 보이지만, 폐경 이후 오 랜 시간이 지난 여성의 경우에는 임상적인 판단을 통해 위험과 이득을 주도면밀하 게 고려하여 판단해야 할 것으로 보인다.

2) 항우울제 치료

우울증상으로 내원한 갱년기 여성이 이전에 항우울제를 복용했던 경력이 있는 경우라면 예전에 효과를 보였던 약물을 투여하는 것으로 약물치료를 시작하는 것 이 기본적인 접근 방식이다. 특히 갱년기 여성에게 항우울제를 투여할 때는 다음 몇 가지를 고려해야 한다. 첫째, 비슷한 증상군에 대한 효과 및 부작용 자료, 둘째, 성기능 저하, 체중 증가 같이 순응도에 영향을 주는 요인, 셋째, 약물 상호작용 등 이다[72].

그 동안 이루어진 항우울제 치료법의 임상시험에 40대 이상의 여성이 70% 이상 참여했다고는 하는데, 폐경주위기나 폐경 후 여성의 우울증을 대상으로 정하여 별 도로 시행한 항우울제 임상시험은 거의 없다. 갱년기 또는 폐경기 여성의 우울증 에 대한 선택적 세로토닌 재흡수 억제제(selective serotonin reuptake inhibitors, SSRI) 나 세로토닌-노르에피네프린 재흡수 억제제(serotonin-norepinephrine reuptake inhibitors, SNRI)의 효과를 본 연구들은 기본적으로 개방형 디자인의 임상연구였으 며, 시탈로프람, 에스시탈로프람, 둘록세틴 등의 치료효과를 보고하였다[72]. 개방 형 디자인의 임상연구에서는 멀타자핀(mirtazapine)과 시탈로프람(citalopram)을 폐 경주위기와 폐경 후의 여성들에게 투여하여서 아주 높은 관해율을 보였다(멀타자핀 87.5 %, 시탈로프람 91.6 %)[73, 74].

50대 이상의 여성을 대상으로 시행된 8개의 위약 대조연구를 통합분석해서 SNRI 벤라팍신(venlafaxine)과 SSRI의 우울증 치료효과를 비교하였는데, 에스트로겐 치료를 받지 않은 군에서 보인 관해율의 큰 차이(벤라팍신 48%, SSRI 28%)가 에스트로겐 투여를 받은 군에서는 크게 감소하였다[75]. 이 결과는 에스트로겐 투여와 SSRI의 병합 효과가 있을 가능성을 보여 준다고도 할 수 있다. 하지만 보다 최근에 SSRI와 SNRI(에스시탈로프람과 데스벤라팍신)를 비교한 연구에서는 유의한 차이를 보이지 않았다[76]. 데스벤라팍신은 우울증상뿐 아니라, 삶의 질과 기능적 측면까지 호전시키는 것으로 보고되기도 하였다[77].

항우울제는 우울증상 개선 효과 이외에도 폐경 관련 증상(홍조, 야간 땀흘림, 신경성 신체증상) 등에도 효과를 보인다. SSRIs는 부작용이 적은 편이지만 치료로 유발된 성기능 장애와 체중 증가, 약물에 의한 땀 흘림 등의 증상이 순응도를 떨어뜨릴 수 있다는 점을 기억해야 한다.

3) 비생물학적 치료

갱년기 이후의 여성을 포함하여 우울증 환자들에게 비생물학적인 치료를 많이 시행하고 있지만, 갱년기를 특정하여 우울증에 대한 비생물학적 치료 효과(정신치료, 인지치료 등)의 체계적인 연구는 거의 없다.

긴장이완훈련은 갱년기와 폐경 후에 우울 증상 완화와 예방하는 데 효과적이다[78]. 유산소, 균형 훈련(aerobic training on balance)를 호르몬 치료와 병행한 경우에 우월한 효과를 보인다는 18개월 연구보고도 있다[79].

10. 추가적인 임상연구의 필요성

세계적으로 갱년기 여성의 갱년기 증상 및 우울증상에 대한 임상연구가 많이 이루어지고 있지만, 국내의 임상연구 보고는 많지 않은 편이다. 월경주기의 변화와 폐경기 이후에 이르기까지 신체증상 및 기분 증상과 생물학적 변화를 추적 관찰하는 대규모의 추적관찰 연구가 선행되어야 국내 여성들의 호르몬 변화와 우울증상에 대한 자료를 축적할 수 있을 것이다. 특히 호르몬 치료를 포함한 항우울제 및 기타 비생물학적 치료법의 효과 및 안정성에 대한 국내 임상연구가 앞으로 지속적으로 진행되어야 할 것으로 사료된다.

참고문헌

[1] Weissman MM. The myth of involutional melancholia. *JAMA*. 1979;242(8):742-4.

[2] Barbara L, Parry MD. Perimenopausal Depression. *American Journal of Psychiatry*. 2008;165(1):23-7.

[3] Vivian-Taylor J, Hickey M. Menopause and depression: is there a link? *Maturitas*. 2014;79(2):142-6.

[4] World Helath Organization. Fact Sheet 369: Depression. 2012. (viewed March 2014). Available from: www.who.int/mediacentre/factsheets/fs369/en/.

[5] Pinquart M, Duberstein PR. Depression and cancer mortality: a meta-analysis. *Psychological Medicine*. 2010;40(11):1797-810.

[6] Bush DE, Ziegelstein RC, Tayback M, Richter D, Stevens S, Zahalsky H, et al. Even minimal symptoms of depression increase mortality risk after acute myocardial infarction. *American Journal of Cardiology*. 2001;88(4):337-41.

[7] Harlow SD, Gass M, Hall JE, Lobo R, Maki P, Rebar RW, et al. Executive summary of the Stages of Reproductive Aging Workshop +10: addressing the unfinished agenda of staging reproductive aging. *Climacteric*. 2012;15(2):105-14.

[8] Avis NE, Brambilla D, McKinlay SM, Vass K. A longitudinal analysis of the association between menopause and depression. Results from the Massachusetts Women's Health Study. *Annals of Epidemiology*. 1994;4(3):214-20.

[9] Avis NE, Stellato R, Crawford S, Bromberger J, Ganz P, Cain V, et al. Is there a menopausal syndrome? Menopausal status and symptoms across racial/ethnic groups. *Social Science & Medicine*. 2001;52(3):345-56.

[10] 조맹제. 2011년도 정신질환실태 역학조사: 보건복지부 학술연구 용역사업 보고서. 서울대학교. 2011.

[11] Deecher D, Andree TH, Sloan D, Schechter LE. From menarche to menopause: Exploring the underlying biology of depression in women experiencing hormonal changes. *Psychoneuroendocrinology*. 2001;33(1):3-17.

[12] Gillam MP, Jameson JL. Women's Health: Management of menopause-related

symptoms. *Postgraduate Medicine*. 2005;118(4):11.

[13] Radloff LS. The CES-D Scale. *Applied Psychological Measurement*. 1977;1(3):385-401.

[14] Yoon S, Lee Y, Han C, Pae CU, Yoon HK, Patkar AA, et al. Usefulness of the Patient Health Questionnaire-9 for Korean medical students. *Acad Psychiatry*. 2014;38(6):661-7.

[15] Han C, Jo SA, Kwak JH, Pae CU, Steffens D, Jo I, et al. Validation of the Patient Health Questionnaire-9 Korean version in the elderly population: the Ansan Geriatric study. *Compr Psychiatry*. 2008;49(2):218-23.

[16] Bromberger JT, Meyer PM, Kravitz HM, Sommer B, Cordal A, Powell L, et al. Psychologic Distress and Natural Menopause: A Multiethnic Community Study. *American Journal of Public Health*. 2001;91(9):1435-42.

[17] Hunter M, Battersby R, Whitehead M. Relationships between psychological symptoms, somatic complaints and menopausal status. *Maturitas*. 1986;8(3):217-28.

[18] Gonçalves B, Fagulha T, Ferreira A. A Population-Based Assessment of the Relationship Between Menopausal and Depressive Symptoms in Portuguese Women. *Health Care for Women International*. 2013;34(1):86-100.

[19] McKinlay JB, McKinlay SM, Brambilla D. The Relative Contributions of Endocrine Changes and Social Circumstances to Depression in Mid-Aged Women. *Journal of Health and Social Behavior*. 1987;28(4):345-63.

[20] Dennerstein L, Smith AMA, Morse C. Psychological well-being, mid-life and the menopause. *Maturitas*. 1994;20(1):1-11.

[21] 김종훈, 이문수, 양재원, 고영훈, 고승덕, 조숙행. 초기와 후기 폐경후기 여성에서의 폐경기 증상의 심각도와 위험 요인들. 정신신체의학. 2009;17(2):52-61.

[22] 최인광, 이문수, 함병주, 이화영, 고영훈, 조숙행. 우울, 불안장애 환자에서 폐경에 대한 태도 및 인식과 폐경기 증상. 정신신체의학. 2010;18(2):82-93.

[23] Bromberger JT, Matthews KA, Schott LL, Brockwell S, Avis NE, Kravitz HM, et al. Depressive symptoms during the menopausal transition: The Study of Women's Health Across the Nation (SWAN). *Journal of Affective Disorders*. 2007;103(1-3):267-72.

[24] Freeman EW, Sammel MD, Lin H, Nelson DB. Associations of hormones and

menopausal status with depressed mood in women with no history of depression. *Archives of General Psychiatry.* 2006;63(4):375-82.

[25]   Freeman EW, Sammel MD, Liu L, Gracia CR, Nelson DB, Hollander L. Hormones and menopausal status as predictors of depression in womenin transition to menopause. *Archives of General Psychiatry.* 2004;61(1):62-70.

[26]   Woods NF, Smith-DiJulio K, Percival DB, Tao EY, Mariella A, Mitchell ES. Depressed mood during the menopausal transition and early postmenopause: observations from the Seattle Midlife Women's Health Study. *Menopause.* 2008;15(2):223-32.

[27]   Lewinsohn PM, Seeley JR, Roberts RE, Allen NB. Center for Epidemiologic Studies Depression Scale (CES-D) as a screening instrument for depression among community-residing older adults. *Psychology and Aging.* 1997;12(2):277-87.

[28]   Bromberger JT, Kravitz HM, Chang YF, Cyranowski JM, Brown C, Matthews KA. Major depression during and after the menopausal transition: Study of Women's Health Across the Nation (SWAN). *Psychological Medicine.* 2011;41(9):1879-88.

[29]   Cohen LS, Soares CN, Vitonis AF, Otto MW, Harlow BL. Risk for new onset of depression during the menopausal transition: The harvard study of moods and cycles. *Archives of General Psychiatry.* 2006;63(4):385-90.

[30]   de Kruif M, Spijker AT, Molendijk ML. Depression during the perimenopause: A meta-analysis. *J Affect Disord.* 2016;206:174-80.

[31]   Soules MR, Sherman S, Parrott E, Rebar R, Santoro N, Utian W, et al. Executive summary: Stages of Reproductive Aging Workshop (STRAW) Park City, Utah, July, 2001. *Menopause.* 2001;8(6):402-7.

[32]   Harlow SD, Gass M, Hall JE, Lobo R, Maki P, Rebar RW, et al. Executive summary of the Stages of Reproductive Aging Workshop + 10: addressing the unfinished agenda of staging reproductive aging. *Menopause.* 2012;19(4):387-95.

[33]   Stricker R, Eberhart R, Chevailler MC, Quinn FA, Bischof P, Stricker R. Establishment of detailed reference values for luteinizing hormone, follicle stimulating hormone, estradiol, and progesterone during different phases of the menstrual cycle on the Abbott ARCHITECT analyzer. *Clinical Chemistry and Laboratory Medicine.* 2006;44(7):883-7.

[34]   Joffe H, White DP, Crawford SL, McCurnin KE, Economou N, Connors S, et al.

Adverse effects of induced hot flashes on objectively recorded and subjectively reported sleep: results of a gonadotropin-releasing hormone agonist experimental protocol. *Menopause*. 2013;20(9):905-14.

[35] Bromberger JT, Schott LL, Kravitz HM, et al. Longitudinal change in reproductive hormones and depressive symptoms across the menopausal transition: Results from the study of women's health across the nation (swan). *Archives of General Psychiatry*. 2010;67(6):598-607.

[36] Ryan J, Burger HG, Szoeke C, Lehert P, Ancelin M--L, Henderson VW, et al. A prospective study of the association between endogenous hormones and depressive symptoms in postmenopausal women. *Menopause*. 2009;16(3):509-17.

[37] Schmidt PJ, Murphy JH, Haq N, Danaceau MA, St. Clair LS. Basal plasma hormone levels in depressed perimenopausal women. *Psychoneuroendocrinology*. 2002;27(8):907-20.

[38] Schmidt PJ, Nieman L, Danaceau MA, Tobin MB, Roca CA, Murphy JH, et al. Estrogen replacement in perimenopause-related depression: A preliminary report. *American Journal of Obstetrics and Gynecology*. 2000;183(2):414-20.

[39] de Novaes Soares C, Almeida OP, Joffe H, Cohen LS. Efficacy of estradiol for the treatment of depressive disorders in perimenopausal women: A double-blind, randomized, placebo-controlled trial. *Archives of General Psychiatry*. 2001;58(6):529-34.

[40] Santoro N, Epperson CN, Mathews SB. Menopausal Symptoms and Their Management. *Endocrinology and Metabolism Clinics of North America*. 2015;44(3):497-515.

[41] Joffe H, Hall JE, Soares CN, Hennen J, Reilly CJ, Carlson K, et al. Vasomotor symptoms are associated with depression in perimenopausal women seeking primary care. *Menopause*. 2002;9(6):392-8.

[42] Hu LY, Shen CC, Hung JH, Chen PM, Wen CH, Chiang YY, et al. Risk of Psychiatric Disorders Following Symptomatic Menopausal Transition: A Nationwide Population-Based Retrospective Cohort Study. *Medicine*. 2016;95(6):e2800.

[43] Joffe H, Hall JE, Soares CN, Hennen J, Reilly CJ, Carlson K, et al. Vasomotor symptoms are associated with depression in perimenopausal women seeking

primary care. *Menopause*. 2002;9(6):392-8.

[44] Stearns V, Loprinzi CL. New therapeutic approaches for hot flashes in women. *The Journal of Supportive Oncology*. 2003;1(1):11-21; discussion 14-5, 9-21.

[45] Freedman RR. Menopausal hot flashes: Mechanisms, endocrinology, treatment. *The Journal of Steroid Biochemistry and Molecular Biology*. 2014;142:115-20.

[46] Erlik Y, Tataryn IV, Meldrum DR, Lomax P, Bajorek JG, Judd HL. Association of waking episodes with menopausal hot flushes. *JAMA*. 1981;245(17):1741-4.

[47] Henriksson L, Stjernquist M, Boquist L, Cedergren I, Selinus I. A one-year multicenter study of efficacy and safety of a continuous, low-dose, estradiol-releasing vaginal ring (Estring) in postmenopausal women with symptoms and signs of urogenital aging. *Am J Obstet Gynecol*. 1996;174(1 Pt 1):85-92.

[48] Zheng H, Harlow SD, Kravitz HM, Bromberger J, Buysse DJ, Matthews KA, et al. Actigraphy-defined measures of sleep and movement across the menstrual cycle in midlife menstruating women: Study of Women's Health Across the Nation Sleep Study. *Menopause*. 2015;22(1):66-74.

[49] Kravitz HM, Zhao X, Bromberger JT, Gold EB, Hall MH, Matthews KA, et al. Sleep disturbance during the menopausal transition in a multi-ethnic community sample of women. *Sleep*. 2008;31(7):979-90.

[50] Ohayon MM, Carskadon MA, Guilleminault C, Vitiello MV. Meta-analysis of quantitative sleep parameters from childhood to old age in healthy individuals: developing normative sleep values across the human lifespan. *Sleep*. 2004;27(7):1255-73.

[51] Alexander JL, Neylan T, Kotz K, Dennerstein L, Richardson G, Rosenbaum R. Assessment and treatment for insomnia and fatigue in the symptomatic menopausal woman with psychiatric comorbidity. *Expert Review of Neurotherapeutics*. 2007;7(11 Suppl):S139-55.

[52] Slopien R, Wichniak A, Pawlak M, Slopien A, Warenik-Szymankiewicz A, Sajdak S. Disturbances of sleep continuity in women during the menopausal transition. *Psychiatria Polska*. 2015;49(3):615-23.

[53] Woods NF, Mitchell ES, Adams C. Memory functioning among midlife women: observations from the Seattle Midlife Women's Health Study. *Menopause*.

2000;7(4):257-65.

[54] Henderson VW, Guthrie JR, Dudley EC, Burger HG, Dennerstein L. Estrogen exposures and memory at midlife: a population-based study of women. *Neurology.* 2003;60(8):1369-71.

[55] Bromberger JT, Assmann SF, Avis NE, Schocken M, Kravitz HM, Cordal A. Persistent mood symptoms in a multiethnic community cohort of pre-and perimenopausal women. *American Journal of Epidemiology.* 2003;158(4):347-56.

[56] Heinemann K, Ruebig A, Potthoff P, Schneider HP, Strelow F, Heinemann LA, et al. The Menopause Rating Scale(MRS) scale: a methodological review. *Health and Quality of Life Outcomes.* 2004;2:45.

[57] Li RX, Ma M, Xiao XR, Xu Y, Chen XY, Li B. Perimenopausal syndrome and mood disorders in perimenopause: prevalence, severity, relationships, and risk factors. *Medicine.* 2016;95(32):e4466.

[58] 윤서영, 임재형, 한창수. 효과적인 우울증 치료를 위한 임상평가도구. 대한정신약물학회지. 2012;23(4):136-46.

[59] Williams JW. A structured interview guide for the hamilton depression rating scale. *Archives of General Psychiatry.* 1988;45(8):742-7.

[60] Davidson J, Turnbull CD, Strickland R, Miller R, Graves K. The Montgomery-Asberg Depression Scale: reliability and validity. *Acta psychiatrica Scandinavica.* 1986;73(5):544-8.

[61] Bhat A, Reed SD, Unutzer J. The Obstetrician-Gynecologist's Role in Detecting, Preventing, and Treating Depression. *Obstetrics and Gynecology.* 2017;129(1):157-63.

[62] Joffe H, Soares CN, Cohen LS. Assessment and treatment of hot flushes and menopausal mood disturbance. *The Psychiatric Clinics of North America.* 2003;26(3):563-80.

[63] Sullivan SD, Sarrel PM, Nelson LM. Hormone replacement therapy in young women with primary ovarian insufficiency and early menopause. *Fertil Steril.* 2016;106(7):1588-99.

[64] Soares CN, Almeida OP, Joffe H, Cohen LS. Efficacy of estradiol for the treatment of depressive disorders in perimenopausal women: a double-blind, randomized,

placebo-controlled trial. *Archives of General Psychiatry.* 2001;58(6):529-34.

[65] Cohen LS, Soares CN, Poitras JR, Prouty J, Alexander AB, Shifren JL. Short-term use of estradiol for depression in perimenopausal and postmenopausal women: a preliminary report. *The American Journal of Psychiatry.* 2003;160(8):1519-22.

[66] Soares CN, Poitras JR, Prouty J. Effect of reproductive hormones and selective estrogen receptor modulators on mood during menopause. *Drugs & Aging.* 2003;20(2):85-100.

[67] Odmark IS, Backstrom T, Jonsson B, Bixo M. Well-being at onset of hormone replacement therapy: comparison between two continuous combined regimens. *Climacteric.* 2004;7(1):92-102.

[68] Rossouw JE, Anderson GL, Prentice RL, LaCroix AZ, Kooperberg C, Stefanick ML, et al. Risks and benefits of estrogen plus progestin in healthy postmenopausal women: principal results From the Women's Health Initiative randomized controlled trial. *JAMA.* 2002;288(3):321-33.

[69] Soares CN, Joffe H, Viguera AC, Petrillo L, Rydzewski M, Yehezkel R, et al. Paroxetine versus placebo for women in midlife after hormone therapy discontinuation. *The American Journal of Medicine.* 2008;121(2):159-62.e1.

[70] Gurney EP, Nachtigall MJ, Nachtigall LE, Naftolin F. The Women's Health Initiative trial and related studies: 10 years later: A clinician's view. *The Journal of Steroid Biochemistry and Molecular Biology.* 2014;142:4-11.

[71] Pinkerton JV, Thomas S. Use of SERMs for treatment in postmenopausal women. *The Journal of Steroid Biochemistry and Molecular Biology.* 2014;142:142-54.

[72] Soares CN. Depression in peri-and postmenopausal women: prevalence, pathophysiology and pharmacological management. *Drugs & Aging.* 2013;30(9):677-85.

[73] Soares CN, Arsenio H, Joffe H, Bankier B, Cassano P, Petrillo LF, et al. Escitalopram versus ethinyl estradiol and norethindrone acetate for symptomatic peri-and postmenopausal women: impact on depression, vasomotor symptoms, sleep, and quality of life. *Menopause.* 2006;13(5):780-6.

[74] Joffe H, Groninger H, Soares CN, Nonacs R, Cohen LS. An open trial of mirtazapine in menopausal women with depression unresponsive to estrogen replacement

therapy. *J Womens Health Gend Based Med*. 2001;10(10):999-1004.

[75] Thase ME, Entsuah R, Cantillon M, Kornstein SG. Relative antidepressant efficacy of venlafaxine and SSRIs: sex-age interactions. *Journal of Women's Health*. 2005;14(7):609-16.

[76] Soares CN, Thase ME, Clayton A, Guico-Pabia CJ, Focht K, Jiang Q, et al. Desvenlafaxine and escitalopram for the treatment of postmenopausal women with major depressive disorder. *Menopause*. 2010;17(4):700-11.

[77] Soares CN, Kornstein SG, Thase ME, Jiang Q, Guico-Pabia CJ. Assessing the efficacy of desvenlafaxine for improving functioning and well-being outcome measures in patients with major depressive disorder: a pooled analysis of 9 double-blind, placebo-controlled, 8-week clinical trials. *The Journal of Clinical Psychiatry*. 2009;70(10):1365-71.

[78] Irvin JH, Domar AD, Clark C, Zuttermeister PC, Friedman R. The effects of relaxation response training on menopausal symptoms. *Journal of Psychosomatic Obstetrics and Gynaecology*. 1996;17(4):202-7.

[79] Bergstrom I, Landgren BM, Pyykko I. Training or EPT in perimenopause on balance and flushes. *Acta Obstetricia et Gynecologica Scandinavica*. 2007;86(4):467-72.

저자 소개

조숙행(Joe Sook-Haeng)
고려대학교 의과대학 정신건강의학과 교수

함병주(Ham Byung-Joo)
고려대학교 의과대학 정신건강의학과 교수

한창수(Han Changsu)
고려대학교 의과대학 정신건강의학과 교수

고영훈(Ko Young-Hoon)
고려대학교 의과대학 정신건강의학과 교수

이문수(Lee Moon-Soo)
고려대학교 의과대학 정신건강의학과 교수

정현강(Jeong Hyun-Ghang)
고려대학교 의과대학 정신건강의학과 부교수

여성 정신건강

성 호르몬과 우울증
Sex Hormones and Reproductive Depression

2017년   8월 20일   1판 1쇄 인쇄
2017년   8월 25일   1판 1쇄 발행

지은이 • 조숙행 · 함병주 · 한창수 · 고영훈 · 이문수 · 정현강
펴낸이 • 김진환
펴낸곳 • ㈜ 학지사
          04031 서울특별시 마포구 양화로 15길 20 마인드월드빌딩
대표전화 • 02)330-5114   ·   팩스 • 02)324-2345
등록번호 • 제313-2006-000265호

홈페이지 • http://www.hakjisa.co.kr
페이스북 • https://www.facebook.com/hakjisabook

ISBN 978-89-997-1337-8 93510

정가 18,000원

저자와의 협약으로 인지는 생략합니다.
파본은 구입처에서 교환해 드립니다.

이 책을 무단으로 전재하거나 복제할 경우 저작권법에 따라 처벌을 받게 됩니다.

이 도서의 국립중앙도서관 출판시도서목록(CIP)은 서지정보유통지
원시스템 홈페이지(http://seoji.nl.go.kr)와 국가자료공동목록시스템
(http://www.nl.go.kr/kolisnet)에서 이용하실 수 있습니다.
(CIP 제어번호: CIP2017020674)

교육문화출판미디어그룹 학지사

심리검사연구소 인싸이트 www.inpsyt.co.kr
원격교육연수원 카운피아 www.counpia.com
학술논문서비스 뉴논문 www.newnonmun.com